全国中医药行业高等教育"十四五"规划教材

全国高等中医药院校规划教材（第十一版）

分子生药学

（新世纪第三版）

（供中药学、中药资源与开发、中药制药、药学等专业用）

主编　刘春生　袁　媛

中国中医药出版社

·北京·

图书在版编目（CIP）数据

分子生药学 / 刘春生,袁媛主编.－－3 版.－－北京：
中国中医药出版社,2024.4
全国中医药行业高等教育"十四五"规划教材
ISBN 978-7-5132-8466-0

Ⅰ.①分… Ⅱ.①刘… ②袁… Ⅲ.①分子生物学—
生药学—中医学院—教材 Ⅳ.① R93

中国国家版本馆 CIP 数据核字 (2023) 第 189361 号

融合出版数字化资源服务说明

全国中医药行业高等教育"十四五"规划教材为融合教材，各教材相关数字化资源（电子教材、PPT 课件、视频、复习思考题等）在全国中医药行业教育云平台"医开讲"发布。

资源访问说明

扫描右方二维码下载"医开讲 APP"或到"医开讲网站"（网址：www.e-lesson.cn）注册登录，输入封底"序列号"进行账号绑定后即可访问相关数字化资源（注意：序列号只可绑定一个账号，为避免不必要的损失，请您刮开序列号立即进行账号绑定激活）。

资源下载说明

本书有配套 PPT 课件，供教师下载使用，请到"医开讲网站"（网址：www.e-lesson.cn）认证教师身份后，搜索书名进入具体图书页面实现下载。

中国中医药出版社出版

北京经济技术开发区科创十三街 31 号院二区 8 号楼
邮政编码　100176
传真　010-64405721
廊坊市祥丰印刷有限公司印刷
各地新华书店经销

开本 889×1194　1/16　印张 9.5　字数 255 千字
2024 年 4 月第 3 版　2024 年 4 月第 1 次印刷
书号　ISBN 978-7-5132-8466-0

定价　40.00 元
网址　www.cptcm.com

服 务 热 线　010-64405510　　微信服务号　zgzyycbs
购 书 热 线　010-89535836　　微商城网址　https://kdt.im/LIdUGr
维 权 打 假　010-64405753　　天猫旗舰店网址　https://zgzyycbs.tmall.com

如有印装质量问题请与本社出版部联系（010-64405510）

全国中医药行业高等教育"十四五"规划教材
全国高等中医药院校规划教材（第十一版）

《分子生药学》
编 委 会

匡海学（黑龙江中医药大学教授、教育部高等学校中药学类专业教学指导委员会主任委员）

吕志平（南方医科大学教授、全国名中医）

吕晓东（辽宁中医药大学党委书记）

朱卫丰（江西中医药大学校长）

朱兆云（云南中医药大学教授、中国工程院院士）

刘　良（广州中医药大学教授、中国工程院院士）

刘松林（湖北中医药大学校长）

刘叔文（南方医科大学副校长）

刘清泉（首都医科大学附属北京中医医院院长）

李可建（山东中医药大学校长）

李灿东（福建中医药大学校长）

杨　柱（贵州中医药大学党委书记）

杨晓航（陕西中医药大学校长）

肖　伟（南京中医药大学教授、中国工程院院士）

吴以岭（河北中医药大学名誉校长、中国工程院院士）

余曙光（成都中医药大学校长）

谷晓红（北京中医药大学教授、教育部高等学校中医学类专业教学指导委员会主任委员）

冷向阳（长春中医药大学校长）

张忠德（广东省中医院院长）

陆付耳（华中科技大学同济医学院教授）

阿吉艾克拜尔·艾萨（新疆医科大学校长）

陈　忠（浙江中医药大学校长）

陈凯先（中国科学院上海药物研究所研究员、中国科学院院士）

陈香美（解放军总医院教授、中国工程院院士）

易刚强（湖南中医药大学校长）

季　光（上海中医药大学校长）

周建军（重庆中医药学院院长）

赵继荣（甘肃中医药大学校长）

郝慧琴（山西中医药大学党委书记）

胡　刚（江苏省政协副主席、南京中医药大学教授）

侯卫伟（中国中医药出版社有限公司董事长）

姚　春（广西中医药大学校长）

徐安龙（北京中医药大学校长、教育部高等学校中西医结合类专业教学指导委员会主任委员）

高秀梅（天津中医药大学校长）

高维娟（河北中医药大学校长）

郭宏伟（黑龙江中医药大学校长）

唐志书（中国中医科学院副院长、研究生院院长）

彭代银（安徽中医药大学校长）

董竞成（复旦大学中西医结合研究院院长）

韩晶岩（北京大学医学部基础医学院中西医结合教研室主任）

程海波（南京中医药大学校长）

鲁海文（内蒙古医科大学副校长）

翟理祥（广东药科大学校长）

秘书长（兼）

陆建伟（国家中医药管理局人事教育司司长）

侯卫伟（中国中医药出版社有限公司董事长）

办公室主任

周景玉（国家中医药管理局人事教育司副司长）

李秀明（中国中医药出版社有限公司总编辑）

办公室成员

陈令轩（国家中医药管理局人事教育司综合协调处处长）

李占永（中国中医药出版社有限公司副总编辑）

张岠宇（中国中医药出版社有限公司副总经理）

芮立新（中国中医药出版社有限公司副总编辑）

沈承玲（中国中医药出版社有限公司教材中心主任）

前　言

为全面贯彻《中共中央 国务院关于促进中医药传承创新发展的意见》和全国中医药大会精神，落实《国务院办公厅关于加快医学教育创新发展的指导意见》《教育部 国家卫生健康委 国家中医药管理局关于深化医教协同进一步推动中医药教育改革与高质量发展的实施意见》，紧密对接新医科建设对中医药教育改革的新要求和中医药传承创新发展对人才培养的新需求，国家中医药管理局教材办公室（以下简称"教材办"）、中国中医药出版社在国家中医药管理局领导下，在教育部高等学校中医学类、中药学类、中西医结合类专业教学指导委员会及全国中医药行业高等教育规划教材专家指导委员会指导下，对全国中医药行业高等教育"十三五"规划教材进行综合评价，研究制定《全国中医药行业高等教育"十四五"规划教材建设方案》，并全面组织实施。鉴于全国中医药行业主管部门主持编写的全国高等中医药院校规划教材目前已出版十版，为体现其系统性和传承性，本套教材称为第十一版。

本套教材建设，坚持问题导向、目标导向、需求导向，结合"十三五"规划教材综合评价中发现的问题和收集的意见建议，对教材建设知识体系、结构安排等进行系统整体优化，进一步加强顶层设计和组织管理，坚持立德树人根本任务，力求构建适应中医药教育教学改革需求的教材体系，更好地服务院校人才培养和学科专业建设，促进中医药教育创新发展。

本套教材建设过程中，教材办聘请中医学、中药学、针灸推拿学三个专业的权威专家组成编审专家组，参与主编确定，提出指导意见，审查编写质量。特别是对核心示范教材建设加强了组织管理，成立了专门评价专家组，全程指导教材建设，确保教材质量。

本套教材具有以下特点：

1.坚持立德树人，融入课程思政内容

将党的二十大精神进教材，把立德树人贯穿教材建设全过程、各方面，体现课程思政建设新要求，发挥中医药文化育人优势，促进中医药人文教育与专业教育有机融合，指导学生树立正确世界观、人生观、价值观，帮助学生立大志、明大德、成大才、担大任，坚定信念信心，努力成为堪当民族复兴重任的时代新人。

2.优化知识结构，强化中医思维培养

在"十三五"规划教材知识架构基础上，进一步整合优化学科知识结构体系，减少不同学科教材间相同知识内容交叉重复，增强教材知识结构的系统性、完整性。强化中医思维培养，突出中医思维在教材编写中的主导作用，注重中医经典内容编写，在《内经》《伤寒论》等经典课程中更加突出重点，同时更加强化经典与临床的融合，增强中医经典的临床运用，帮助学生筑牢中医经典基础，逐步形成中医思维。

3.突出"三基五性",注重内容严谨准确

坚持"以本为本",更加突出教材的"三基五性",即基本知识、基本理论、基本技能,思想性、科学性、先进性、启发性、适用性。注重名词术语统一,概念准确,表述科学严谨,知识点结合完备,内容精炼完整。教材编写综合考虑学科的分化、交叉,既充分体现不同学科自身特点,又注意各学科之间的有机衔接;注重理论与临床实践结合,与医师规范化培训、医师资格考试接轨。

4.强化精品意识,建设行业示范教材

遴选行业权威专家,吸纳一线优秀教师,组建经验丰富、专业精湛、治学严谨、作风扎实的高水平编写团队,将精品意识和质量意识贯穿教材建设始终,严格编审把关,确保教材编写质量。特别是对32门核心示范教材建设,更加强调知识体系架构建设,紧密结合国家精品课程、一流学科、一流专业建设,提高编写标准和要求,着力推出一批高质量的核心示范教材。

5.加强数字化建设,丰富拓展教材内容

为适应新型出版业态,充分借助现代信息技术,在纸质教材基础上,强化数字化教材开发建设,对全国中医药行业教育云平台"医开讲"进行了升级改造,融入了更多更实用的数字化教学素材,如精品视频、复习思考题、AR/VR等,对纸质教材内容进行拓展和延伸,更好地服务教师线上教学和学生线下自主学习,满足中医药教育教学需要。

本套教材的建设,凝聚了全国中医药行业高等教育工作者的集体智慧,体现了中医药行业齐心协力、求真务实、精益求精的工作作风,谨此向有关单位和个人致以衷心的感谢!

尽管所有组织者与编写者竭尽心智,精益求精,本套教材仍有进一步提升空间,敬请广大师生提出宝贵意见和建议,以便不断修订完善。

国家中医药管理局教材办公室
中国中医药出版社有限公司
2023 年 6 月

编写说明

《分子生药学》是全国中医药行业高等教育"十四五"规划教材和全国高等中医药院校规划教材之一，在国家中医药管理局统一规划、宏观指导下，由全国高等中医药教材建设工作委员会负责，全国多家高等医药院校共同参与编写，可供全国高等院校中药学、药学、中药资源与开发、中药制药、分子生药学等专业使用。

分子生药学（molecular pharmacognosy）是在分子水平上研究中药的鉴定、质量的形成、资源保护与生产的一门学科，主要研究对象是生物来源的中药及其资源，与药用植物学、生药学（中药鉴定学）、中药资源学、中药栽培学、天然药物化学（中药化学）密切相关。教材内容遵循国家"十四五"规划教材编写的指导思想，突出黄璐琦院士提出的现阶段"以中药分子鉴定为基础、道地药材形成分子机制为特色、应用合成生物学生产活性成分为前沿"的分子生药学发展任务，密切结合中药生产和科研实践。

本教材重视融入课程思政内容，力求延续上一版教材的综合性与创新性结合、可读性与实用性统一的特色，主要修订内容如下：

1. 完善理论及其应用　①完善分子生药学的含义。②补充 DNA 杂交技术。③将道地药材形成的遗传机理一章改为道地药材形成的机制研究，将种质资源研究、生态环境研究、采收加工研究融入道地药材相关章节，使学生更易理解。

2. 丰富技术及其应用　①更新中药分子鉴定研究进展一节，如补充了中药质量的免疫检测、中成药与中药配方颗粒的分子鉴定、DNA 特征性片段等内容。②补充提取 DNA 方法、PCR 技术的种类、RNA 的检测、基因转录水平的表达分析、蛋白质含量测定、蛋白质组研究技术在分子生药学领域的应用。③补充最新的实例。

3. 图文更加清晰简洁　①重新编辑了大部分插图。②校正英文名称及缩写。③修订不恰当的表述。

本教材由刘春生、袁媛主编，负责教材内容的整体设计，并编写了第一章绪论；第二章为基本技术原理，由蒲高斌领衔，组织张春荣、李骁、向蓓蓓、徐德宏、曹葳葳编写；第三章为中药分子鉴定，由田慧领衔，组织李旻辉、吴文如、丁常宏、李娟、侯飞侠、练从龙、蒋露编写；第四章为中药活性成分的生物合成与生产，由欧阳臻领衔，组织开国银、乔雪、朱建华、吴兰芳、李依民、王如锋、马晓惠、许少华、田荣编写；第五章为道地药材形成的机制研究，由周涛领衔，组织许亮、张瑜、刘应蛟、朱田田、张涛编写。编委会秘书由姜丹担任。

本教材数字化工作是在国家中医药管理局中医药教育教学改革研究项目的支持下，由中国中医药出版社资助完成的。由王小刚负责，编委会全体成员共同参与。

　　本教材的编写是全体参编人员智慧的结晶和辛勤劳动的结果，在编写过程中得到中国工程院黄璐琦院士的指导，以及各编委所在单位的大力支持，在此一并致以衷心感谢。本教材涉及知识面较广，在编写框架和内容安排方面均有一定难度，若存在缺漏，恳请广大师生在使用过程中多提宝贵意见，以便再版时修订提高。

《分子生药学》编委会

2023 年 12 月

目 录

扫一扫，查阅本章数字资源，含PPT、音视频、图片等

分子生药学是分子生物学和中药学的交叉学科，已被列为中药学（一级学科）下属的二级学科，并入选国家中医药管理局高水平中医药重点学科。

"生药"一词在我国出现得很早，它是相对"熟药"而来的。宋代官府设立"熟药库""熟药所"等机构，负责炮制、修合、储藏、出售饮片或成药制剂。与此相对，生药则是指未作加工或经简单加工但未经复杂炮制的药材。明代太医院规定，"凡天下解纳药材，俱贮本院生药库"，"凡太医院所用药饵，均由……各地解来生药制造"；清代太医院规定，"凡遇内药房取用药材……俱以生药材交进，由内药房医生切造炮制"。由此可见，我国古代所谓生药是和"熟药"对比时所用的名称，生药就是药材的同义词。

目前我国已经形成了较为完善的生药鉴定及质量控制体系，但依然有一些重要问题未得到解决和阐明，如多来源药材的鉴定、正品和近缘伪品的鉴定、动物药的鉴定、道地药材的形成机制等，同时随着中药材规范化栽培的发展，又产生了新的问题，如药用植物种质资源的鉴定、活性成分的生物合成途径解析等问题。

近年来，随着分子生物学的飞速发展，它在解决生物学及其分支学科科学问题中起着越来越重要的作用，生物来源中药及其资源研究也迅速吸收分子生物学的知识和技术，促进了中药学科的发展，分子生药学是在解决中药鉴定、质量形成、资源保护与生产等关键问题过程中诞生的前沿新兴学科。

一、分子生药学的起源

分子生物学（molecular biology）一词最早于1945年由William Astbury提出。1953年Waston和Crick发现脱氧核糖核酸（deoxyribo nucleic acid，DNA）双螺旋结构后，分子生物学迅速成为20世纪发展最快、对人类影响最大的学科之一。

聚合酶链式反应（polymerase chain reaction，PCR）技术是分子生物学领域最重要的发现之一。1983年Kary Mullis提出了聚合酶链式反应的设想，1985年发明了聚合酶链式反应，1988年PE-Cetus公司推出第一台PCR仪，1989年 Science 报道了耐热性的Taq酶，1993年Mullis因发明聚合酶链反应获得诺贝尔化学奖。PCR技术逐渐被生命科学的各个学科利用，不断促进生命科学的发展。

生药学诞生于18世纪末至19世纪初，德国学者T. W. C. Martius在1832年出版了 Grundriss der Pharmakognosie des Pflanzenreiches，标志了生药学的诞生。1880年日本学者大井玄洞将该书翻译成日文，日文名称为《生药学》。1934年，我国学者赵燏黄与徐伯鋆合著的《现代本草学——生药学》标志着我国生药学科的诞生。目前，我国药学专业均开设生药学课程，在中药专业演化

为中药鉴定学，成为中药学科的重要专业课之一。

1995 年，我国科学家黄璐琦院士敏锐地观察到 PCR 技术在生药学领域的极大潜力，分析了分子生物学和生药学结合的理论基础，对分子生物学技术在生药学中的应用进行了展望，认为其在药材鉴定、生产和活性成分获取等方面有着广泛的运用前景，首次提出了"分子生药学（molecular pharmacognosy）"的概念。

二、分子生药学的含义

（一）生药、中药及其来源

生药指未加工或经简单加工但未经复杂炮制的药材。除中药材外，生药还包括民族药材、民间草药、药食两用药（食）材、国外天然药材等。

中药包括中药材、中药饮片和中成药，其中中药材和未经复杂炮制的切制饮片，与生药的概念基本相同。

来源于药用植物和药用动物的生药称为生物来源生药，药用矿物来源的生药称为非生物来源生药。除此之外，还有少数药材来自人工合成，如冰片（合成龙脑），少数药材来自人工配制，如人工牛黄等。生物来源生药是分子生药科学的主要研究对象。

（二）分子生药学的含义

分子生药学是在分子水平上研究中药鉴定、质量形成、资源保护与生产的一门学科。分子生药学的主要研究对象是生物来源的中药及其资源。分子生药学的含义随着中药科研和生产的需要不断更新。

三、分子生药学的任务

（一）从分子水平研究中药的鉴定

1. 从分子水平评价中药的基原物种，为分子鉴定奠定基础 首先，物种有所谓的"好"物种，即分类学家没有争议的物种，如人参 *Panax ginseng* C. A. Mey.；也有"坏"物种，即分类学家有争议的物种，如小蓟的基原植物，《中华人民共和国药典》（简称《中国药典》）认为其为刺儿菜 *Cirsium setosum*（Willd.）MB.，而 *Flora of China* 认为应将其合并入丝路蓟 *Cirsium arvense*（Linnaeus）Scopoli，将其学名修订为 *Cirsium arvense* var. *Integrifolium* Wimmer et Grabowski。其次，物种的进化机制十分复杂，利用物种形态和基因片段表示物种进化关系可能是一致的，也可能是不一致的，如果基因树不能反映物种的进化，此时该物种是不能利用基因片段进行分子鉴定的。因此，在进行分子鉴定之前，应对物种进行评价。

2. 从分子水平鉴定中药 目前《中国药典》已经建立了较为完善的中药性状、显微和理化鉴定体系，但是动物药的鉴定、正品和近缘伪品的鉴定、中药材的年限鉴定、产地鉴定等问题仍需要探索新的方法。分子鉴定因其具有较高的分辨率及客观性越来越受到人们的重视，目前特异性 PCR 鉴定方法、聚合酶链式反应 - 限制性片段长度多态性（polymerase chain reaction-restriction fragment length polymorphism，PCR-RFLP）方法已经被收入《中国药典》一部，聚合酶链式反应法通则、中药材 DNA 条形码分子鉴定法指导原则、黄曲霉毒素免疫法通则被收入《中国药典》四部。

（二）在分子水平研究中药的质量形成

1. 从分子水平研究道地药材的形成　使用道地药材是中药的用药特色，道地药材是经过长期临床实践总结出来的中药质量标准之一。长期以来，对道地药材的理解都处于知其然不知其所以然的状态。目前，相关学科已经对道地药材的外观性状和化学表型、产地气候和土壤特征等方面展开了研究。分子生药学将从道地药材的遗传特征，尤其是对产地生态因子的基因表达响应机制等方面展开深入研究，通过获取高质量、可重复的性状数据，进而量化分析基因型和环境互作效应及其对中药质量的影响，提出了中药道地性表现为道地药材具有"优形、优质、优效"特征，深化人们对道地药材的认识。

2. 从分子水平研究中药种质资源　第一，随着中药规范化种植的发展，好种质才能产生好药材的理念越来越深入人心。人们试图从野生优质中药种源中寻找优良种质，分子生药学可以从遗传角度揭示不同种源的差异，阐明优质药材的形成机制。第二，在进行育种的时候，也可以通过分子生药学技术揭示亲本之间的遗传差异，为选择育种亲本提供依据。第三，分子标记辅助育种技术已成为加快中药材品种选育工作的有效工具。

（三）中药活性成分的生物合成

1. 从分子水平解析中药活性成分的生物合成途径　中药生物技术资源是未来解决濒危中药资源的可能途径之一，合成生物学是重要的研究策略，解析活性成分的生物合成途径是实现中药活性成分生物合成的前提。克隆活性成分的生物合成途径基因，逐步解析活性成分生物合成途径是分子生药学的重要任务之一。目前，紫杉醇、青蒿素、丹参酮、雷公藤甲素等的生物合成途径解析已取得较大进展。

2. 研究中药活性成分的生物合成　随着中药活性成分的不断阐明，组分中药逐渐成为新药开发的一个方向。在此基础上，进一步阐明中药活性成分的生物合成途径，利用合成生物学方法合成活性成分越来越受到人们的重视，植物或微生物细胞工厂合成中药活性成分逐渐成为可能。中药活性成分的生物合成是分子生药学的重要研究任务，生物合成和化学合成组合将成为活性成分的重要生产方式之一。

另外，中药资源分类、濒危中药资源保护等也是分子生药学的任务。

四、分子生药学和相关学科的关系

从名称来看，分子生药学和生药学有密切的关系，有人误认为分子生药学是生药学的一个研究方向，实际则不然。分子生药学的理论基础是分子生物学，和生药学明显不同，分子生药学是利用分子生物学技术研究中药的学科，是从分子水平研究中药鉴定、质量形成、资源保护与生产的学科。因此，药用植物学、生药学（中药鉴定学）、中药资源学、药用植物栽培学、天然药物化学（中药化学）和分子生药学均有密切的关系。

五、分子生药学的学习方法

首先，分子生药学的基础是药用植物学、中药资源学、中药鉴定学和中药化学等学科，要学好分子生药学首先要学好这些课程。其次，分子生药学的理论和技术基础是分子生物学，要学好分子生药学对分子生物学的基本知识也要有所了解，只有在中药学和分子生物学的基础上才能学好分子生药学。再次，分子生药学作为一门新兴学科，发展迅速，在学习的同时，要广泛涉猎期刊，了解分子生药学的最新发展，才能准确理解分子生药学的课程内容。

六、分子生药学的思政元素

分子生药学是中药学科的前沿学科，理论基础是分子生物学。但解决的问题是中药学的疑难问题。因此，在分子生药学的学习过程中，同学们应胸怀中药，放眼世界，培养为中华民族复兴而奋斗的担当意识，培养鲜明的创新意识，一方面用分子生物学技术阐释中药的传统理论，另一方面屹立于世界生命科学前沿，为中医药的守正创新提供新技术和新方法。在教学过程中，教师还应充分利用中药分子鉴定的精准鉴定优势，培养学生使用正品、拒绝伪品的行业良知，做守法公民。还可以通过中药道地性研究，利用现代科学阐释和保护中医药这一中华民族传统的宝贵财富，培养中医药人的自豪感和责任感，为中医药的守正创新贡献新的力量。

扫一扫，查阅本章数字资源，含PPT、音视频、图片等

第一节　DNA 基本技术原理

脱氧核糖核酸（deoxyribonucleic acid，DNA）是生物体的主要遗传物质。原核细胞的 DNA 集中分布于拟核中，真核细胞的 DNA 则主要集中在细胞核内，而且真核细胞的线粒体、叶绿体等细胞器中也含有少量的 DNA。DNA 以基因（gene）的形式负载遗传信息，是生物遗传信息复制和基因转录的模板。

一、DNA 提取与纯化

（一）DNA 的理化性质

DNA 由碳、氢、氧、氮、磷 5 种元素组成，基本组成单位是脱氧核糖核苷酸。脱氧核糖核苷酸又是由脱氧核糖、磷酸和含氮碱基组成，其中碱基有 4 种，分别是腺嘌呤（Adenine，A）、鸟嘌呤（Guanine，G）、胞嘧啶（Cytosine，C）和胸腺嘧啶（Thymine，T）。

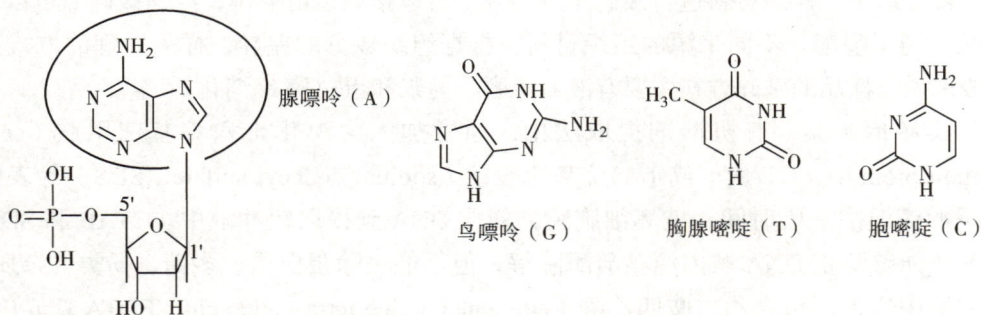

腺嘌呤（A）　　鸟嘌呤（G）　　胸腺嘧啶（T）　　胞嘧啶（C）

5'-腺嘌呤脱氧核苷酸（5'-dAMP）

DNA 是白色纤维状固体，为线性高分子。DNA 微溶于水，呈酸性，易溶于碱性溶液，不溶于乙醇、乙醚和氯仿等有机溶剂。提取 DNA 时常用异丙醇或乙醇从溶液中沉淀 DNA。DNA 的黏度极大，当其变性或是降解后，黏度降低。

DNA 既含有酸性的磷酸基团，又含有弱碱性的碱基，因此能够发生两性解离。溶液的 pH 值会影响 DNA 的解离状态。因为 DNA 中的磷酸基团酸性较强，使得整个分子相当于多元酸。DNA 中的嘌呤、嘧啶都具有共轭双键，可以强烈吸收紫外光，在 260nm 处有最大吸收峰。

在过酸、过碱、加热等理化因素的作用下，DNA 分子互补碱基对之间的氢键断裂，DNA 双

螺旋解链变成两条单链，即为变性（denaturation）。在 DNA 解链过程中，260nm 处的吸光度增加，增加量与解链程度呈一定比例关系，称为 DNA 的增色效应（hypochromic effect）。增色效应能够衡量 DNA 变性的程度，当紫外光吸收值达到最大值 50％时的温度称为 DNA 的解链温度（melting temperature，T_m），T_m 值的大小与 DNA 分子中所含碱基的 G+C 含量相关，G+C 含量越高，T_m 值越高。

变性的 DNA 在适当条件下，两条互补链可重新恢复天然的双螺旋构象，称为复性（renaturation）。热变性的 DNA 在缓慢冷却时发生复性过程称为退火（annealing）。在复性的过程中，DNA 溶液的 OD_{260} 值会减小，称为减色效应（hypochromic effect）。

（二）DNA 提取方法

DNA 提取是中药分子鉴定中必不可少的步骤，从中药材中获取高质量 DNA 是后续分子鉴定的前提和基础。提取 DNA 的方法主要包括有机溶剂法、离心柱法和磁珠法。

1. 有机溶剂法提取 DNA 的基本步骤和原理　有机溶剂法利用氯仿去除蛋白质和脂肪 / 脂肪油，用乙醇或异丙醇沉淀 DNA，适用于大量 DNA 的提取（图 2-1）。

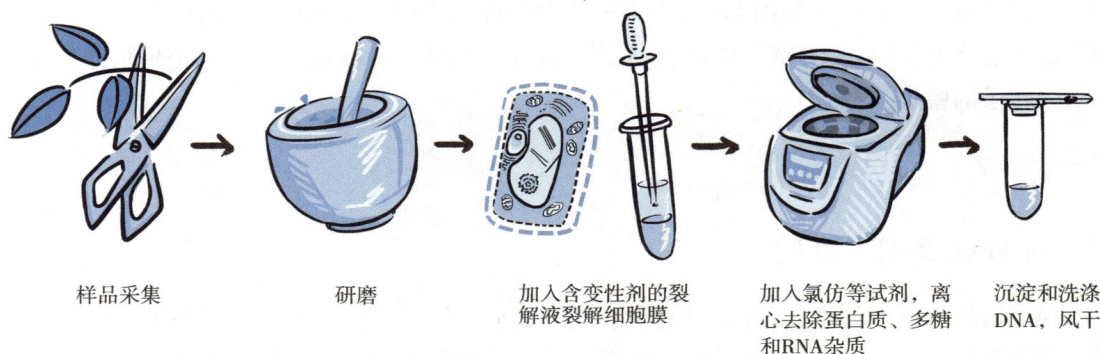

| 样品采集 | 研磨 | 加入含变性剂的裂解液裂解细胞膜 | 加入氯仿等试剂，离心去除蛋白质、多糖和RNA杂质 | 沉淀和洗涤DNA，风干 |

图 2-1　DNA 提取流程

（1）粉碎组织　样品材料进行破碎（及匀浆）可以提高裂解效率，组织破碎后可以充分与裂解液接触，利于裂解。不同来源的组织材料，根据组织成分的差异，样品处理的方式也有所不同。一般来说，样品的破碎方式主要有液氮研磨、匀浆和蛋白酶 K 消化。

（2）破坏细胞膜　有机溶剂提取法中，通常加入含溴化十六烷基三甲胺（cetyltriethyl ammnonium bromide，CTAB）或十二烷基硫酸钠（sodium dodecyl sulfate，SDS）等表面活性剂的提取缓冲液温浴一段时间，破坏细胞膜，释放 DNA 到提取缓冲液中。CTAB 和 SDS 这些表面活性剂还能够防止 DNA 被内源核酸酶降解，但不能去除蛋白质、多糖、酚类等杂质。因此，提取缓冲液中通常还包含乙二胺四乙酸（ethylenediamine tetraacetic acid，EDTA）、β- 巯基乙醇（β-mercaptoethanol）、聚乙烯吡咯烷酮（polyvinyl pyrrolidone，PVP）等成分用来去除杂质。动物组织还需加入蛋白酶 K（proteinase K）进行消解。当 DNA 释放出来后，实验操作的动作要轻，因为剧烈震荡会打断溶液中的 DNA，破坏其分子的完整性。

（3）去除杂质

①蛋白质和 RNA 的去除：温浴结束后，加入氯仿：异戊醇（24：1）混匀后离心，吸取上清液，以达到去除蛋白质和细胞碎片的目的，其中氯仿能够使蛋白质变性，还有助于水相与有机相分离，去除植物色素，加入的少量异戊醇则能够减少抽提过程中气泡的形成；还可以使用苯酚与氯仿混合液来去除蛋白质。此步骤可根据实际情况重复进行 2 ～ 3 次。如需去除 RNA，可以在

第一次吸取的上清液中加入 RNA 酶（RNase）。

②多糖和淀粉的去除：如果提取物中多糖和淀粉含量高，可以利用其与 DNA 在不同盐溶液中的溶解性差异，达到去除多糖类杂质的目的。如利用 CTAB 法提取 DNA 时，可以增加 CTAB 提取缓冲液中盐的浓度。高盐溶液可以增加多糖和淀粉在异丙醇或乙醇中的溶解度，从而使 DNA 优先沉淀，达到有效去除淀粉和多糖的目的，同时可延长破坏细胞膜步骤中的温浴时间，有助于 DNA 从细胞中释放。氯苯可以与多糖的羟基作用除去多糖，因此可以在 DNA 的提取缓冲液中加入 0.5 体积的氯苯；另一种方法是在氯仿和异戊醇（24∶1）抽提后的水相中加入一半体积的 5mol/L NaCl，然后再加入异丙醇或乙醇沉淀 DNA，使多糖仍溶解在高盐溶液中而被去除；还可以利用糖苷水解酶水解多糖以达到去除杂质的目的；而市售的 DNA 纯化试剂盒则多采用柱层析法去除多糖类杂质。

③去除酚类物质：在 DNA 提取缓冲液中加入防止酚类氧化的试剂，如 β- 巯基乙醇、抗坏血酸、半胱氨酸、二硫苏糖醇等。这些试剂能够通过提供巯基和酚类物质竞争氧，防止酚氧化成醌。其中，最常用的是 β- 巯基乙醇。在一些多酚含量高的样品中，加入的 β- 巯基乙醇浓度可高达 5%。同时还需要加入易于和酚类结合的试剂，如 PVP、PEG（聚乙二醇）等，利用它们与酚类物质结合力强并能形成不溶性络合物的性质，达到去除杂质的目的。值得注意的是，所有抗氧化剂都要在研磨前单独加入，否则无效。

（4）沉淀和保存 DNA 在吸取的上清液中加入异丙醇或乙醇沉淀 DNA 时，如能观察到白色的细纤丝及纤维团状的 DNA，可用吸头将其轻轻绕住并取出洗涤，可得到比离心沉淀法纯度更高的 DNA，更能有效地去除杂质。如果析出的 DNA 量少，则需要离心沉淀后洗涤。如果下游操作对 DNA 的纯度要求较高，还需要进行纯化，纯化的方法可以通过 DNA 纯化试剂盒或是氯化铯密度梯度离心的方法来完成。洗涤好的 DNA 风干后，可以溶解在去离子水或是 TE 缓冲液（含 10mmol/L Tris-HCl 和 1mmol/L EDTA，pH8.0）中，-20℃保存。

除了上面的 CTAB 法和 SDS 法，快速简便的碱裂解法在中药材 DNA 提取中的应用也越来越广泛。药材粉末在 0.2～1.0mol/L 的 NaOH 或 KOH 溶液（含 PVP、Triton X-100 等添加剂）中裂解，蛋白质和 DNA 发生变性，当加入中和液（0.1mol/L Tris-HCl，pH8.0）后，DNA 分子能迅速复性，呈溶解状态留于离心后的上清液中，然后可吸取上清液作为 DNA 模板溶液直接进行 PCR。碱裂解法具有方法简单、操作步骤少、不需要使用苯酚等有毒试剂的特点，可用于中药材 DNA 的快速提取。

2. 离心柱法提取 DNA 基本原理及过程 离心柱法提取 DNA 的原理是利用了 DNA 在高盐条件下能被离心柱中二氧化硅特异性吸附，在低盐溶液中与 DNA 解离的特征，可最大限度地去除杂质，不需要乙醇沉淀 DNA，操作简便快速，适用于常规研究中适量 DNA 的提取。

（1）将样品进行充分研磨粉碎后，转移到装有预热裂解液的离心管中进行温浴。温浴过程中可多次颠倒离心管进行混合。

（2）温浴结束后加入氯仿并进行低温离心，取上清液加入含有适当盐溶液与 pH 值缓冲液的离心管中，使 DNA 吸附在离心柱上，反复重复此操作，以保证 DNA 完全吸附于柱中。

（3）使用漂洗液进行洗脱。

（4）溶解样品。

3. 磁珠法 磁珠法的原理是在磁珠表面修饰对核酸有吸附作用的特定活性官能基团，同时利用磁珠自身的磁性，在外磁场的作用下可以方便地实现定向移动与富集，从而达到核酸与杂质分离的目的，进而实现对目标物质的分离纯化，获得纯化核酸。

以上方法在具体应用中，可根据生物样品的不同，对温浴时间和试剂浓度做一定的调整和改进，以便获得更好的结果。

（三）不同类型药材 DNA 提取要点

1. 新鲜的植物材料　新鲜采集的植物材料先用水快速清洗，去除表面的泥土和尘埃，用滤纸吸干表面水分，放入盛有液氮的研钵中研磨。体积较大和含水量较高的植物材料可用剪刀剪成小块再放到液氮中研磨，也可将小块样品直接放入离心管中，加入提取缓冲液、石英砂和抗氧化剂（如 β- 巯基乙醇、PVP 等），用研棒研碎后马上水浴提取。如样品采集地与实验室距离较远，可在采集袋中加入硅胶干燥剂快速干燥新鲜样品，防止 DNA 降解，然后带回实验室提取 DNA。

2. 干燥的植物药材　由于中药材多为干品，容易出现 DNA 降解严重等结果，相对新鲜样品更难提取。通常根和根茎组织中多酚、多糖含量高，在研磨时多酚极易氧化成醌类，使 DNA 带有一定颜色，在纯化过程中很难去除，影响后续的 PCR，因此要注意多糖、多酚的去除。提取时水浴时间一般为 90 分钟，对于质地坚硬的，可以延长水浴时间并降低水浴温度，如 56℃水浴 8～12 小时，使得 DNA 充分释放到缓冲溶液中。此外，根茎类药材富含纤维和淀粉等物质，需加大样品量才能提取到足量 DNA，可用大容量离心管（5mL 或 15mL）抽提。皮类中药材组织中富含薄壁组织和纤维等，加液氮不易研磨成细粉，需适当增加样品量，同时应增加 β- 巯基乙醇和 PVP 的使用量。叶、花、全草类药材如保存时间较久可适当增加水浴时间，降低水浴温度，如可以 56℃水浴 8～12 小时。果实及种子类中药材中多富含油脂，研磨时易被氧化，且易黏着在研钵壁上，损失较大，提取时需增加样品量。另外，对研磨后的材料可用丙酮浸提，去除脂溶性酚类化合物。

3. 动物类药材　肌肉类动物药材，如海龙、蛇类、蛤蚧等，需使用 75% 乙醇擦拭表面，消除外源性污染，待乙醇挥发后进行充分研磨。含有脂类较多的动物内脏器官，如蛤蟆油，首先用不含蛋白酶 K 和 SDS 的缓冲液浸泡药材，SDS 在 55～65℃条件下能裂解细胞，释放出核酸；然后在消化缓冲液中增加 SDS 含量，有利于脱去脂类。角甲类药材，如龟甲、鳖甲和鹿茸等，由于 DNA 含量较低，样品量要适当增大，也可用大容量离心管抽提。壳类药材，如石决明、瓦楞子、蛤壳等，由于存在共生或寄生生物，提取前需去除。

（四）DNA 质量检测

纯的 DNA 沉淀为白色，干后透明。若干后是白色，则说明蛋白质类杂质较多；若呈黄色至棕色，则含有多酚类杂质；若呈胶胨状则含有多糖类杂质。DNA 质量检测方法通常有以下两种：

1. 紫外分光光度法　DNA 在 260nm 处有最大吸收峰，蛋白质在 280nm 处有最大吸收峰。测定 DNA 溶液在波长 260nm 和 280nm 处的吸光度，以 OD_{260}/OD_{280} 比值判断其纯度，以 OD_{260} 值计算其浓度。在低盐的弱碱性缓冲液中（如 10mmol/L Tris-HCl，pH7.5），OD_{260}/OD_{280} 比值在 1.8～2.0 说明 DNA 纯度高，过高说明含有 RNA 杂质，过低则说明 DNA 中含有蛋白质杂质。对于双链 DNA，在低盐的中性缓冲液中（如 10mmol/L Tris-HCl，pH7.0），$OD_{260}=1.0$ 时 DNA 溶液浓度为 50μg/mL，DNA 样品浓度（μg/μL）$=OD_{260}\times$ 样品稀释倍数 $\times 50/1000$。

2. 琼脂糖凝胶电泳法　如果存在 RNA 或非核酸杂质的干扰，通过紫外分光光度法测算的数据可能和真实值差异较大。使用琼脂糖凝胶电泳法观察 DNA 条带则更加直观。将电泳后的凝胶放在凝胶成像系统中观察，可清楚观察到杂质的有无。凝胶分析软件还可比较样品 DNA 和 DNA 分子量标准（DNA marker）的亮度，并对样品 DNA 进行粗略定量。

二、基因的概念与结构

随着现代生物学的不断发展，人们意识到生药学的发展迫切需要在基因、蛋白质等生物分子水平来阐释诸多问题，如道地药材形成的分子机制、濒危中药资源的遗传多样性保护等。基因的研究极大地推进了分子生物学技术在生药学领域的应用。

（一）基因的概念

1953 年，Waston 和 Crick 提出 DNA 双螺旋结构以后，人们对基因的本质有了进一步的认识，即基因是具有遗传效应的 DNA 片段。1955 年 S. 本泽发现在一个基因内部的许多位点上可以发生突变，并且可以在这些位点之间发生交换，从而说明一个基因是一个功能单位。另外，一个基因可以包括许多突变单位（突变子）和许多重组单位（重组子），因此它并不是一个突变单位和一个交换单位。在 RNA 病毒发现后，对基因的存在方式有了更深入的认识，发现其不仅只存在于 DNA 上，还存在于 RNA 上。

在现代生物学中，基因（gene）是指携带有遗传信息的 DNA 或 RNA 序列，是控制性状的基本遗传单位。基因通过其表达产物 RNA 和蛋白质来执行各种生命活动，从而控制着生物个体的性状。

（二）基因的结构

基因是由成百上千个核苷酸对组成的，大致可以分为编码区和非编码区两个不同的区段。在基因表达过程中，不同区段所起的作用并不相同。编码区中储存着遗传信息，可以指导蛋白质的合成。非编码区一般为起调控作用的 DNA 序列。原核生物的基因是连续的，其中，能转录为相应的信使 RNA（mRNA）进而指导蛋白质合成的序列称为编码区（coding region）；编码区之外不能转录为信使 RNA 的序列称为非编码区（noncoding region）。编码区的侧翼存在 5′ 端非翻译区（5′ untranslated region，5″UTR）和 3′ 端非翻译区（3′ untranslated region，3′UTR），这些序列往往具有调控功能。

真核生物的基因其结构更为复杂（图 2-2）。真核生物的编码区是不连续的，包括外显子（exon）和内含子（intron）。非编码区包括：位于编码区上游的前导区，相当于 mRNA 5′ 末端非编码区；位于编码区下游的尾部区，相当于 mRNA 3′ 末端非编码区；以及包括启动子和增强子等的调控区。

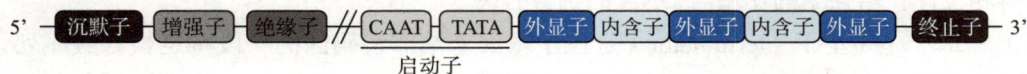

图 2-2 真核生物的基因结构

在编码区内能编码蛋白质的序列（外显子）被不能编码蛋白质的序列（内含子）分隔开来，成为一种不连续的形式，称为断裂基因（split gene），也就是说能够在成熟 mRNA 分子中保留的序列在结构基因中是不连续的。这一点是真核细胞与原核细胞基因的本质区别。

1. 外显子与内含子 参与编码蛋白质的序列称为外显子，是基因表达为多肽链的部分；非编码序列称为内含子。每个外显子和内含子的交界处都有一段高度保守序列（consensus sequence），内含子 5′ 末端多数以 GT 开始，3′ 末端多数以 AG 结束，称为 GT-AG 法则，是普遍存在于真核基因中 RNA 剪接的识别位点。

2. 调控区域　侧翼顺序（flanking sequence）是指在第一个外显子和最末一个外显子的外侧的一段不被翻译的非编码区，侧翼顺序具有基因调控的功能，主要包括启动子、增强子、终止子等。

（1）启动子　启动子（promoter）是基因结构中位于编码区上游的核苷酸序列，称为上游启动子，不被转录。也有一些启动子的 DNA 序列位于转录起始位点的下游（如 tRNA、5s rRNA 基因启动子），称为下游启动子，能够被转录。启动子能够被 RNA 聚合酶准确地识别，作为 RNA 聚合酶结合位点，同时也是转录的起始点，能够调节控制遗传信息的表达。启动子包括下列几种不同的序列。

① TATA 框：TATA 框（TATA box）是构成真核生物启动子的元件之一，其一致序列为 5′–TATAATAAT–3′，位于基因转录起始点上游 30～50bp 处，基本是由 A–T 碱基对所组成，能够精确地决定基因转录的起始。在转录起始的过程中，转录因子先与 TATA 框牢固结合，形成稳定的复合物，再与 RNA 聚合酶结合，才能开始转录。

② CAAT 框：CAAT 框（CAAT box）是真核生物基因常有的启动子元件，其一致序列为 5′–GGGTCAATCT–3′，CAAT 框位于转录起始点上游 80～100p 处，可能也是 RNA 聚合酶的一个结合位点，控制着转录起始的频率。

③ GC 框：GC 框（CC box）通常具有两个拷贝，位于 CAAT 框的两侧，由 5′–GGGCGG–3′ 组成，GC 框是一个转录调节区，具有激活转录的功能。

（2）增强子　增强子（enhancer）位于真核基因转录起始点的上游或下游，它不能启动一个基因的转录，但是具有增强转录的作用。增强子序列能够通过与特异性细胞因子结合对转录的进行起到促进作用。通常情况下，由于不同细胞核与增强子结合的特异性细胞因子不同，所以增强子具有组织特异性。

增强子具有下列特点。

①远距离效应：增强子一般位于基因上游 100～300bp 处，但是能够对远处启动子的转录起到增强的作用，有时即使相距几个 kb 以上也能发挥作用。

②无方向性：增强子无论位于靶基因的上游、下游或内部都能够发挥增强转录的作用。

③顺式调节：增强子只调节位于同一染色体上的靶基因，而对其他染色体上的基因没有作用。

④无物种和基因特异性：增强子可以连接到异源基因上发挥作用。

⑤具有组织特异性：SV40 的增强子在 3T3 细胞中比多瘤病毒的增强子要弱，但在 HeLa 细胞中 SV40 的增强子比多瘤病毒的要强 5 倍。

⑥有相位性：增强子的作用与 DNA 的构象有关。

（3）终止子　终止子（terminator）是位于基因末端非编码区的一段特定核苷酸序列，具有特殊的碱基排列顺序，能够阻碍 RNA 聚合酶的移动，并且能使 RNA 聚合酶从 DNA 模板链上脱离下来，终止转录。终止子的共同序列特征是在转录终止点之前有一段 7～20bp 的回文序列，回文序列的两个重复区域分别由几个不重复碱基对组成的节段隔开。回文序列的对称轴一般距转录终止位点 16～24bp。在回文顺序的下游有 6～8 个 A–T 对，因此，这段终止子转录后形成的 RNA 具有发夹结构，并具有与 A 互补的一串 U，因为 A–U 之间氢键结合较弱，因而 RNA/DNA 杂交部分易于拆开，这样对转录物从 DNA 模板上释放出来是有利的，也可使 RNA 聚合酶从 DNA 上解离下来，实现转录的终止。

（4）沉默子　沉默子（silencer）是一段能够与多个转录因子结合、阻遏基因转录的 DNA 序列，沉默子与增强子对 DNA 转录的加强作用相反，沉默子 DNA 序列与阻遏蛋白结合后，会阻碍 RNA 聚合酶转录 DNA 序列，进而阻碍 RNA 翻译为蛋白质的过程，因此，沉默子可以阻碍基因的表达。

（5）绝缘子　绝缘子（insulator）是指限制启动子与增强子或沉默子联系的一段 DNA 序列，绝缘子又称为隔离子，是指在基因组内建立独立的转录活性结构域的边界 DNA 序列。绝缘子的调控是通过阻断其他调控元件对基因的活化效应或失活效应发生作用。绝缘子的抑制作用具有"极性"的特点，即只抑制处于绝缘子所在边界另一侧的增强子或沉默子，而对处于同一染色质结构域内的增强子或沉默子没有作用。

三、聚合酶链式反应

（一）PCR 的基本原理

聚合酶链式反应（polymerase chain reaction，PCR）是美国的 Kary Mullis 于 1985 年发明的一项具有划时代意义的技术。这项技术可在试管内仅用几个小时将特定的 DNA 片段扩增数百万倍。PCR 技术是 DNA 分析最常用的技术之一，其在 DNA 重组、基因结构分析、基因表达分析及基因功能检测等方面具有重要的应用价值。PCR 技术极大地推动了生命科学研究的进步，其发明人 Mullis 也因此在 1993 年获得诺贝尔化学奖。

PCR 技术模拟了 DNA 的复制过程（图 2-3），其特异性主要体现在与靶序列两端互补的寡核苷酸引物上。PCR 的整个反应由变性、退火和延伸三个基本步骤组成。

1. 变性（denaturation）　将待扩增的模板 DNA 加热至 94℃，DNA 双链解离，成为单链 DNA。

2. 退火（annealing）　模板 DNA 变性完全后将温度降至 55℃左右（可根据实际情况进行增减），这时引物与变性的模板 DNA 单链按照碱基互补配对的方式结合。

3. 延伸（extension）　将反应体系温度升高至 72℃左右，模板 DNA 与引物的结合物在 DNA 聚合酶（如 Taq DNA 聚合酶）的作用下，以 dNTP 为底物，按碱基互补配对和半保留复制的原则合成一条新的 DNA 链。

以上三个基本步骤为一次循环，重复循环便可以获得更多的"半保留复制链"，这种新链将成为下次循环的模板。30～40 个循环后，靶序列就能被扩增放大几百万倍。

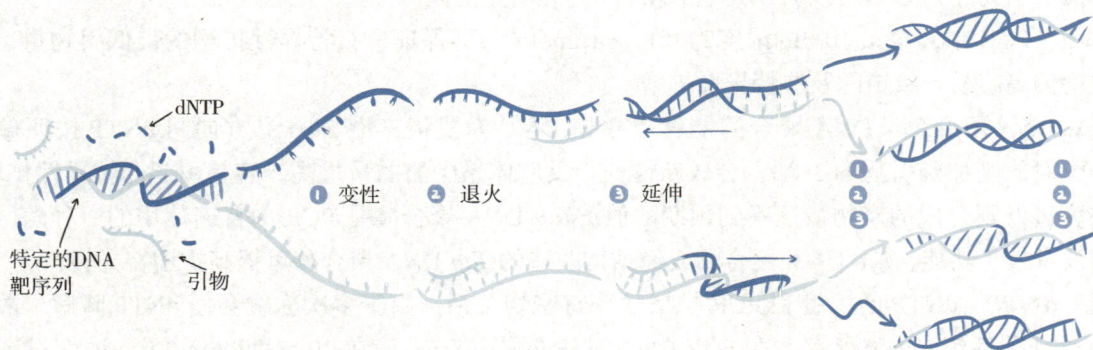

图 2-3　PCR 原理示意图

（二）PCR 技术操作方法

1. 配制反应体系。在反应管中依次加入下列溶液：ddH₂O、10×buffer、dNTP、MgCl₂、引物 1 和引物 2、模板 DNA、DNA 聚合酶（如 Taq DNA 聚合酶）。

2.将样品放入反应室内，设置 PCR 的反应程序。

3.启动反应程序。

4.扩增产物的电泳检测。见图 2-4。

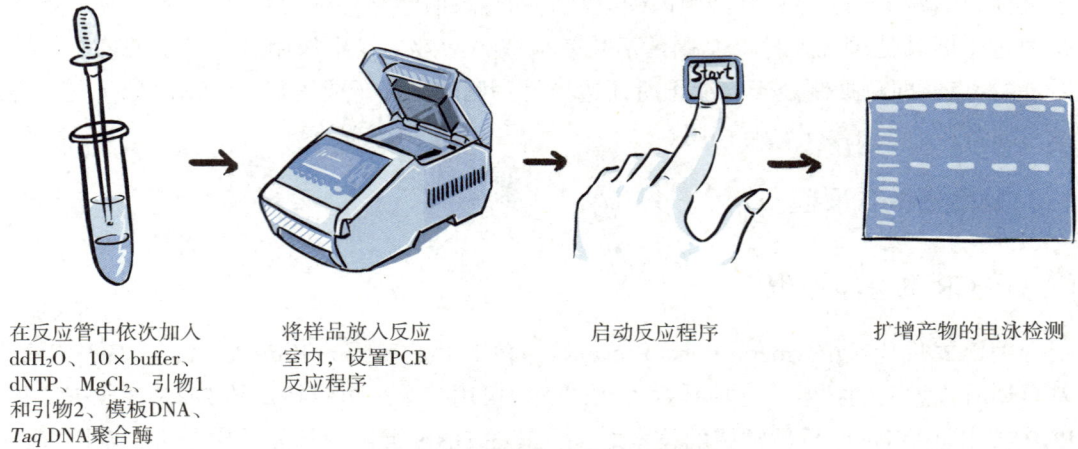

在反应管中依次加入 ddH$_2$O、10×buffer、dNTP、MgCl$_2$、引物1 和引物2、模板DNA、*Taq* DNA聚合酶

将样品放入反应 室内，设置PCR 反应程序

启动反应程序

扩增产物的电泳检测

图 2-4 PCR 技术操作方法示意图

（三）影响 PCR 的主要因素

PCR 体系主要由引物、DNA 聚合酶、dNTP、模板、Mg^{2+}、反应缓冲液组成。

1. 引物 决定 PCR 产物特异性的关键是引物的设计。设计引物应遵循以下原则：

（1）长度为 15～30bp，常为 20bp 左右。

（2）最适宜的扩增长度是 200～500bp。

（3）其中 G+C 含量以 40%～60% 为宜，过高则扩增效果不佳，过低则易产生非特异性产物。4 种碱基最好随机分布，避免 5 个以上连续排列的嘌呤或嘧啶核苷酸。

（4）避免引物内部出现二级结构及两条引物互补的现象。

（5）引物 3′ 端的碱基，尤其最末及倒数第二个碱基，需要严格与模板配对，以免由于末端碱基配对不成功导致 PCR 失败或非特异性扩增。

（6）引物序列必须与该物种其他 DNA 序列无明显的同源性。

（7）PCR 中，每条引物的浓度为 0.1～1μmol/L，即保证进行特异性扩增的最低引物量，引物浓度偏高容易导致错配及非特异性扩增。

2. DNA 聚合酶 DNA 聚合酶能够以单链 DNA 为模板，沿 5′→3′ 方向将 dNTP 按照碱基互补配对原则加到引物的 3′ 端，合成新链。当反应体系中酶的量过高，容易引起非特异性扩增，而浓度过低则合成的产物量达不到预期的值。*Taq* DNA 聚合酶是 PCR 中普遍使用的一种酶，但该酶没有校正功能，*Pfu* DNA 聚合酶或经结构改造的 *Taq* DNA 聚合酶可提高扩增特异性。

3. dNTP dNTP 的浓度和 PCR 扩增效率有密切关系。由于多次冻融会使 dNTP 降解，故需要小量分装后于 -20℃保存。在 PCR 中，dNTP 的终浓度一般在 20～200μmol/L，浓度过高或是 4 种 dNTP 的浓度不等时容易引发错配，浓度过低会降低 PCR 产物的产量，甚至影响 *Taq* DNA 聚合酶的活性。dNTP 可与 Mg^{2+} 结合，降低游离 Mg^{2+} 的浓度，所以要注意两者的平衡。

4. 模板 DNA PCR 对模板 DNA 的纯度要求不是很高，但是不能有影响扩增反应的物质存在，如乙醇等，否则会影响扩增效果。一般情况下 50μL 的反应体系中加入 50ng 的模板 DNA 即可，模板量过多反而会导致非特异性扩增或因杂质过多抑制 PCR。

5. Mg^{2+} 在一般的 PCR 中，各种 dNTP 浓度为 200μmol/L 时，Mg^{2+} 浓度一般为 1.5～2.0mmol/L。Mg^{2+} 浓度过高，容易出现非特异性扩增，浓度过低会使 *Taq* DNA 聚合酶的活性降低，从而使反应产物减少。许多 *Taq* DNA 聚合酶生产商通常将合适浓度的 Mg^{2+} 加入反应缓冲液中。

6. 温度参数

（1）变性 变性温度低引发解链不完全，将导致 PCR 失败。一般情况下，93～95℃，30～60 秒足以使模板 DNA 变性。由于高温对 DNA 聚合酶的活性有影响，所以变性温度不能过高。

（2）退火 退火温度与时间要根据引物的 T_m 值（与长度和碱基组成等有关）设定，通常为 50～72℃，30～60 秒。长度为 20 个核苷酸左右的引物的 T_m=（G+C）×4℃+（A+T）×2℃，退火温度 =T_m-（5～10℃）。在允许的范围内，选择较高的退火温度能够提高 PCR 的特异性。

（3）延伸 PCR 的延伸温度由 *Taq* DNA 聚合酶的最适催化温度决定，一般设定在 72℃，温度过高不利于引物和模板的结合，过低则降低 *Taq* DNA 聚合酶的活性。延伸时间要根据待扩增片段的长度来设定，1kb 以内的 DNA 片段延伸时间为 1 分钟；1kb 以上的片段需要延长时间，但时间过长也会导致非特异性扩增产物的出现。

7. 循环次数 PCR 循环次数的设定要依据模板 DNA 的浓度和靶序列的丰度（以 cDNA 为模板 DNA 时），一般设定 20～40 次。循环次数越多，非特异性产物会随之增多，在满足获取足量 PCR 产物的情况下，尽量减少循环次数。

（四）PCR 技术的种类

1. 反转录 PCR 反转录 PCR（reverse transcription PCR，RT–PCR）又称为逆转录 PCR。由反转录和 PCR 两部分组成。第一步，利用随机引物或针对 mRNA 的 poly（A）尾的 oligo（dT）$_n$ 引物在反转录酶的作用下，将 RNA 反转录为 cDNA 第一链。第二步，以 cDNA 第一链为模板 DNA 进行 PCR 扩增。RT–PCR 广泛应用于目的基因克隆、探针制备、基因转录水平检测、RNA 病毒检测等方面。

2. 巢式 PCR 巢式 PCR（nested PCR）是一种提高靶序列扩增灵敏性和特异性的 PCR 方法，特别适合一次 PCR 难以获得所需要量的微量靶序列扩增，且可极大地提高扩增反应的特异性。该方法使用两对 PCR 引物扩增靶序列，首先用外侧序列设计的引物扩增包含靶序列在内的长 DNA 片段，然后使用第二对内侧引物进行扩增，内侧引物可结合在第一次 PCR 产物的内部，故将两对引物称为巢式引物。第二次 PCR 扩增产物片段长度小于第一次扩增产物。

3. 实时荧光定量 PCR 实时荧光定量 PCR（real–time quantitative PCR，RT–qPCR）是一种可实时检测 PCR 进程、高灵敏度的核酸定量技术。因其定量准确、简单高效、特异灵敏的特点，已得到广泛的应用。根据扩增信号的检测方式，分为荧光探针法和荧光染料法两种。荧光探针是一段与被扩增基因互补的寡核苷酸序列，在其两端分别标记一个荧光报告基团和一个荧光淬灭基团。探针完整时，淬灭基团会吸收报告基团发射的荧光信号；但 PCR 扩增时，DNA 聚合酶的 5′→3′ 外切酶活性会将探针酶切并降解，使荧光报告基团与荧光淬灭基团分开，这时荧光监测系统能够接收到报告基团发出的荧光信号。每一条 DNA 新链形成，都会释放出一个荧光报告基团，因此荧光信号与 PCR 产物形成在数量上呈正相关（图 2-5）。

荧光染料法是在 PCR 体系中加入 SYBR Green Ⅰ染料，这种染料能够与双链 DNA 结合。随着模板 DNA 的扩增，新的双链 DNA 也增多，与双链 DNA 结合的 SYBR Green Ⅰ染料也越来越多，使得仪器检测到的荧光信号逐渐增强，从而达到定量检测的目的（图2-6）。

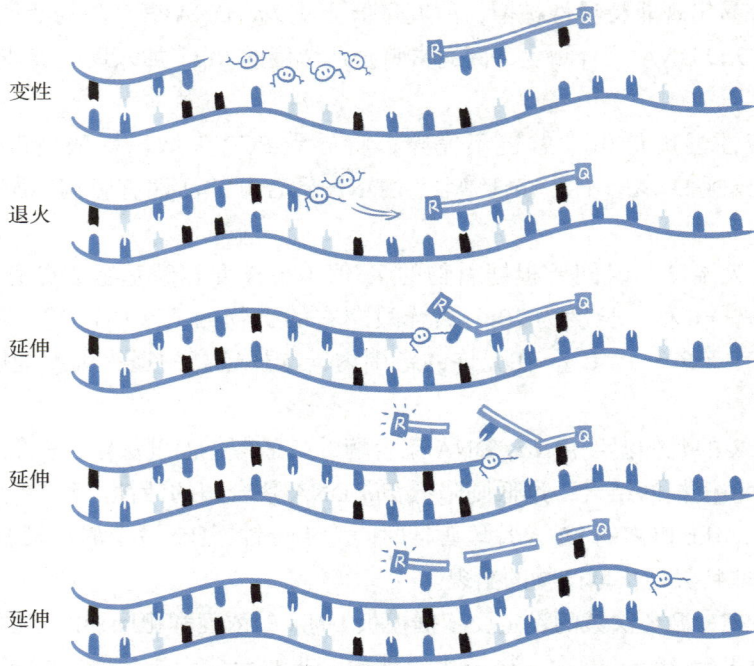

图 2-5　实时荧光定量探针法原理示意图

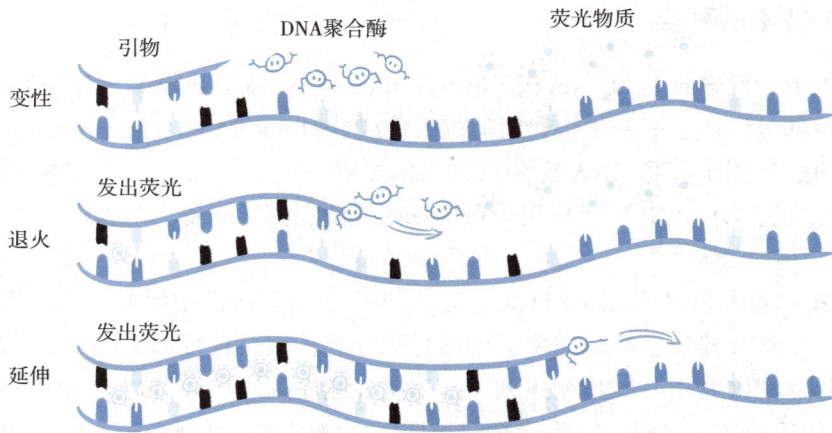

图 2-6　实时荧光定量 SYBR Green I 染料法原理示意图

4. 不对称 PCR　不对称 PCR（asymmetric PCR）的关键点在于上下游引物的浓度比例相差较大，常为 50∶1 ～ 100∶1。最初 10 ～ 15 个 PCR 循环的主要产物仍然为双链 DNA，但当低浓度引物耗尽后，只由一条高浓度引物介导的 PCR 会产生大量的单链 DNA。不对称 PCR 可用于制备探针，进行序列分析或核酸杂交。

5. 多重 PCR　多重 PCR（multiplex PCR）指在同一反应中利用多组引物同时对几个不同的 DNA 片段进行扩增；当其中某一段 DNA 缺失，则电泳谱上相应的条带就会消失。多重 PCR 主要用于多个突变位点的检测和基因分型。

6. 位点特异性 PCR 技术　位点特异性 PCR 技术是一种通过对生物 DNA 片段进行分析后，用特异性的引物进行 PCR 扩增，从而达到鉴定目的的一种方法。位点特异性 PCR 技术由于操作简单、快速的特点，其在中药鉴定方面应用广泛。目前已有研究采用位点特异性 PCR 技术对蛇、鹿类中药材进行了鉴定，并建立了金银花、何首乌、太子参、酸枣仁的分子鉴定方法。

7. DDRT-PCR 技术 DDRT-PCR 又称 mRNA 差异显示技术。该技术是利用 mRNA3′ 端锚定引物进行反转录合成 cDNA，然后通过 PCR 二次扩增，来显示 mRNA 中差异表达部分的技术。该技术因具有速度快、所需 RNA 量少和重复性高等优点，已被广泛用于中药研究当中。如研究热和盐胁迫下孔石莼不育突变体生理生化的改变、鉴定龙葵幼苗镉应答的基因等。

四、DNA 体外重组和表达

DNA 体外重组（*in vitro* DNA recombination）是指利用限制性内切酶切割 DNA 以获得目的 DNA 片段，然后用连接酶将目的 DNA 片段与合适的载体连接，形成重组 DNA 的过程（图 2-7）。然后导入宿体细胞内，使这个基因能在宿体细胞内复制、转录、翻译表达。宿主细胞（host cell）是 DNA 体外重组的受体细胞，可以是原核细胞也可以是真核细胞。DNA 体外重组技术是合成生物学的重要组成部分，通过改造的宿主细胞有望以异源生产中药活性成分。

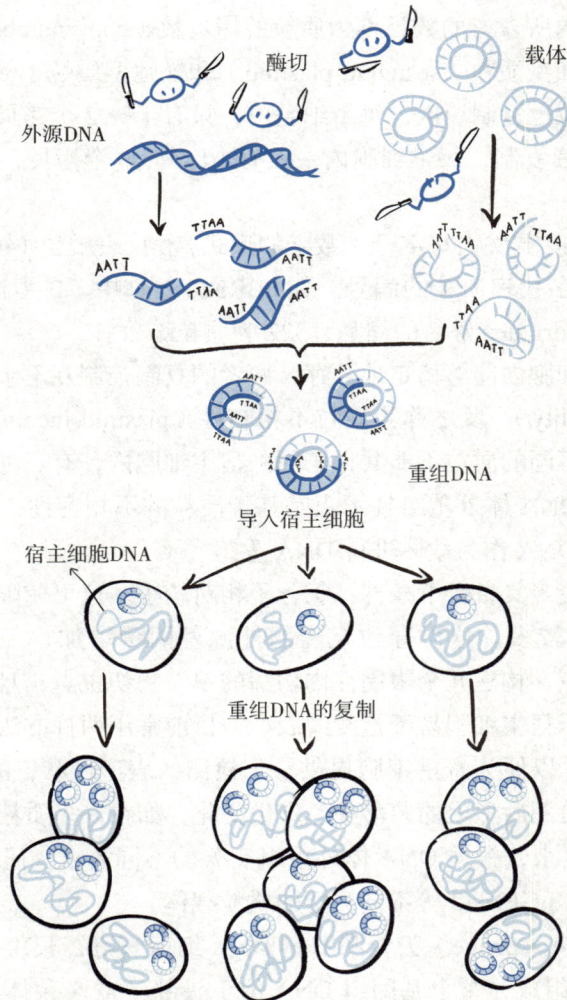

图 2-7　DNA 体外重组和表达过程

（一）常用载体

要把外源基因通过基因工程技术导入生物细胞中，需要一个合适的载体（vector）。借助这个载体，外源基因可以进入受体细胞中复制和表达。

载体的种类较多，以原核细胞为宿主的载体主要有质粒载体和噬菌体载体，以真核细胞为宿主的载体主要为病毒载体，以及由它们改造衍生而来的各种用途的载体。根据功能可分为克隆载体和表达载体，前者的目的是获得大量的 DNA 片段，后者是为了获得 DNA 片段所编码的蛋白质。绝大多数载体都是 DNA，具备以下共同特点：具有独立的复制子（能独立进行复制，包括复制起点的单位），在宿主细胞中能够独立地自我复制，即使与外源 DNA 片段共价连接时也不影响其复制；容易从宿主细胞中分离纯化；载体 DNA 分子中有一段不影响它们扩增的非必需区域，当外源 DNA 片段插入其中时能使其与载体一起复制和扩增。

1. 质粒　质粒（plasmid）是指细菌细胞质中独立于细菌染色体之外能自主进行复制的遗传单位。它是双链环状 DNA 分子，长度从 1kb 至 200kb 不等。由质粒产生的表型包括对抗生素的抗性、产生大肠埃希菌素、限制酶和修饰酶等，如根瘤农杆菌的 Ti 质粒还能诱导植物肿瘤。在基因工程中常利用质粒表达产物对氨苄青霉素（ampicillin）、氯霉素（chloramphenicol）、卡那霉素（kanamycin）等具有抗性的基因作为选择标记。

一种质粒在一个细胞内所含有的数目称为质粒的拷贝数（copy number）。质粒在细菌中的复制有两种类型，分别为严谨型质粒（stringent plasmid）和松弛型质粒（relaxed plasmid）。细胞染色体复制一次，严谨型质粒也复制一次，每个细胞内，只有 1～2 个拷贝，松弛型质粒则在染色体停止复制后，仍然能继续复制，每个细胞内一般有 10～200 个拷贝，故基因工程中使用的质粒均属于这种类型。

质粒载体的命名采用 p+ 英文大写字母 + 数字的形式，p 代表质粒（plasmid），英文大写字母代表发现者或实验室，数字代表质粒的编号。如 pBR322 名称中，B 为构建者 F. Bolivai 姓名的缩写，R 为构建者 R. L. Rodriguez 姓名的缩写，322 为质粒编号。

两种不同质粒在同一细胞内能够稳定地共存，两者的复制控制互不干扰，这种现象称为质粒相容性（plasmid compatibility），反之称为质粒不相容性（plasmid incompatibility）。一般在没有选择压力的情况下，两种不同的质粒不能共存于同一宿主细胞内，有一种会完全丧失，原则上两种质粒的机会是相等的。DNA 体外重组技术正是基于质粒的不相容性，在只带有一种质粒的细菌中，提取到单一的质粒 DNA 作为载体进行 DNA 重组。

一种理想的质粒载体应当具备以下条件：①分子相对较小。这可使限制性内切酶在质粒上的酶切位点减少。②拷贝数较多。这可导致克隆的外源基因量增加，一般会选择松弛型质粒。③在复制子以外的适当位点，构建几个限制性内切酶的单一酶切位点，且最好位于易于检测的表型性状相关基因上。④赋予宿主细胞易于检测的表型。目前常用两种方法，一种是在质粒中构建 1～2 个抗生素抗性基因，以便为寄主细胞提供易于检测的表型性状；另一种是利用外源 DNA 插入质粒后，转化大肠埃希菌后形成的菌落颜色产生变化，如在许多质粒载体中构建半乳糖苷酶的蓝 / 白斑筛选系统。近年来，根据 DNA 体外重组实验的不同需求，研究人员已经人工构建了 pBR322、pUC、pSP64/65、pGEM-3 等不同类型的质粒载体。

2. λ 噬菌体　λ 噬菌体（phage）为线状双链 DNA 细菌病毒，长度为 48 502bp，在形态上 λ 噬菌体由头与尾两部分组成，整个基因组 DNA 位于头部。λ 噬菌体基因组分为左臂、右臂和中央区 3 个组成部分，生物学功能上相关的基因聚集在一起，如编码头部和尾部蛋白质的各种基因定位在左臂区；负责 DNA 复制、使宿主细胞裂解及调控序列位于右臂区；中央区包含的基因对形成噬菌体并不必需，可以被外源 DNA 取代而不影响噬菌体的形成，这一特性是 λ 噬菌体可以作为载体的基础。

在 λ 噬菌体 DNA 分子的两端各有 12 个碱基的单链互补黏性末端称为 cos 位点（cohesive end site）。一旦噬菌体入侵进入宿主细胞后，λ 噬菌体 DNA 两端 cos 位点便融合起来，使 DNA 分子变成环状。

在感染宿主细胞的早期，λ 噬菌体 DNA 以这种环状形式进行转录，此后进入裂解生长途径（lytic）和溶源性生长途径（lysogenic）。在裂解生长途径中，环状 DNA 大量复制，各种噬菌体产物不断形成，在此基础上形成子代噬菌体并日趋成熟，最终导致细胞裂解，并释放出大量新生的感染性病毒颗粒。例如，λ 噬菌体感染大肠埃希菌时，首先由噬菌体尾部吸附于宿主细胞表面，接着 λ 噬菌体 DNA 注入细胞内，双链线性 DNA 分子自行环化并进行复制。在 DNA 复制的同时，基因组在受控制条件下开始转录和表达，产生构成噬菌体颗粒所需的结构蛋白。噬菌体颗粒的组装包括头部结构的组装和尾部的形成。溶源性生长途径是指感染后的噬菌体颗粒整合到宿主 DNA 中，随后同染色体基因一起复制并转移到子代细菌中。染色体 DNA 上整合有噬菌体基因组的宿主细胞，并不会由于噬菌体的感染而发生裂解，这种现象称为溶源现象（lysogenesis）。整合有噬菌体的宿主细胞称为溶源菌，被整合的噬菌体称为前噬菌体（prophage）。

由于野生型 λ 噬菌体存在一些缺陷，并不能作为载体，需要根据实验目的进行人工改造，如消除或改变 λ 基因不必要的限制性内切酶位点，在可替代区构建所需的内切酶位点，插入外源启动子以提高载体效率等。λ 噬菌体作为 DNA 重组载体主要用于构建基因组 DNA 文库和 cDNA 文库等。根据 DNA 重组的需要，目前已人工构建了很多 λ 噬菌体衍生的载体，如 Charon 系列取代性载体、EMBL 系列取代性载体。

（二）目的 DNA 与载体重组

1. 外源 DNA 与载体连接　限制性内切酶被喻为基因工程的"手术刀"，通常使用同一限制性内切酶切割外源 DNA 和载体，根据外源 DNA 与载体切割部位是否存在突出碱基，可分为平末端和黏末端，接着将切割后的外源 DNA 与载体连接起来，黏末端连接比平末端连接更为容易。然而，当面对多个片段克隆、缺乏合适的限制性内切酶以及长距离 PCR 操作等情况时，利用 DNA 同源重组技术来连接外源 DNA 和载体更为省时省力。在进行重组时，需要设计一段同源臂，从而使重组达到很高的效率和正确率，目前该技术在 DNA 体外重组中已被广泛应用。

2. 外源 DNA 导入宿主细胞　外源 DNA 转入宿主细胞并获得新表型的过程称为转化（transformation）；由噬菌体和细胞病毒介导的转化称为转导（transduction）。相对于原核细胞，真核细胞导入外源 DNA 片段获得新表型的过程称为转染（transfection）。

一般情况下，未经处理的宿主细胞对重组 DNA 分子是不敏感的，只有采用物理、化学等方法处理宿主细胞后，使细胞膜通透性上调，容易接纳外源 DNA，才能完成转化或转染过程。这种处于敏感状态的宿主细胞称为感受态细胞（competent cell）。

3. 重组体导入的宿主细胞筛选和鉴定　当重组 DNA 分子导入感受态宿主细胞后，必须知道哪些感受态细胞已转化为重组 DNA 分子，即从许多转化菌落中筛选出含有阳性重组子的菌落，在初步筛选的基础上进一步鉴定某个菌落确实含有阳性重组子，以便进一步培养、扩增，并获得目的基因的大量拷贝，为后续研究提供基础。目前常用的阳性重组子筛选方法有抗生素平板筛选和 β-半乳糖苷酶系统筛选，常用的鉴定方法有小量制备载体 DNA 并作限制性内切酶分析、Southern 印迹杂交分析和免疫化学检测分析。

4. 目的基因表达　目的基因的表达是指重组 DNA 导入到受体细胞中，进行转录、翻译及后加工等过程，从而产生具有生物活性的基因表达产物。目前，有大量中药活性成分生物合成相关基因在体外进行了表达。目的基因可以在不同的宿主细胞中表达。根据选用的载体系统和受体细胞类型，选择不同的方法将重组 DNA 导入受体细胞进行表达。根据受体细胞类型的不同，表达系统包括原核表达系统和真核表达系统。

（1）外源基因的原核表达　在各种表达系统中，原核表达系统是最早采用的，也是目前最为成熟的表达系统。原核表达系统具有遗传背景清楚、成本低、周期短、效率高、易操作等优点，是外源基因首选表达系统。但由于原核细胞中没有真核生物的蛋白质翻译后加工机制，如二硫键的形成、蛋白糖基化及正确折叠，因此通过原核表达得到具有生物活性的蛋白概率较低，常常需要表达后进行蛋白质复性。常见的原核受体菌主要有大肠埃希菌 *Escherichia coli*、枯草芽孢杆菌 *Bacillus subtilis*、棒状细菌 *Corynebacterium* 和蓝细菌 *Cyanobacterium* 等。

①大肠埃希菌表达系统：在众多目的基因表达系统中，大肠埃希菌表达系统是目前研究最为深入、发展最迅速的原核表达系统，具有遗传背景清晰、生长繁殖快、培养简单、成本低、表达量高等优点，是基因工程中最为常用的表达系统。但是，大肠埃希菌表达系统也存在一些不足，如目的蛋白质常以包涵体形式表达，产物纯化困难，表达产物的生物活性较低。

②枯草芽孢杆菌表达系统：枯草芽孢杆菌是革兰阳性菌的典型代表，广泛存在于土壤、湖泊、海洋、动植物的体表，不具有致病性，单层细胞外膜，能直接将多数蛋白分泌到培养基中，如分泌细菌素（枯草菌素、多黏菌素、制霉菌素等）、脂肽类化合物、有机酸类物质等。枯草芽孢杆菌是一个很好的分泌型表达系统，重组蛋白质通常以可溶的活性形式高产量地分泌到培养基中，但是表达量较低。随着生物技术和基因工程的发展，枯草芽孢杆菌基因工程表达系统快速发展，并表现出良好的应用前景。

（2）外源基因的真核表达　真核表达系统具有翻译后的加工修饰体系，表达的外源蛋白更接近天然蛋白质。因此，真核表达系统比原核表达系统更有优势。目前，基因工程研究中常用的真核表达系统包括酵母、昆虫和植物细胞等。

①酵母表达系统：酵母菌是一类低等真核生物，既具有类似原核生物的生长特性，生长快速、成本低，又具有真核生物的特性，即具有细胞的翻译后修饰过程，特别适用于大量生产真核重组蛋白，是应用最为普遍的真核表达系统之一。酵母表达系统的优点主要在于：a. 酵母长期广泛应用于酿酒和食品工业，不会产生毒素，安全、可靠；b. 酵母是真核生物，能进行一些表达产物的后期加工，有利于保持生物的活性和稳定性；c. 外源基因在酵母中能分泌表达，表达产物分泌至胞外不仅有利于纯化，且避免了产物在胞内大量蓄积，而对细胞产生不利影响；d. 遗传背景清楚，容易进行遗传操作；e. 较为完善的表达控制系统；f. 生长繁殖迅速，培养周期短，工艺简单，生产成本低。目前使用的酵母表达系统有酿酒酵母、裂殖酵母、克鲁维酸酵母、甲醇酵母等。

②昆虫细胞表达系统：该系统是一类应用广泛的真核表达系统，其优点在于：a. 具有同大多数高等真核生物相似的翻译后修饰、加工及转移外源蛋白的能力，如二硫键的形成、糖基化及磷酸化等，使重组蛋白在结构功能上更接近天然蛋白；b. 由于病毒多角体蛋白在病毒总蛋白中的含量非常高，至今已有很多外源基因在此蛋白的强大启动子作用下获得高效表达，其最高表达量可达昆虫细胞蛋白总量的 50%；c. 可表达非常大的外源性基因（达 200kDa）；d. 具有在同一个感染昆虫细胞内同时表达多个外源基因的能力；e. 安全性高。但是该系统成本很高，且需特殊的培养基和培养设备，分离纯化步骤较为繁杂，同时受生物量小、培养周期长等因素的制约，难以进行大规模生产。

③植物表达系统：植物表达系统主要包括细胞悬浮培养、毛状根培养体系转基因植株等。根据目的蛋白表达的时空差异，可将哺乳动物细胞表达系统分为瞬时、稳定和诱导表达系统。瞬时表达系统是指宿主细胞在导入表达载体后不经选择培养，载体 DNA 随细胞分裂而逐渐丢失，目的蛋白的表达时限短暂。稳定表达系统是指载体进入宿主细胞并经选择培养，载体 DNA 稳定存在于细胞内，目的蛋白的表达持久、稳定。诱导表达系统是指受激素、重金属离子等小分子诱导后目的基因开始转录。植物细胞转化最常见的方式是根癌农杆菌 *Agrobacterium tumefaciens* 介导外源基因导入植物细胞，从而使转基因植株获得稳定表达的外源基因以及对应性状。随着分子植物病毒学的发展，植物病毒介导的表达载体也应用于植物转化。该系统的优点在于：a. 有利于重组蛋白的正确装配和表达，如糖蛋白类活性药物、抗体、抗原、细胞因子等，其表达产物具有与天然结构一致或接近的生物学活性和免疫原性；b. 可进行组织或生长阶段特异性诱导表达；c. 利用分泌性信号序列将外源蛋白产物分泌出植物体；d. 可利用转基因植物进行杂交育种，实现多价转基因植物疫苗的生产；e. 廉价、安全、成本低、易于存储和运输。目前在转基因烟草中生产植酸酶，其含量已达到可溶性蛋白的 14%；建立的植物油体表达体系，已成功地表达了水蛭素、木聚糖酶、*β*– 葡糖醛酸苷酶等蛋白。其缺点在于外源蛋白在植物中的表达量较低、免疫原性较差，可通过选择合适的表达系统、载体优化、使用免疫佐剂等方法突破这些障碍。

五、DNA 序列测定方法

自从 1953 年 Watson 和 Crick 构建了 DNA 双螺旋模型后，人们开始探索 DNA 分子的一级结构。DNA 序列测定逐渐成为分子生物学研究的一项重要技术。DNA 测序技术始于 20 世纪 70 年代中期，随着 40 多年的发展，DNA 序列测定经历了从手工到自动，从慢速到快速的发展阶段，目前已经发展到了第三代，并且还在不断出现新的技术方法。第二代和第三代测序技术，又称为高通量测序技术。

1. 第一代测序技术　传统的双脱氧链终止法、化学降解法以及在它们的基础上发展起来的各种 DNA 序列测定统称为第一代 DNA 测序技术，尤以双脱氧链终止法最具代表性。双脱氧链终止法又称 Sanger 法，是 1977 年由英国生物化学家 Sanger 发明的，它的原理是：核酸模板在 DNA 聚合酶、引物、4 种单脱氧核苷三磷酸存在条件下复制，在 4 管反应体系中分别按比例引入 4 种双脱氧核苷三磷酸，因为双脱氧核苷没有 3′–OH，所以只要双脱氧核苷掺入链的末端，该链就停止延长，若链端掺入单脱氧核苷，链就可以继续延长。如此每管反应体系中便合成以各自的双脱氧碱基为 3′ 端的一系列长度不等的核酸片段。反应终止后，分 4 条泳道进行凝胶电泳，分离得到长短不一的核酸片段，长度相邻的片段相差 1 个碱基。经过放射自显影后，根据片段 3′ 端的双脱氧核苷，便可依次阅读合成片段的碱基排列顺序。Sanger 法操作简便、应用广泛，在此法基础上发展出了荧光自动测序技术，实现了 DNA 测序的自动化。第一代测序准确性高，通量低，一般用于较短 DNA 片段的测序，是 DNA 体外重组技术和分子鉴定研究的必要前提。

2. 第二代测序技术　随着 2001 年人类基因组测序的完成，生命科学进入功能基因组时代。一代 DNA 序列测定方法已经不能满足深度测序和重复测序等大规模基因组测序的需求，因此一些测序平台应运而生，如 GS FLX、SOLiD、Solexa Genome Analyzer 等。第二代测序技术最显著的特征是高通量，一次能对几十万到几百万条 DNA 分子进行序列分析。这种测序技术是将片段化的基因组 DNA 两侧连上接头，以产生数百万个空间固定的 PCR 克隆阵列。每个克隆由单个文库片段的多个拷贝组成，然后进行引物杂交和酶延伸反应。由于所有的克隆都在同一平面上，这些反应就能够大规模平行进行，每个延伸反应所掺入的荧光标记成像检测也可同时进行，从而获得测序数据，并通过计算机分析就可以获得完整的 DNA 序列信息。第二代测序技术已广泛应用于生物转录组及基因表达谱分析、基因调控、SNP 分析、小 RNA 等研究领域，且成本较低。

3. 第三代测序技术　从 2008 年开始，以单分子测序为代表的第三代 DNA 测序技术逐渐出现，其不需要经过 PCR 扩增，可实现对每一条 DNA 分子单独进行序列分析。目前第三代测序技术按照原理不同，可分为单分子荧光测序和纳米孔测序两类。具有测序速度快、精度高的优点，可以进行大片段 DNA、RNA、甲基化 DNA 序列测定，尤其在 DNA 甲基化和突变鉴定研究方面发挥重要作用。

六、DNA 变异与分子标记

（一）DNA 变异

DNA 变异的来源主要有三种：基因突变、染色体畸变、基因重组。见图 2-8。

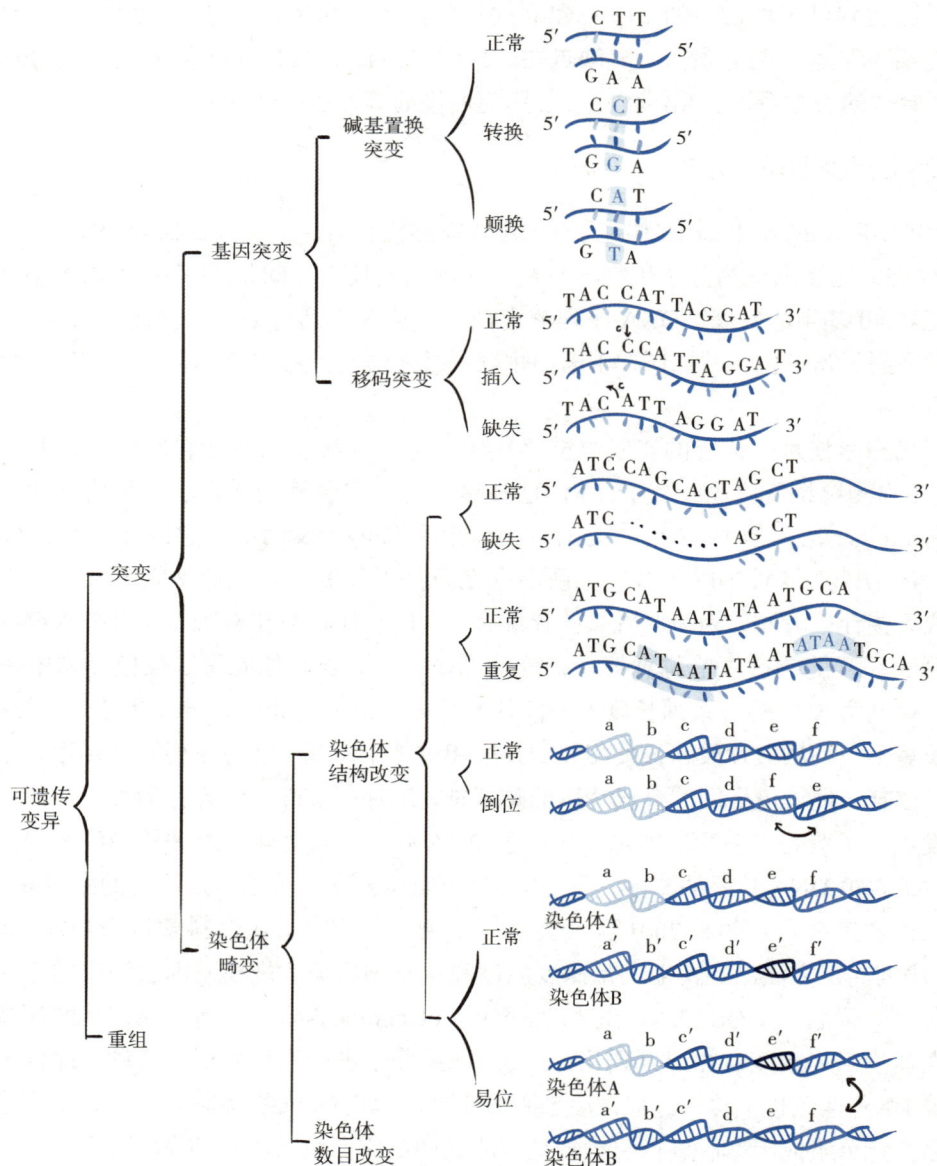

图 2-8　DNA 序列变异的种类

1. 基因突变　是指一个基因内部遗传结构或 DNA 序列的改变，包括一对或少数几对碱基的缺失、插入或置换，而导致的遗传变化。根据碱基变化的情况，可分为碱基置换突变和移码突变。碱基置换突变是指 DNA 分子中一个碱基对被另一个不同的碱基对取代所引起的突变，也叫点突变，包括转换和颠换两种形式；碱基转换是由嘌呤置换嘌呤或嘧啶置换嘧啶；碱基颠换是指嘌呤与嘧啶之间的替代。移码突变是由于 DNA 核苷酸移位造成的氨基酸编码的改变，通常是由碱基（或类似物）插入、缺失造成的一种突变现象。

2. 染色体畸变　是指生物细胞中染色体在数目和结构上发生的变化。染色体结构变异主要包括缺失、重复、倒位、易位。缺失是指染色体断裂导致片断丢失；重复指某染色体的个别区段重复出现一次或多次；倒位指某染色体的内部区段发生 180° 倒转，而使该区段原来的基因顺序发生颠倒；易位是指一条染色体与非同源的另一条染色体彼此交换部分区段。

3. 基因重组　是由于不同 DNA 链的断裂、连接而使 DNA 片段交换和重新组合，形成新 DNA 分子的过程。

（二）分子标记

分子标记（molecular marker）是遗传标记的一种，以生物个体间遗传物质内核苷酸序列变异为基础的遗传标记，是 DNA 水平遗传变异的直接反映。DNA 分子标记可以对生物各个发育时期的个体、组织器官、细胞进行检测，不受环境与基因表达与否的限制，且数量较多、遍布整个基因组、多态性高、稳定性强，广泛应用于生态学、分类学、生物系统进化发育和遗传学等方面的研究。DNA 分子标记技术发展迅猛，已经历三代。见表 2-1。

第一代分子标记技术以 RFLP（restriction fragment length polymorphism）为代表。1974 年由 Grodjicker 创立，通过使用限制性内切酶消化基因组 DNA 后，将产生长短、种类、数量不同的限制性片段经过电泳分离后，在聚丙烯酰胺凝胶上呈现不同的带状分布，从而获得反映生物个体或群体特异性的 RFLP 图谱，主要用于品种鉴别、品系纯度测定、遗传多样性分析等方面。RFLP 具有可靠性高、共显性等优点，但操作复杂、费时、对种属特异性要求严格、多态性信息含量低等缺点。

第二代分子标记技术均以 PCR 技术为基础，根据原理的不同，产生了如随机扩增多态性 DNA（random amplification polymorphic DNA，RAPD）、扩增片段长度多态性（amplified fragment length polymorphism，AFLP）、简单序列重复区间（inter simple sequence repeat，ISSR）、简单重复序列（simple sequence repeat，SSR）、序列特异扩增区域（sequence characterized amplified regions，SCAR）、随机扩增微卫星 DNA 多态性（random amplified microsatellite polymorphism，RAMP）和目标区域扩增多态性（target region amplification polymorphism，TRAP）等方法。

表 2-1　几种常用的分子标记技术特点

	RFLP	RAPD	AFLP	SSR	ISSR
是否需要 PCR	否	是	是	是	是
遗传特性	共显性	显性	显性	共显性	共显性
是否需要特异性引物	否	否	是	是	否
技术难度	难	易	易	易	易
多态性水平	低	中等	高	高	高
可靠性	高	中等	高	高	高
重复性	高	中等	高	高	高
DNA 用量	2～30μg	1～100ng	100ng	30～100ng	30～100ng

第三代分子标记技术是以单核苷酸多态性（single nucleotide polymorphism，SNP）为代表，SNP 是指在基因组水平上由单个碱基变异而引起的 DNA 序列多态性变化，具有数量多、分布广和稳定遗传等特点。可分为两种形式，一种为基因编码区 SNP，另一种为非编码区 SNP，主要用于功能基因的突变、生物个体的表型差异、物种亲缘及进化关系、分子诊断等方面的研究，具有高度自动化、高通量、高准确性和低成本等优点。

七、DNA 分子杂交技术

核酸杂交（nucleic acid hybridization）指序列互补单链的 DNA 和 DNA、DNA 和 RNA、RNA 和 RNA，根据碱基配对原则，只要不同来源的核酸单链彼此之间有一定程度的互补序列就可以形成杂交双链。核酸杂交过程中，需将核酸片段从凝胶转移到硝酸纤维素膜或尼龙膜上进行固定，因此核酸杂交技术又称为核酸印迹技术。在核酸杂交中需要探针（probe），即能够与靶分子核酸按碱基互补原则特异性相互作用的一段已知序列的寡核苷酸或核酸。在探针上需要共价结合一些标记物来跟踪检测探针的位置，从而确定核酸靶分子所在的位置。

Southern 杂交（Southern blot）是 1975 年由 Southern 创建的，常被用来进行基因组 DNA 特异序列的定位或目标 DNA 检测。Southern 杂交一般过程是：①利用限制性内切酶消化基因组 DNA，用琼脂糖凝胶或聚丙烯酰胺凝胶电泳分离后，利用 NaOH 溶液使其变性；②将凝胶上的 DNA 转移到薄膜上，从而使变性的 DNA 吸附并固定在薄膜上；③取下薄膜后，将薄膜与标记的探针进行杂交；④漂洗去未结合和非特异性结合的探针，放射自显影或酶反应显色，从而检测和定位特定的 DNA 分子（图 2-9）。Southern 杂交常用于鉴定外源基因是否整合到受体基因组中，并确定整合的拷贝数以及在基因组中整合的位置，同时也可用于中药的分子鉴定。

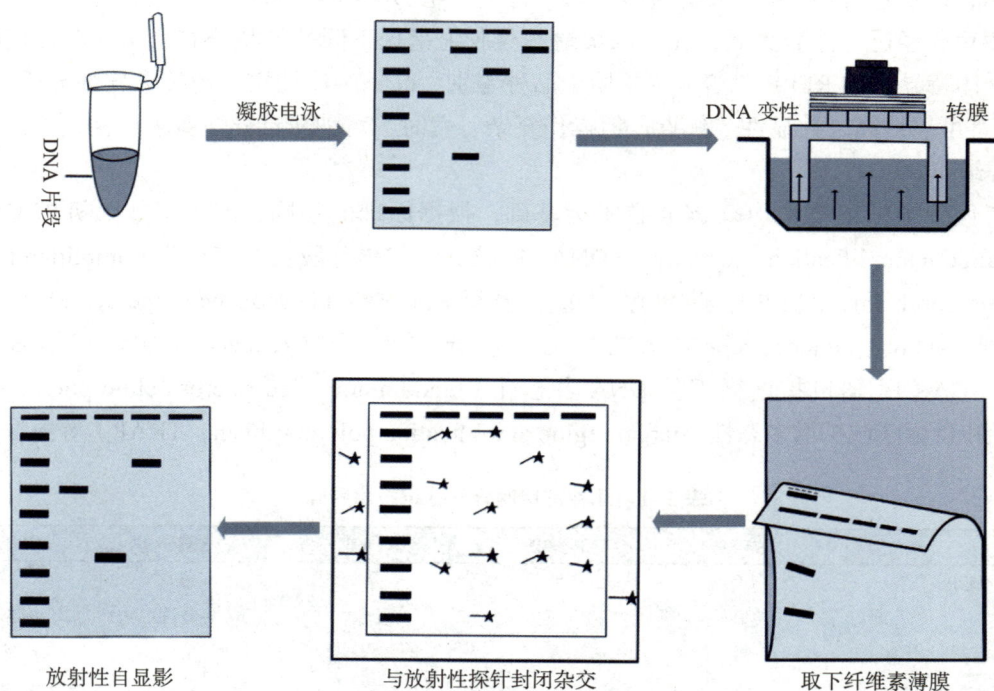

图 2-9　Southern 杂交一般过程

第二节　RNA 基本技术原理

一、RNA 提取与纯化

（一）RNA 结构和类型

1. RNA 的结构　核糖核酸（ribonucleic acid，RNA）是一种多聚核苷酸（polynucleotide），其基本结构单位是核糖核苷酸。核糖核苷酸由碱基（base），D- 核糖（D-ribose）和磷酸组成。碱基主要有 4 种类型：腺嘌呤（A）、鸟嘌呤（G）、胞嘧啶（C）和尿嘧啶（uracil，U）。

RNA 的一级结构是线形单链多聚核糖核苷酸，相邻的核糖核苷酸之间通过 3′,5′- 磷酸二酯键相互连接。RNA 的二级结构中，局部区域之间的碱基呈反向互补排列，使得 RNA 链自身回折，互补碱基之间以氢键结合，形成局部双螺旋结构，其中，A 与 U 相结合，G 与 C 相结合。反向互补区域之间不能互补配对的区域形成环（loop）。由局部序列形成的双螺旋和环在二级结构上形似发夹，称为发夹结构（hairpin structure）。RNA 二级结构进一步折叠形成复杂的三级结构。

2. RNA 的类型　RNA 是基因表达的初级产物，少数留存在形成部位，即细胞核、质体和线粒体中，大多数输出到细胞质中。按照功能分类，RNA 通常分为编码 RNA 和非编码 RNA 两大类。

（1）编码 RNA（coding RNA）：通常指信使 RNA（messenger RNA，mRNA），是翻译蛋白质的模板，占细胞 RNA 总量的 1%～5%。

（2）非编码 RNA（non-coding RNA，ncRNA）：指主要以 RNA 的形式行使功能，通常不翻译成蛋白质的 RNA。相当多的 ncRNA，包括长链非编码 RNA（long noncoding RNA，lncRNA）、环状 RNA（circular RNA，circRNA）、微小 RNA 的前体 pri-miRNA 含有开放读码框，编码的小肽也参与调控基因的转录、翻译等过程，这些 ncRNA 又称为双功能 RNA（dual function RNA 或 bi-functional RNA）或编码及非编码 RNA（coding and non-coding RNA，cncRNA）。

根据功能分类，ncRNA 可分为两大类：管家 ncRNA（housekeeping ncRNA）和调节 RNA（regulatory ncRNA）。管家 ncRNA 在细胞内组成型表达，是细胞正常功能必不可少的。调节 ncRNA 又称核糖核酸调节子（riboregulator），一般在组织发育的特定阶段表达，或由外界环境信号诱导表达。见图 2-10。

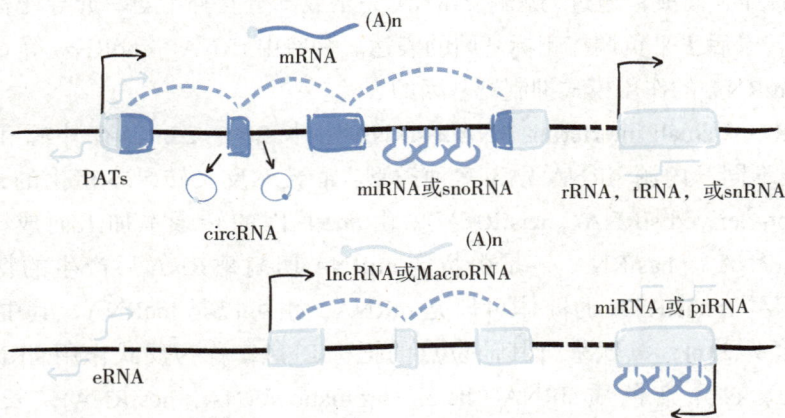

图 2-10　ncRNA 的来源与种类

1）管家 ncRNA 的种类和功能

①核糖体 RNA（ribosomal RNA，rRNA）：占细胞 RNA 总量的 80% ～ 85%，是构成核糖体的骨架，参与蛋白质的合成。在原核细胞的核糖体中，小亚基含有 16S rRNA（S 为离心力场中大分子沉降系数的单位），大亚基含有 5S 和 23S rRNA。在真核细胞细胞质的核糖体中，小亚基含有 18S rRNA，大亚基除了含有 5.8S 和 5S rRNA，还含有 28S（动物细胞）或 26S（植物细胞、真菌细胞和原生动物细胞）rRNA。

②转运 RNA（transfer RNA，tRNA）：通常由 70 ～ 90 个核糖核苷酸构成，占细胞 RNA 总量的 10% ～ 15%。tRNA 可以识别 mRNA 的密码子，携带氨基酸进入核糖体，参与蛋白质合成的起始和肽链的延伸。此外，一些 tRNA 也参与调控氨基酸和蛋白质的生物合成、参与某些化合物的合成（如谷氨酰 –tRNA 参与植物叶绿素的生物合成，甘氨酰 –tRNA 参与细菌细胞壁的合成，丙氨酰 –tRNA 参与细菌氨酰磷脂酰甘油的合成）、DNA 反转录合成的引物等。

③核内小 RNA（small nuclear RNA，snRNA）：参与核内 mRNA 前体的剪接。

④核仁小 RNA（small nucleolar RNA，snoRNA）：参与 rRNA 的剪接加工，指导 RNA 包括 ncRNA 的转录后修饰，调节 mRNA 稳定性。

⑤信号识别颗粒 RNA（signal recognition particle RNA，SRP RNA）：是位于信号识别颗粒（SRP）中的 RNA，能够识别和结合核糖体上刚刚合成的分泌蛋白和膜蛋白的信号肽序列，将分泌蛋白和膜蛋白引导至内质网膜上继续合成和修饰。

⑥核糖核酸酶 P RNA（ribonuclease P RNA，RNase P RNA）和核糖核酸酶 MRP RNA（RNase MRP RNA）：是分别位于 RNase P 和 RNase MRP 中的 RNA。RNase P RNA 存在于细菌和真核细胞，主要催化前体 tRNA 切割形成成熟的 tRNA。在细菌中，RNase P RNA 也参与前体 rRNA 和前体 mRNA 的切割。RNase MRP RNA 仅发现于真核细胞，参与前体 rRNA 的加工。

⑦端粒酶 RNA（telomerase RNA）：位于端粒酶中，参与真核细胞染色体 5′– 末端的 DNA 复制，维持端粒长度。

⑧转移 – 信使 RNA（transfer–messenger RNA，tmRNA）：最初命名为 10Sa RNA，存在于细菌中，同时具有 tRNA 和 mRNA 的特性。在蛋白质合成过程中，tmRNA 能够识别翻译错误或翻译延迟的核糖体，将核糖体从 mRNA 上解脱下来，也能够降解有缺陷的 mRNA，或在有缺陷的蛋白质末端添加一段序列，使其有效地水解。

2）调节 ncRNA 的种类和功能

①微小 RNA（microRNA，miRNA）：长 20 ～ 25nt，广泛存在于真核细胞中，由 miRNA 基因（*MIR*）转录后加工而成，通过与靶标 mRNA 完全或部分互补配对，介导靶标 mRNA 的切割或翻译抑制，在转录后水平负调控靶标基因的表达。一些由 rRNA、snoRNA 等 ncRNA 切割产生的小 RNA 也以 miRNA 的作用模式抑制靶基因的表达。

②小干扰 RNA（small interfering RNA，siRNA）：长 20 ～ 25nt，有外源和内源之分。根据基因所在部位不同，内源 siRNA 分为多种类型：a. 天然反义转录本衍生的 siRNA（natural–antisense transcript–derived siRNA，natsiRNA），由 *nat* 基因的转录本加工而成。b. 相位排列的 siRNA（phased siRNA，phasiRNA），是由特定 miRNA 切割靶 RNA 后产生的特定长度的连续相位排列的 siRNA。phasiRNA 的前体可以是 mRNA，也可以是 lncRNA，其中，来自 lncRNA 的 phasiRNA 长度为 21nt，沉默来自其他位点的靶标 RNA，称为反式作用 siRNA（trans acting siRNA，tasiRNA）。c. 异染色质 siRNA（heterochromatic siRNA，hcsiRNA），长 23 ～ 24nt，来自异染色质区域。natsiRNAs、tasiRNAs 和 phasiRNAs 参与靶基因切割，引起靶基因的沉默。

hcsiRNA 主要参与染色质修饰，引起该位点的基因沉默。

③ PIWI 蛋白互作 RNA（PIWI-interacting RNA，piRNA）：长 24 ～ 33nt，存在于果蝇、斑马鱼、哺乳动物的生殖细胞和早期胚胎中，通过与 Argonaute 家族的 PIWI 蛋白结合形成 PIWI/piRNA 复合物引起靶基因沉默，其中 piRNA 对转座子的沉默可以调节和维持基因组的稳定性和完整性。

④长链非编码 RNA（long noncoding RNA，lncRNA）：长度 >200nt，具有 5′- 帽子、3′-polyA 尾巴及可变剪接等与 mRNA 类似的转录后修饰。根据 lncRNA 在基因组上的形成位置分为：a. 正义 lncRNA（sense lncRNA），由外显子的正义链转录而成；b. 反义 lncRNA（antisense lncRNA），由外显子的反义链转录而成；c. 内含子 lncRNA（intronic lncRNA），由内含子转录而成；d. 基因间 lncRNA（intergenic lncRNA），由两个基因之间的序列转录而成。lncRNA 可形成自 mRNA 的顺式作用元件，如启动子相关转录本（promoter-associated transcripts，PATs）来自启动子序列；增强子 lncRNA（enhancer lncRNA，eRNA）来自增强子序列。

⑤环状 RNA（circular RNA，circRNA）：circRNA 是一类没有 5′- 帽子和 3′-polyA 尾巴的共价闭环单链 RNA，广泛存在于各种生物细胞中，具有结构稳定、丰度高和组织特异性表达等特征。circRNA 主要来源于前体 mRNA，根据来源分为以下类型：a. 外显子来源的 circRNA（exon-circRNA，EcircRNA），主要分布于细胞质；b. 内含子来源的 circRNA（circular intron RNA，CiRNA），分布于细胞核；c. 外显子和内含子共同组成的 circRNA（exon-intron circRNA，EIcircRNA），主要分布于细胞核。此外，tRNA，rRNA、snRNA 等 ncRNA 和病毒 RNA 也可形成 circRNA。

⑥向导 RNA（guide RNA，gRNA）：又称为单向导 RNA（single guide RNA，sgRNA），能够引导脱氨酶、核酸酶等对基因组 DNA 或 RNA 进行编辑。例如，细菌中由 "规律间隔成簇短回文重复序列（clustered regularly interspaced short palindromic repeats，CRISPR）" 编码并加工而成的 CRISPR RNA（crRNA）和反式作用 CRISPR RNA（trans-activating crRNA，tracrRNA）具有 gRNA 功能，能够在病毒再次入侵时，引导核酸酶切割外源 DNA 或 RNA，是原核生物免疫系统的一部分。

⑦ tRNA 衍生的小 RNA（tRNA-derived small RNA，tsRNA）：tsRNA 是在特定生理或应激条件下，成熟的 tRNA 或前体 tRNA 被特异性剪切产生的 RNA 片段，广泛存在于各种生物的组织细胞中。根据切割位点的不同可分为 tRNA 衍生片段（tRNA-derived fragment，tRF）和 tRNA 应激诱导 RNA（tRNA-derived stress-induced RNA，tiRNA），二者通过多种机制发挥生物学作用，包括调节基因表达、抑制蛋白质翻译、调控细胞周期等。

（二）总 RNA 提取与纯化

RNA 的提取原理、方法和步骤与 DNA 的提取相似，但由于 RNA 的核糖基 2′ 和 3′ 位带有羟基，化学性质比 DNA 活跃，容易被核糖核酸酶（RNase）降解，而 RNase 在环境和样品中分布广、热稳定性高，发挥活性不需要辅因子，因此 RNA 提取液的组成通常与 DNA 提取液不同，操作技术更加严格。具体差异如下：

1. 避免环境和用具引起的 RNase 污染

（1）在洁净的操作台和环境中提取 RNA；操作者佩戴口罩和一次性手套，并经常更换手套，避免环境和人体污染样品。

（2）尽可能使用无菌、无 RNase 的一次性塑料培养皿、吸头和离心管。不耐高温的塑料用品用 0.1mol/L NaOH、1mmol/L EDTA 溶液处理，并用无 RNase 的无菌水清洗。耐高温的塑料用品用 0.1% 焦碳酸二乙酯（DEPC）溶液 37℃浸泡至少 1 小时，或室温过夜，之后高压蒸汽灭菌 15 分钟。电泳槽和制胶装置用去污剂清洁，流水冲洗，乙醇冲洗并晾干，装满 3% H$_2$O$_2$，10 分钟后用无 RNase 的水彻底清洗。玻璃器皿、研钵、研棒、金属用具可用铝箔纸包裹，300℃烘烤 4 小时。也可用商业化的 RNase 去污液（如 Thermo Fisher 公司的 RNase Zap）灭活器皿和仪器表面的 RNase。

（3）配制的溶液中加入 DEPC 至 0.1% 浓度，37℃至少 1 小时或室温过夜，高压蒸汽灭菌 15 分钟。DEPC 在 Tris 和胺类溶液中会迅速分解，因此此类溶液不能直接加入 DEPC 处理，而要用 DEPC 处理并高压蒸汽灭菌的水配制。

（4）用于 RNA 的试剂、移液器、容器、电泳槽等应专项专用。

2. 样品保存　DNA 的化学性质相对稳定，可从干燥的、死亡的生物样品中提取 DNA。而 RNA 极不稳定，用来提取 RNA 的样品需在采集后立即用液氮冷冻，在液氮或 –80℃冰箱中保存。在样本被彻底粉碎并加入裂解液之前，不得解冻。

3. 蛋白质变性剂的选择　RNase 具有链内二硫键，可抗长时间高温加热和温和的变性剂，变性的 RNase 可迅速重新折叠而复性，因此，提取 RNA 的裂解液中常加入强变性剂异硫氰酸胍或盐酸胍，加速细胞破裂，同时溶解和变性 RNase；而提取 DNA 的裂解液中常用 CTAB 等相对温和的变性剂。

4. 剪切力的影响　基因组 DNA 为线性大分子，易被剪切力打断，含基因组 DNA 的溶液需轻柔操作，避免过度和粗暴的移液、搅拌和涡旋。RNA 分子较基因组 DNA 小得多，受剪切力影响小，含 RNA 的溶液可以涡旋混匀。

5. 从提取液中沉淀 RNA 的方法　可以使用乙醇、异丙醇和氯化锂（LiCl）溶液沉淀提取液中的 RNA。其中，乙醇和异丙醇也可沉淀 DNA，LiCl 可选择性地沉淀 RNA 而不沉淀 DNA。乙醇对 RNA 的沉淀效果最好，但有时乙醇会引起多糖等杂质的共沉淀。由于沉淀核酸所用的异丙醇的量可低于核酸溶液的 1 倍体积，少于所用乙醇的量（核酸溶液的 2 ~ 3 倍体积），适于从大体积溶液中沉淀核酸，但异丙醇的挥发性较乙醇差而不易彻底去除。异丙醇和 LiCl 不能沉淀小分子 RNA（如 5.8S rRNA、5S rRNA、tRNA、miRNA、siRNA 等），仅可用于沉淀以 mRNA 为研究对象的总 RNA 或 mRNA。此外，LiCl 能够抑制蛋白质的合成和逆转录酶的活性，当 RNA 用于无细胞系翻译或逆转录反应时，尽量避免使用 LiCl 作为沉淀剂。

（三）mRNA 的分离与纯化

通常总 RNA 可用于 RT-PCR、Northern 杂交、转录组测序等研究，但有时难以检测出表达丰度较低的 RNA。因此，将占 RNA 总量 1% ~ 5% 的 mRNA 分离出来进行后续实验，可提高低丰度 RNA 的检出率，对于构建 cDNA 文库、基因芯片和转录组测序等研究尤为重要。

与 rRNA 和 tRNA 相比，大多数真核生物的 mRNA 在 3′ 端有 poly（A）尾巴，该尾巴可以与特定载体上相连的寡聚（dT）杂交形成双链，用高盐溶液可以稳定这一双链并洗去不含 poly（A）尾巴的 RNA，然后用低盐缓冲液或水解离双链，将 mRNA 从载体上洗脱下来；也可直接将连接在载体上的 mRNA 用于下游反应，如 RT-PCR。该方法不适合分离不含 poly（A）尾巴的 mRNA。

当前，常用磁珠作为共价结合寡聚（dT）的载体，可实现 mRNA 分离纯化的自动化，也可从组织或细胞裂解液中直接分离纯化 mRNA。

（四）RNA 的检测

通常用紫外分光光度法和变性琼脂糖凝胶电泳法来评估 RNA 的质量。用紫外分光光度法估测 RNA 的浓度（受 RNA 纯度的影响较大），或用基于荧光染料的检测方法测定 RNA 的浓度。对 RNA 质量要求较高的研究，如转录组测序，可用毛细管凝胶电泳法检测 RNA 的质量。

1. 紫外分光光度法 用于估测 RNA 的纯度和浓度。RNA 的纯度可以用 OD_{260}/OD_{280} 的比值来判断。在 10mmol/L Tris·Cl，pH7.5 缓冲液中，$OD_{260}/OD_{280}=1.9 \sim 2.1$，代表 RNA 纯度较好；$OD_{260}/OD_{280}<1.9$，表明 RNA 中有蛋白质或酚残留；$OD_{260}/OD_{280}>2.1$，表明 RNA 中可能有 DNA 残留，可用变性琼脂糖凝胶电泳进一步确定。在 pH7.0 的溶液中，$OD_{260}=1$ 时，RNA 浓度约为 40μg/mL，因此，样品 RNA 浓度（μg/mL）$\approx OD_{260}\times40\times$ 稀释倍数。

2. 基于荧光染料的检测方法 用于测定经 DNase Ⅰ除去 DNA 的 RNA 溶液的浓度。荧光染料，如溴化乙锭（EB）、Ribo Green、SYBR Green Ⅱ，与 DNA 和 RNA 结合后能够激发荧光，通过检测荧光的强度（如使用荧光计）可以对核酸进行定量。其中，Ribo Green 可检出低至 1ng/mL 的 RNA，灵敏度是紫外分光光度法的 1000 倍，EB 染料的 200 倍，SYBR Green Ⅱ染料的 2 倍。

3. 变性琼脂糖凝胶电泳法 用于检测 RNA 的完整性，以及是否有 DNA、蛋白质、多糖等杂质。变性琼脂糖凝胶电泳分离后，加入核酸染料，没有降解的总 RNA 在紫外灯下常可以看到 2 条较亮的 rRNA 条带：原核生物为 23S rRNA 和 16S rRNA 条带，动物为 28S rRNA 和 18S rRNA 条带，植物和真菌为 26S rRNA 和 18S rRNA 条带（植物绿色组织除 26S rRNA 和 18S rRNA 条带外，还有来自叶绿体的 23S rRNA 和 16S rRNA 条带），且这 2 条 rRNA 条带中，分子量较高的条带亮度约为分子量次高条带的 2 倍。如果 rRNA 条带不清晰或缺失，且向低分子量一侧出现弥散现象，则 RNA 存在降解。

4. 毛细管凝胶电泳法 使用天然聚合物凝胶在毛细管中对 RNA 样品进行电泳，结合全自动信号检测器和分析软件，可以快速、灵敏地对 RNA 的完整性和含量进行分析。该方法需要专门的设备（如 Agilent 2100 bioanalyzer、QIAGEN QIAxcel Connect）及配套的凝胶试剂盒和分析系统，测试成本较高。

二、基因转录水平的表达分析

基因表达是指基因通过转录和翻译，将储存在 DNA 中的遗传信息转变为各种生理生化反应，最终实现细胞建成和生长发育。基因表达分析主要是对细胞或组织中的所有基因或特定基因表达形成的 RNA 和蛋白质的检测。在特定生理或应激条件下，一个细胞、组织或生物体所转录出来的所有 RNA（包括 mRNA 和 ncRNA）的总和，称为转录组（transcriptome）。基因转录水平的表达分析主要是对转录组中 RNA 种类、表达量和表达丰度的检测，以揭示相关基因转录的活跃程度。常用的检测方法有 Northern 杂交（Northern blot）、点杂交（dot blot）、狭缝杂交（slot blot）、反转录 PCR（RT-PCR）、实时荧光定量 PCR（RT-qPCR）、荧光原位杂交（fluorescence in situ hybridization，FISH）、基因芯片（gene chip）、转录组测序（transcriptome sequencing）等。其中，基因芯片和转录组测序技术的检测通量较高，其他技术的检测通量较为有限。

1. Northern 杂交 是检测特定 RNA 的大小、表达量和丰度的经典方法。其基本过程是，将纯化的总 RNA 或 mRNA 用变性琼脂糖凝胶电泳（>200nt 的 RNA）或变性聚丙烯酰胺凝胶电泳（2 ～ 2000nt 的 RNA）分离，然后在保持相对位置的状态下转移并固定在尼龙膜上，与特殊标记的待测基因的探针杂交，检测杂交探针的信号，与标准品的杂交信号相比较，根据标准品的分子量大小和量计算待测 RNA 的大小、量和丰度。Northern 杂交的特异性和准确性较高，但操作复杂，技术要求较高。

2. 点杂交和狭缝杂交　用于测定样品中特定基因的 RNA 表达量。在同一张尼龙膜上固定待测样品的 RNA，然后用特定标记的待测基因的探针与固定的 RNA 杂交，通过检测杂交探针信号的强度，与已知量的标准品的信号强度相比较，确定待测基因的 RNA 表达量。使用纯化的 RNA（检测低丰度 RNA 需用 mRNA）、带正电荷的尼龙膜、专门的真空点样装置、印迹设备和信号检测设备可以提高检测结果的准确性。

3. RT-PCR　基本原理及流程见第二章第一节聚合酶链式反应中反转录 PCR 相关内容。RT-PCR 通常以凝胶电泳图谱中管家基因扩增条带的亮度为对照，通过比较不同样品之间 PCR 终产物的条带亮度，反映样品中起始 RNA 量的差异。若在反应体系中加入已知浓度的特定 RNA 作参照，可对待测基因的 RNA 进行定量。该法操作简便，但由于 PCR 的影响因素较多，结果的精确度和灵敏度都较低。

4. RT-qPCR　基本原理及流程见第二章第一节聚合酶链式反应中实时荧光定量 PCR 相关内容。与 RT-PCR 相比较，RT-qPCR 依据扩增反应早期阶段的动力学分析，能够更好地反映模板 RNA 的起始量；通过与参照基因的 CT 值比较，可以实现待测 RNA 的绝对定量或相对定量，准确度、精确度和灵敏度均较高，已成为 RNA 定量的标准方法。

5. 荧光原位杂交　用于研究基因表达的组织分布、亚细胞定位及表达量。将生物组织固定和包埋，进行石蜡切片或冷冻切片，并黏附在载玻片上。切片脱蜡、复水后，用荧光染料标记的核酸探针与切片上的 RNA 杂交，在荧光显微镜或激光共聚焦显微镜下观察杂交探针的荧光信号，确定待检测 RNA 的组织分布和亚细胞定位，并进行相对定量分析。

6. 基因芯片技术　又称为 DNA 微阵列（DNA microarray）技术。对待分析物种的所有已知功能的基因设计寡核苷酸，印制在玻片上制备微阵列。将待测样品的 RNA 用荧光染料标记，再与芯片上的寡核苷酸杂交。对杂交信号进行检测，计算样品中每种 RNA 的表达水平。利用基因芯片技术可以对生物样品的 RNA 进行快速、高通量和高效的检测。

7. 转录组测序技术　又称为 RNA 测序（RNA sequencing，RNA-Seq），是当前研究细胞或组织的转录组结构、高通量地比较样品间基因表达差异最常用的方法。应用第二代或第三代高通量测序技术对待测生物样品中的全部 mRNA 或特定 ncRNA 进行测序，将测序所得的原始序列信息进行过滤和组装，并运用生物信息学方法对这些数据进行分析，计算出样品中基因的表达种类和丰度，获得该样品的基因表达谱信息。

三、基因转录调控分析

贮存在 DNA 中的遗传信息需要通过基因转录和翻译进行表达。在生物体不同器官和组织、不同生长发育时期、不同外界信号作用下，细胞中基因的表达受到严格的调控，导致基因的表达差异。

真核生物的基因转录是以 DNA 的一条链为模板（模板链），在特定的转录调节因子（蛋白质和 RNA）辅助下，RNA 聚合酶与基因的启动子区域结合，启动转录，并在特定部位终止转录，合成出与 DNA 模板链互补的 RNA 产物。其研究方法见图 2-11。特定的 DNA 序列（顺式作用元件，cis-acting elements）、转录调节因子（反式作用因子，trans-acting factors）在基因转录的调控中发挥主要作用。

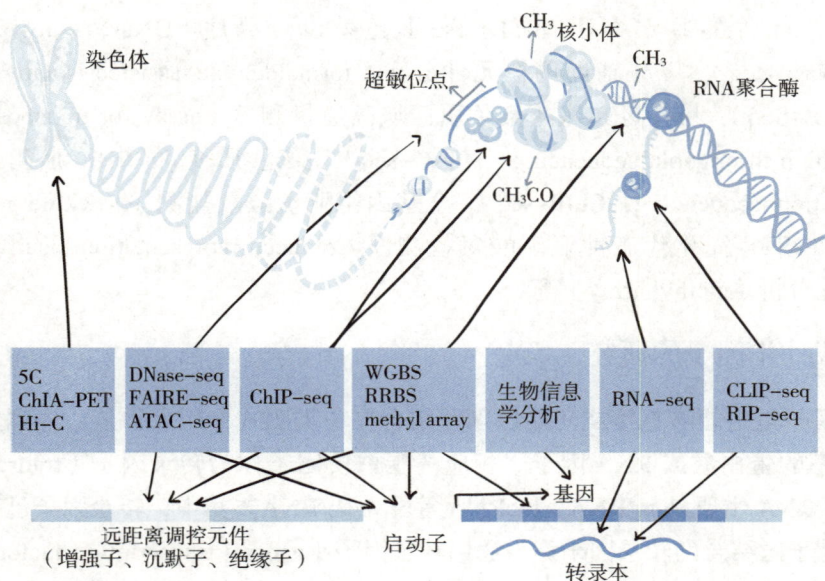

图 2-11　基因表达调控的研究方法

（一）顺式作用元件的研究

顺式作用元件是对同一个 DNA 分子上的基因表达有调节活性的 DNA 序列。真核生物的顺式作用元件有启动子（promoter）、增强子（enhancer）、沉默子（silencer）、绝缘子（insulator）和终止子（terminator）等序列。

启动子是位于转录起始位点（transcriptional start site，TSS）附近，被 RNA 聚合酶识别和结合，并起始转录的一段特异性 DNA 序列。蛋白质编码基因的启动子常包含 TATA 框、起始子元件（initiator，Inr）、CAAT 框、GC 框、下游核心启动子元件（downstream core promoter element，DPE）等共有结构模式。

增强子是指能使与它在同一条 DNA 上的基因转录频率明显增加的 DNA 序列，一般长 50～1500bp。增强子与其作用的靶基因位置的高度是可变的，即增强子可以在其靶基因的上游或下游，也可以在该基因的内含子区域，或者相距几百万个碱基对。增强子没有序列特异性，一个基因可以同时受到多个增强子的调控，一个增强子也可同时调控多个基因的表达。增强子活性具有组织特异性、时空特异性或受环境信号调控。

沉默子是一段与多个转录因子结合后阻遏基因转录的 DNA 序列，其序列长短不一，短者仅数十碱基对，长者超过 1kb，它们之间没有明显的同源性。

绝缘子是指限制启动子与增强子或沉默子联系的一段 DNA 序列，一般位于启动子与增强子或沉默子之间。

终止子是位于基因编码区下游，能够终止 RNA 转录的特殊 DNA 序列。原核生物的终止子均具有回文结构，可分为依赖 ρ 因子和不依赖 ρ 因子两种类型。真核生物 RNA 聚合酶Ⅰ和Ⅲ有类似于原核生物的终止子元件，而 RNA 聚合酶Ⅱ的终止子结构尚不清楚，已知的终止原理为：在新合成的 mRNA 前体近 3' 端转录产生 AAUAAA 和富含 GU 的序列后，mRNA 被水解释放并进行 poly（A）尾修饰，此时 RNA 聚合酶Ⅱ继续转录几千个碱基后才与 DNA 以及下游转录本解离，终止转录。

对顺式作用元件的鉴定方法有：DNase Ⅰ 超敏位点测序（DNase Ⅰ hypersensitive sites sequencing，DNase-seq）、甲醛辅助调控元件分离（formaldehyde-assisted isolation of regulatory elements，FAIRE-Seq）、易接近转座酶染色质区域高通量测序（assay for transposase-accessible chromatin with high throughput sequencing，ATAC-seq）、染色质免疫共沉淀测序（chromatin immunoprecipitation-sequencing，ChIP-seq）、全基因组亚硫酸氢盐测序（whole genome bisulfite sequencing，WGBS）、简化代表性亚硫酸氢盐测序（reduced representation bisulfite sequencing，RRBS）、甲基化分析（methyl array）等。

（二）反式作用因子的研究

反式作用因子是指能够直接或间接识别并结合在各类顺式作用元件核心序列上，参与调控靶基因转录效率的蛋白质或 RNA 因子。相应的蛋白质因子称为转录因子（transcription factor，TF），而相应的 RNA 主要是 miRNA、lncRNA 等非编码 RNA。其中，转录因子已有较深入的研究。与核心启动子区结合的转录因子称为通用转录因子（general transcription factors），所能引发的转录活性通常很低。与其他 DNA 区域结合的转录因子称为位点特异性转录因子（site-specific transcription factors），能够显著提高基因的转录活性。

非编码 RNA 可通过多种方式调节基因的转录，如调节转录因子的结合与装配、与转录因子形成竞争、与 DNA 形成三链复合物、调节 RNA 聚合酶Ⅱ的活性和转录干扰等（图 2-12）。

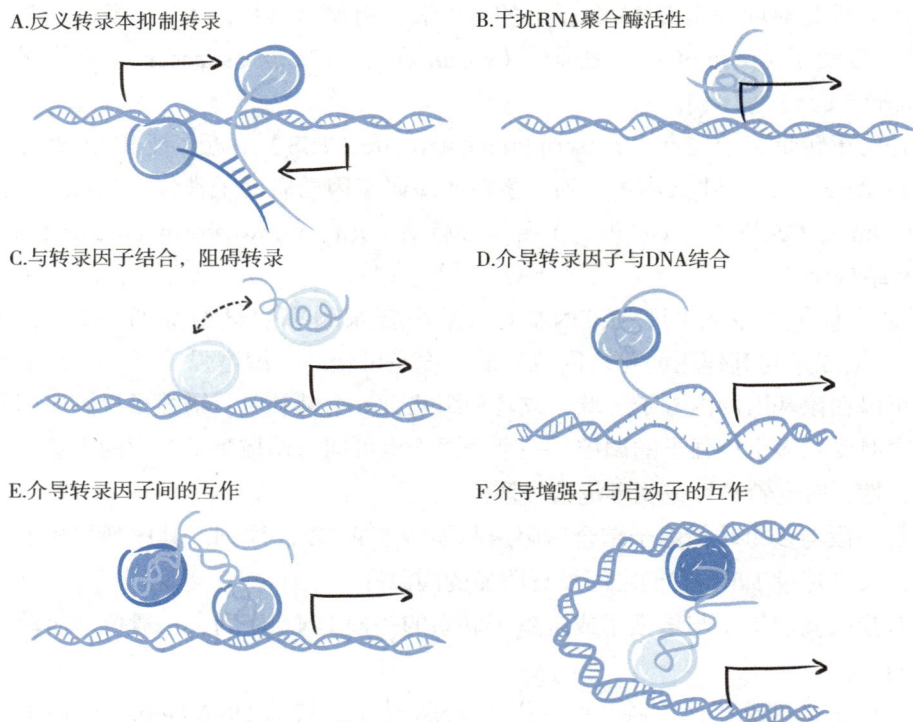

图 2-12 非编码 RNA 调控转录的模式

四、表观遗传学的研究

经典遗传学认为，遗传的分子基础是核酸碱基序列所储存的全部遗传信息。然而，随着研究的不断深入，人们发现一些 DNA 或染色体水平的修饰也会造成基因表达模式的改变。这种通过有丝分裂或减数分裂来传递非 DNA 序列遗传信息的现象称为表观遗传。"表观遗传"的概念在 1942 年由著名生物学家 Conrad Waddington 首次提出，并将其定义为基因与环境相互作用导致的表型变化。随着生命科学技术的不断发展与进步，被进一步定义为"DNA 碱基序列未发生变化，但基因的表达或细胞表型却发生了稳定的、可遗传的变化"。

目前，人们对表观遗传学的研究，主要集中在探讨引起表观遗传变异的分子机制上。研究表明，表观遗传变异涉及的分子机制主要有：染色质重塑（核小体变成疏松的开放式结构、染色质去凝集），组蛋白修饰（包括组蛋白的乙酰化、糖基化、泛素化、磷酸化），DNA 甲基化（包括胞嘧啶甲基化和去甲基化修饰），以及非编码 RNA 调控（包括长链非编码 RNA 调控和短链非编码 RNA 调控）等。

（一）染色质重塑

真核生物染色质的组成和结构对基因组的复制、重组、修复和转录等代谢活动起到重要的调控作用。染色质的基本结构单元是核小体，每个核小体由 146 ~ 147bp 的 DNA 缠绕核心组蛋白八聚体（各 2 分子的组蛋白 H2A、H2B、H3 和 H4）以及 1 分子的组蛋白 H1 组成。两相邻核小体之间通过 0 ~ 80bp 的连接 DNA（linker DNA）相连。

在细胞中，染色质以高度折叠的状态包装于细胞核中。在分裂间期，折叠程度低，处于伸展状态的染色质称为常染色质（euchromatin），其上的基因能够启动转录；折叠程度高，处于凝集状态的染色质称为异染色质（heterochromatin），其上的基因不能进行转录，反而被阻遏蛋白结合，形成沉默中心。在分裂中期，染色质折叠程度最高，形成染色体（chromosome）。

高度折叠的染色质结构对其包装进入细胞核是必要的，但也阻碍了相应部位的基因转录、DNA 复制及损伤修复等过程。为此，真核细胞中一些蛋白质因子能够通过调控染色质上核小体的装配、拆解和重排等来调控染色质的结构，增加转录因子与靶序列的可接近性，这一过程称为染色质重塑（chromatin remodeling），相应的蛋白质因子称为染色质重塑复合物（chromatin remodeling complex）。根据作用原理的不同，染色质重塑复合物分为两类，一类是 ATP 依赖的重塑复合物，借助水解 ATP 产生的能量来移动核小体；另一类是组蛋白修饰酶，通过对组蛋白氨基端特定的氨基酸进行乙酰化、甲基化、磷酸化、泛素化等共价修饰而导致 DNA 与组蛋白结合的松动，使转录机器进入目标基因启动子上。

染色质结构研究技术有染色质构象捕获（chromatin conformation capture，3C）及更高通量的衍生技术（4C、5C）、配对末端标签测序技术分析染色质相互作用（chromatin interaction analysis by paired–end tag sequencing，ChIA–PET）、高通量染色体构象捕获技术（high–throughput chromosome conformation capture，Hi–C）等。

（二）组蛋白修饰

组蛋白包括常规蛋白和组蛋白变体（histone variant）。组蛋白变体位于不同细胞或染色质的特定部位，使染色质结构发生改变，对染色质稳定性、细胞分裂和发育等至关重要。

组蛋白共价修饰（histone covalent modification）发生在组蛋白氨基端的一些氨基酸残基，主要有乙酰化、甲基化和磷酸化，此外还有泛素化、瓜氨酸化和 ADP 糖基化等。其中，组蛋白乙酰化发生在赖氨酸残基，通常与转录激活相关，分别由组蛋白乙酰转移酶（histone acetyl transferases，HATs）和组蛋白去乙酰化酶（histone deacetylases，HDACs）催化组蛋白的乙酰化和去乙酰化。组蛋白甲基化发生在赖氨酸残基和精氨酸残基，分别由组蛋白赖氨酸甲基转移酶（histone lysine methyltransferases，HKMTs）和蛋白质精氨酸甲基转移酶（protein arginine methyltransferases，PRMTs）催化。组蛋白去甲基化酶催化其去甲基化。一般地，H3K9（H3 氨基端第 9 位的赖氨酸残基）、H3K27 和 H4K20 的甲基化与转录抑制相关，而 H3K4 和 H3K36 的甲基化与转录激活相关。

（三）DNA 甲基化

DNA 甲基化（DNA methylation）是指在 DNA 甲基转移酶（DNA-methyltransferases，DNMTs）的催化下，以 S- 腺苷甲硫氨酸（S-adenosyl methionine，SAM）为甲基供体，将甲基基团转移到胞嘧啶上，形成 5- 甲基胞嘧啶（5-methylcytosine，5mC）的过程（图 2-13A）。DNA 甲基化是真核生物基因组最常见的一种 DNA 共价修饰形式，这一修饰现象广泛存在于多种生物体中，是最早发现的修饰途径之一。植物基因组 DNA 甲基化产生方式主要有两种：一种是从头甲基化，指两条均未甲基化的 DNA 链发生甲基化，这种甲基化的方式不依赖 DNA 的复制；另一种为维持甲基化，即双链 DNA 中的一条链已存在甲基化，另一条未甲基化的链被甲基化，这种甲基化通过半保留复制的方式将亲代的甲基化模式传递给后代（图 2-13B）。

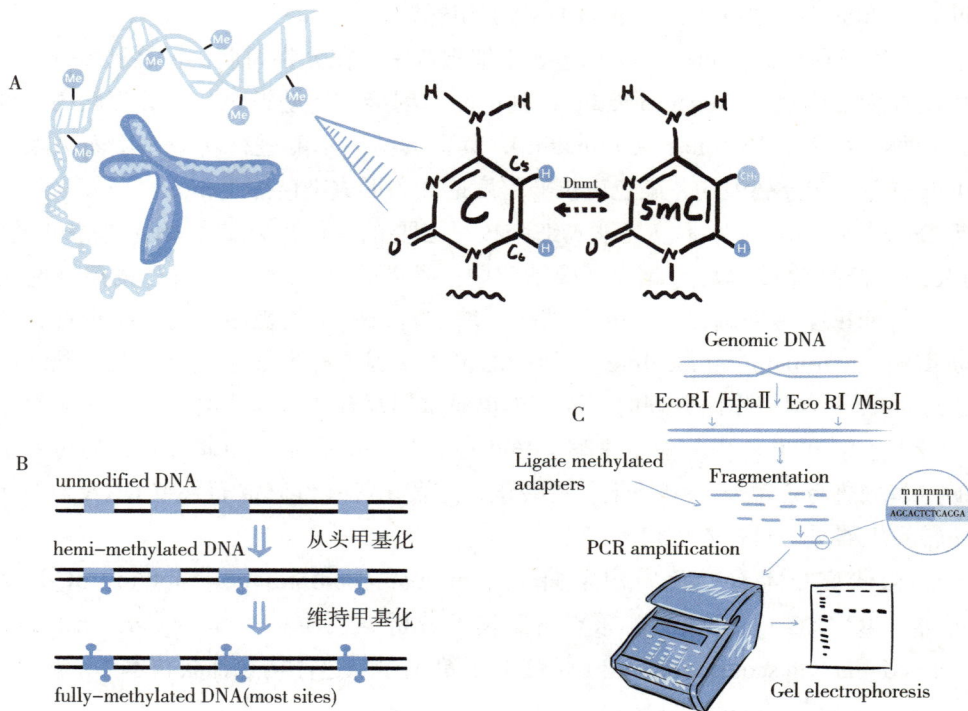

图 2-13　DNA 甲基化原理及检测方法示意图

A. DNA 甲基化原理示意图；B. DNA 甲基化的两种方式示意图；C. DNA 甲基化敏感扩增多态性技术 MSAP 流程图

DNA 甲基化常发生于 CpG 二核苷酸部位，也见于 CHG、CHH（H=A、T 或 C）区域。DNA 的甲基化和去甲基化分别由 DNA 甲基转移酶和去甲基化酶催化。DNA 甲基化常导致高度稳定的基因沉默，且不易被逆转。

DNA 甲基化水平分析的核心目标是区分基因组 DNA 中甲基化和未甲基化的胞嘧啶，方法主要有 4 类：①甲基化敏感扩增多态性（methylation sensitive amplification polymorphism，MSAP）法；②亚硫酸氢盐测序（bisulfite sequencing PCR，BSP）法；③甲基化 DNA 免疫共沉淀（methylated DNA immunoprecipitation，MeDIP）法；④高分辨率溶解曲线（high-resolution melting，HRM）

法等。其中，MSAP 技术由于其具有操作过程相对简单，无须预先知道所分析 DNA 的序列，即可对全基因组中的胞嘧啶甲基化水平进行检测和分析，现已成为检测植物基因组 DNA 甲基化水平和模式的重要方法。该技术是在扩增片段长度多态性（amplified fragment length polymorphism，AFLP）的基础上衍生出的一种基于选择性 PCR 扩增的新技术。与 AFLP 相比，MSAP 的独特之处在于它选择用 Msp Ⅰ 和 Hap Ⅱ 这两种对甲基化敏感程度不同的一对同裂酶，代替 AFLP 中的高频内切酶 Mse Ⅰ。其基本原理是：将 Msp Ⅰ 和 Hap Ⅱ 这两种同裂酶分别与限制性内切酶 EcoR Ⅰ 进行配对，即形成 EcoR Ⅰ/Msp Ⅰ 和 EcoR Ⅰ/Hap Ⅱ 两组内切酶组合。利用这两组内切酶分别对样品基因组 DNA 进行双酶切，然后利用相应的接头对酶切产物进行连接。接着，利用接头序列设计相应的预扩增和选择性扩增引物，对连接后的产物进行 PCR 特异性扩增。最后，电泳检测产物（图 2-13C）。

（四）非编码 RNA 调控

与 mRNA 相比，ncRNA（non-coding RNA，非编码 RNA）在很长一段时间里被当做转录的副产物。直到 20 世纪 90 年代，RNA 干扰（RNA interference，RNAi）现象的发现才引起人们对 ncRNA 功能的关注。

21 世纪以来，随着高通量测序技术的发展，ncRNA 研究取得了很大进展，成为生物学研究的热点。研究内容包括 ncRNA 数据的存储与管理、ncRNA 的识别与鉴定、ncRNA 靶基因的识别与功能预测。当前，鉴定 ncRNA 主要基于高通量芯片技术或 RNA 测序技术。其中高通量测序是大多数药用植物 ncRNA 鉴定的主要方法，既可以对所有转录本进行测序（RNA-seq），也可以针对某种 ncRNA 富集后测序，如 miRNA 测序、lncRNA 测序、circRNA 测序等。

ncRNA（非编码 RNA）是指不具备蛋白质编码能力的 RNA，主要包括 tRNA、rRNA、snRNA、circRNA、lncRNA，以及 small RNA（主要含 siRNA 和 miRNA）。ncRNA 广泛参与生物个体的发育与分化、生殖、细胞凋亡和细胞重编程等重要的生命活动过程。其中 lncRNA 和 small RNA 在表观遗传调控中具有重要作用，不仅自身的表达受到表观遗传的调节，而且还能对表观遗传的其他方面发挥重要的调控作用。目前，已在毛地黄 *Digitalis purpurea*、人参 *Panax ginseng*、丹参 *Salvia miltiorrhiza* 等三十余种药用植物中对 ncRNA 进行了鉴定和较为系统的分析，为后续研究 ncRNA 在中草药中的生物学功能奠定了良好的基础。

（1）lncRNA 调控 lncRNA 对基因表达和功能的影响主要体现在 4 个层面。①表观遗传水平：主要通过介导染色体重塑和组蛋白修饰来影响基因的表达，同时 lncRNA 还能够与 Dicer 酶（一种核糖核酸内切酶）共同作用产生内源性 siRNA 调控基因的表达；②转录水平：lncRNA 通过与基因上游启动子区域结合，从而干扰编码基因的转录（如酵母中的 SER3 基因），同时能调控基因的可变剪接，使得同一条 DNA 序列能够编码出不同的 RNA；③转录后水平：lncRNA 可与相关小分子（如 miRNA）相互作用，或者直接作为小分子（如 miRNA、piRNA）的前体分子；④蛋白质水平：lncRNA 还能结合在特定蛋白质上改变该蛋白质的定位，甚至直接调节相关蛋白的活性而影响蛋白的功能。

（2）siRNA 调控 siRNA 主要功能是介导基因沉默。主要表现在：①在转录水平、转录后水平参与基因的表达调控；②维持基因组的稳定；③保护基因组免受外源核酸的侵入。其调控机制为：由 siRNA 介导的组蛋白甲基化、DNA 甲基化将导致染色体响应区域的异染色质化或基因沉默，这种机制可以阻抑冗余基因和有害基因的表达，对保持基因组的稳定十分重要。

（3）miRNA 调控 miRNA 主要通过两种途径调控靶基因在细胞中的表达水平。①通过碱基的完全互补配对直接结合在靶基因上，AGO1（argonaute 1）蛋白切开靶基因 mRNA 中的磷酸二酯键，导致靶基因被特异性剪切；② miRNA 通过碱基部分互补配对作用结合靶基因的 mRNA，抑制靶基因的翻译。

ncRNA 数据库检索和生物信息学分析是 ncRNA 鉴定不可缺少的步骤。ncRNA 数据库分为 3 大类：①通用 ncRNA 数据库；②专门的 ncRNA 数据库；③从高通量 RNA 测序获得的转录本中得到 ncRNA 数据库。表 2-2 列举了一些常用的 ncRNA 综合序列功能数据库。随着越来越多的 ncRNA 被发现，ncRNA 数据库和生物信息学算法也会越来越多。

表 2-2   ncRNA 综合序列功能数据库

数据库	网址
NRDR	https://ncrnadatabases.org/
RNA central	https://rnacentral.org/
Rfam	https://rfam.org/
NONCODE	http://www.noncode.org/
NPInter v4.0	http://bogdata.ibp.ac.cn/npinter
PNRD	http://structuralbiology.cau.edu.cn/PNRD/
tRFtarget 2.0	http://trftarget.net
EVAtlas	http://bioinfo.life.hust.edu.cn/EVAtlas

第三节   蛋白质基本技术原理

一、蛋白质提取与纯化

提取和纯化蛋白质的各种方法主要基于不同蛋白质之间特性的差异，包括酸碱性质、胶体性质、沉淀和变性等基本性质。

（一）蛋白质的基本性质

1. 蛋白质的酸碱性质   蛋白质由氨基酸组成，其末端具有游离的 α-氨基和 α-羧基，且侧链具有各种功能团，在一定的酸碱条件下，使蛋白质呈酸性或碱性，故蛋白质与氨基酸类似，也是一种两性电解质。可解离的基团主要来自侧链上的功能团。在酸性溶液中蛋白质接受 H^+ 而带正电荷，在碱性溶液中蛋白质释放 H^+ 而带负电荷。当溶液在某一 pH 值时，使某种蛋白质分子所带的正电荷和负电荷恰好相等，即净电荷为零，该 pH 值称为蛋白质的等电点（isoelectric point，pI）。不同蛋白质具有不同的等电点（表 2-3）。

表 2-3   几种蛋白质的等电点

蛋白质	pI	蛋白质	pI
胃蛋白酶	1.0	肌红蛋白	7.0
卵清蛋白	4.6	核糖核酸酶	9.5
血清蛋白（人）	4.8	细胞色素 C	10.7
胰岛素（牛）	5.4	溶菌酶	11.0
血红蛋白	6.7	胰凝乳蛋白酶原	9.5
脲酶	5.0	小麦麸蛋白	7.1

蛋白质的等电点与其所含的氨基酸数目和种类有关，即与其所含的酸性氨基酸和碱性氨基酸的比例有关。酸性蛋白质含酸性氨基酸较多，等电点偏酸；碱性蛋白质含碱性氨基酸较多，等电点偏碱；中性蛋白质含的酸性和碱性氨基酸数量相近，等电点大多为中性偏酸（氨基解离度略小于羧基）（表2-4）。

表 2-4　蛋白质的酸性和碱性氨基酸含量与等电点的关系

蛋白质	酸性氨基酸（残基数/蛋白分子）	碱性氨基酸（残基数/蛋白分子）	碱性/酸性	pI
胃蛋白酶	37	6	0.2	1.0
血清蛋白	82	99	1.2	4.7
血红蛋白	53	88	1.7	6.7
核糖核酸酶	7	20	2.9	9.5

在电场中，若蛋白质分子的净电荷为正，则向负电极移动；反之，向正电极移动，这种泳动现象称为电泳。不同的蛋白质分子，由于其带电性质、大小和形状不同，导致在电场中的泳动方向和速度有所不同，故可用电泳方法对蛋白质进行分离和纯化。

由于蛋白质在等电点时净电荷为零，没有相同电荷互相排斥的影响，极不稳定，易结合成较大的聚集体而被沉淀析出，故可利用蛋白质在等电点时溶解度最小进行分离与纯化。

2. 蛋白质的胶体性质　蛋白质相对分子质量较大，是高分子化合物，在水溶液中形成的单分子颗粒直径在1～100nm，属于胶体颗粒。故蛋白质的水溶液具胶体溶液的性质，如丁达尔效应、布朗运动和不能通过半透膜等。根据蛋白质不能通过半透膜的特性，可用滤膜等分离和纯化蛋白质，这种方法称为透析（dialysis）。

蛋白质溶液之所以可形成稳定的亲水胶体，主要是由于：①蛋白质分子表明具有亲水基团，如—NH₂、—COOH、—OH和—CONH—等，与水接触可起水化作用，使蛋白质颗粒表面形成一个水化层，将颗粒彼此隔开，不会因相互碰撞结合而沉淀。②蛋白质分子表面上的可解离基团，在适当的pH条件下都带有相同的净电荷，使蛋白质分子之间相互排斥，不会相互凝聚而沉淀。

3. 蛋白质的沉淀　蛋白质溶液的稳定性是相对的、有条件的。如果条件发生改变，破坏了蛋白质溶液的稳定性，蛋白质就会发生沉淀。蛋白质溶液的稳定性与质点大小、电荷和水化作用有关，任何影响这些条件的因素都会影响蛋白质在溶液中的稳定性。

4. 蛋白质的变性与复性　受物理或化学因素的影响，天然蛋白质的分子构象发生变化，导致蛋白质的理化性质和生物学功能发生改变，但一级结构未遭破坏，这种现象称为变性。导致蛋白质变性的因素很多，物理因素如加热、高压、剧烈振荡和搅拌、紫外线照射、X射线、超声波等；化学因素如强酸、强碱、脲、重金属盐、三氯醋酸、去污剂、浓乙醇等。这些因素均是破坏了蛋白质分子内的次级键而改变其分子构象。若造成变性的因素较温和，仅松散了蛋白质的构象，除去变性因素后，蛋白质可重新折叠恢复原来的构象，这种现象称为复性。

5. 蛋白质的呈色反应　蛋白质分子中某些氨基酸或某些特殊结构可与一些试剂产生颜色反应，这些颜色反应可对蛋白质进行定性和定量检测。重要的颜色反应如下：

（1）双缩脲反应　两分子脲经加热放出一分子NH₃而得的产物即为双缩脲，其反应如下：

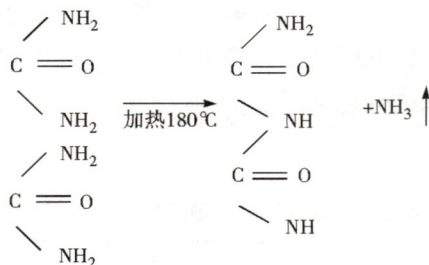

双缩脲在浓碱液中可与 $CuSO_4$ 结合生成紫色或红紫色络合物，该反应称为双缩脲反应。凡含有两个或两个以上肽键结构的化合物均可发生双缩脲反应。利用此反应可对蛋白质或肽进行定性和定量测定。

（2）茚三酮反应   蛋白质分子中的 α – 氨基酸可与水合茚三酮反应，生成蓝紫色化合物。利用此反应可对蛋白质进行定性和定量测定。

（3）酚试剂反应   蛋白质一般都含有络氨酸，它的酚基可将福林试剂中的磷钨酸和磷钼酸还原成蓝色化合物（钨蓝和钼蓝的混合物）。该反应常用来测定微量蛋白质。

（二）蛋白质分离纯化的策略与方法

蛋白质的制备需要从生物组织中提取，由于每种组织材料含有的蛋白质种类及数量各异，所以首先应选取含有某种蛋白质丰富的组织材料进行破碎，再选用适当的方法提取。

1.蛋白质分离纯化的策略   对目的蛋白进行分离纯化，首先要使其从组织或细胞中以溶解的状态释放出来，并保持原有的生物活性。动物组织的细胞膜可用匀浆器或电动捣碎机破碎，植物的细胞壁可用加沙研磨或超声波等机械法破碎，也可用低温冷冻、化学试剂和溶菌酶处理。获得蛋白质溶液后，再采用合适的方法将目的蛋白和杂蛋白分开。一般用等电点沉淀、盐析和有机溶剂分级分离，再选用凝胶过滤和离子交换等层析方法纯化。制成晶体是蛋白质提纯的最终目标，尽管结晶不能保证蛋白质的均一性，但对蛋白质纯化来说，结晶是一个至关重要的步骤。因为结晶要经过多次分级提纯，直到目的蛋白的含量达到优势时结晶方可形成。结晶过程本身也是纯化，而重结晶又是除去少量杂蛋白的有效方法。而且，变性蛋白不会被结晶出来，故结晶也是判断蛋白质制品是否具有生物活性的一个重要依据。蛋白质溶液浓度越大，纯度越高越容易结晶，故可采用盐析、加有机溶剂、控制温度或调节 pH 值等方法使蛋白质溶液略处于过饱和状态析出晶体。

2.蛋白质分离纯化的方法   根据蛋白质理化性质，如分子大小、溶解度、电离性、吸附性及生物学功能专一性等的差异，可对蛋白质进行纯化。

（1）据分子大小不同纯化

①透析和超滤：利用蛋白质分子无法透过半透膜的性质而设计。用半透膜阻留蛋白质分子，使之与可通过半透膜的小分子物质分开。超滤是在上述基础上增强压力或离心力，强行使小分子物质透过半透膜，而阻留大的蛋白质分子。

②离心沉降法：蛋白质分子的沉降趋势与它的大小和密度有关。密度相似、大小差异大的蛋白质分子可采用沉降速度离心法进行分离；大小相似，密度差异大的蛋白质分子则可采用沉降平衡离心法进行分离。

③凝胶过滤：凝胶为内部多孔的网状结构，当大小不同的蛋白质混合液流经凝胶层析柱时，比凝胶孔大的蛋白分子被排阻在外，比网孔小的则可进入孔内，当用溶剂洗脱时，大分子先被洗

脱出来，小分子后被洗脱出来。凝胶过滤的基本原理见图2-14。

（2）按溶解度差别纯化 影响蛋白质溶解度的外部因素主要有溶液的pH值、离子强度、介电常数和温度等。改变蛋白质混合液的环境条件，控制其溶解度，可作为纯化蛋白质的手段。

①等电点沉淀：根据蛋白质溶解度在等电点最低的原理，调节蛋白质混合液的pH值，达到目的蛋白的等电点而使其沉淀。

②盐析：向蛋白质混合液中加入硫酸铵等中性盐达到饱和，使目的蛋白沉淀析出。

③有机溶剂分级：分离蛋白质的溶解度会受到溶剂介电常数的影响。向蛋白质溶液中加入与水互溶且介电常数较低的有机溶剂（如甲醇、乙醇、丙酮等）可降低水的介电常数，进而增加蛋白质分子中相反电荷之间的吸引力，且蛋白质分子的水膜被有机溶剂脱去，使蛋白质更加易于凝集和沉淀。

（3）按电荷不同纯化 按蛋白质电荷的不同，即酸碱性质的不同可纯化蛋白质。

①电泳：是当前应用最广泛的纯化蛋白质的方法。蛋白质处于非等电点时会带有电荷，在电场中将向其带相反电荷的一极移动。不同蛋白质分子所带的电荷性质、数量、分子大小和形状等不同，故各有不同的泳动速度而被分离。

②离子交换层析：根据蛋白质两性解离的特点，以阴离子或阳离子交换剂装成层析柱。将蛋白质混合液灌柱，利用各自的电荷性质与离子交换剂的阴离子或阳离子进行交换而被结合在柱上，再用不同离子强度和不同pH值的洗脱液洗脱，不同电荷性质的蛋白质分子被先后洗脱下来，分步收集即可分离。

（4）按配体结合的特异性纯化 亲和层析是根据蛋白质具有的生物学性质，即其可以与另一种称为配体的分子特异而非共价结合的性质建立的一种纯化方法。亲和层析的基本原理是将待纯化的某一蛋白质配体通过适当的化学反应共价地连接到像琼脂糖一类的载体表面的功能团上。这类载体可使蛋白质自由通过，当蛋白质混合液加到填有亲和介质的层析柱时，待纯化的蛋白质则与其特异配体结合，而杂蛋白因对该配体无特异结合部位而不被吸附，通过洗涤即可被除去，被特异结合的蛋白质可用含自由配体的溶液洗脱下来。

（5）高效液相层析 高效液相层析是以离子交换、分子排阻、吸附和分配等层析原理为基础，采用高压和载体颗粒度小而均匀、机械性能强、化学性能稳定的固定相及其他相应设备对蛋白质进行更高效率、更高分辨率和更快过柱速度的纯化手段。

（三）纯化蛋白质的评价

从生物组织或细胞中分离纯化某一特定蛋白质后，还需要从纯度和含量两方面对分离纯化效果进行评价。

1. 蛋白质纯度鉴定 纯化后的蛋白质需要对其纯度进行鉴定。常用的方法有各种电泳法、超速离心沉降法、HPLC法和质谱分析法等。纯的蛋白质在不同pH值条件下电泳，均以同一速度移动，显示一个条带（或峰）；在超速离心时以同一沉降速度移动而在离心管中出现单层的分界

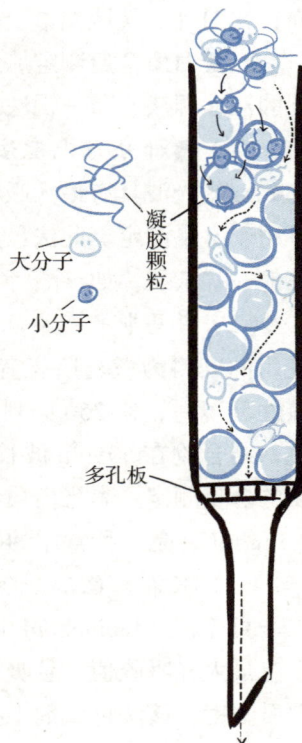

图2-14 凝胶过滤层析的原理

小分子扩散进入凝胶颗粒内而被滞留，大分子则被排阻在外，在凝胶颗粒之间快速通过，从而实现大、小分子蛋白质的分离

（图中标注：凝胶颗粒、大分子、小分子、多孔板）

面；在 HPLC 洗脱图谱上出现单一的对称峰；在质谱图中出现唯一的质荷比峰。

2. 蛋白质含量测定　纯化后的蛋白质需要对其含量进行测定。采用的方法除前面呈色反应提到的双缩脲法、茚三酮法和福林酚法外，还有以下 3 种常用的测定方法：

（1）紫外分光光度法　蛋白质分子中存在含有共轭双键的酪氨酸和色氨酸，使蛋白质对 280nm 的光波具有最大吸收值，在一定浓度范围内，蛋白质溶液的吸收度与其浓度成正比，因而可用于含量测定。此法虽然操作简单、快速，但待测蛋白质中酪氨酸和色氨酸残基的含量，以及其他一些杂质，如核酸等，都会影响测量的准确性。

（2）考马斯亮蓝染色法　在 1976 年 Bradford 建立了此方法，故又称为 Bradford 法。本方法使用的染料为考马斯亮蓝 G-250，有红、蓝两种颜色状态。当以游离态处于一定浓度的乙醇和酸性环境时，G-250 染料呈红色并在 465nm 波长下有最大光吸收值，但与蛋白质结合后变为蓝色，结合物在 595nm 波长下有最大光吸收，其光吸收值与蛋白质含量成正比，因此可用于蛋白质的含量测定。本蛋白质测定法具有干扰因素少、反应灵敏度高的特点，最小可测蛋白质浓度为 2.5μg/mL，是一种常用的微量蛋白质快速测定方法。

（3）BCA 比色法　在碱性条件下，二价铜离子可被蛋白质还原成一价铜离子，并进一步与二辛可宁酸（bicinchonininc acid，BCA）结合生成紫色复合物。该水溶性复合物在 562nm 波长下有最大光吸收值，且吸光度和蛋白质浓度具有良好的线性关系，因此根据吸光度可以推算出蛋白质浓度。该法抗试剂干扰能力强，反应灵敏度高，测定蛋白质浓度的范围是 20 ～ 200μg/mL。

二、蛋白质组研究

1994 年，澳大利亚科学家首先提出了蛋白质组（proteome）的概念。早期蛋白质组定义为微生物基因组表达的整套蛋白质，在多细胞微生物中整套蛋白质指一种组织或细胞表达的蛋白质；后来被定义为一个基因组所表达的蛋白质。蛋白质组学（proteomics）以蛋白质组为研究对象，从整体角度分析细胞内动态变化的蛋白质组成成分、表达水平和修饰状态，了解蛋白质之间相互作用和联系，从而揭示蛋白质的功能与细胞生命活动规律。

随着人类基因组计划的发展，现代蛋白质组研究范围发生了相应的扩展，广义的现代蛋白质组不仅仅研究所有的蛋白质，同时将蛋白质与基因水平研究加以整合，包括 mRNA 分析、基因组分析、酵母双杂交等。蛋白质组研究的目的是通过分析细胞表达的所有蛋白以全面系统解密生命现象。旨在阐明生物体全部蛋白质的表达模式及功能模式，其内容包括蛋白质的定性鉴定、定量检测、细胞内定位、相互作用等，最终揭示蛋白质功能，是基因组 DNA 序列与基因功能之间的桥梁。

（一）蛋白质组研究的理论基础与主要内容

1. 理论基础　现代分子生物学揭示，基因组是生命体遗传信息的载体，同一物种各组织、细胞中基因组完全相同；而蛋白质是生命活动的实施者，生命体的形态、功能的重大差异主要在蛋白质组。因此蛋白质组研究主要基于以下几点理论基础，揭示基因组核酸序列和基因功能之间的关系。

（1）细胞中的基因和蛋白质并不是绝对对应关系，一个开放阅读框架并不一定存在一个相对应的功能性蛋白。

（2）mRNA 水平不一定与蛋白质的表达水平完全对应，即从 mRNA 水平并不能完全预测蛋白质表达水平。

（3）蛋白质的后修饰和加工并非必须来自基因序列，从基因水平无法准确观察。

（4）蛋白质与蛋白质的相互作用难以在基因水平得以预知。

2. 主要内容 随着蛋白质组学不断发展，其研究领域涉及蛋白质的各个方面，主要概括为以下 4 个研究内容。

（1）蛋白质表达谱研究 比较不同组织细胞或同一组织细胞在不同条件下蛋白质表达差异，从而阐明差异蛋白质在特定生命现象或疾病发生过程中所发挥的功能。

（2）蛋白质翻译后修饰研究 比较蛋白质在不同生理状态下，其氨基酸序列特定位置被化学基团或其他物质共价修饰差异，从而揭示蛋白质活性调节机制，以及对特定生命现象或疾病的影响。

（3）蛋白质结构研究 通过高精密质谱技术，不仅可以对蛋白质一级结构进行测序研究，而且在结合 X 射线晶体衍射、核磁共振等技术的情况下，还可参与蛋白质空间结构的构建。

（4）蛋白质 – 蛋白质相互作用研究 将蛋白质组学技术与酵母双杂交技术、免疫共沉淀技术等相结合，用于蛋白质相互作用关系研究，从而展示蛋白质在代谢途径和信号传递网络中的作用，以获得对复杂生命活动的系统了解。

（二）蛋白质组研究的基本技术方法

蛋白质组技术已经成为现代生物技术快速发展的重要支撑，并将引领生物技术取得关键性的突破。蛋白质组技术流程包括样品制备、样品分离、蛋白质鉴定、蛋白质功能分析，其中样品制备目前主要采用各种商品化的试剂盒；样品分离目前主要有双向凝胶电泳技术（two dimensional gel electrophoresis，2-DE）、蛋白质芯片技术、层析技术等；蛋白质鉴定技术主要涉及凝胶成像分析和生物质谱分析技术；蛋白质功能分析主要涉及生物信息技术等。近年来在传统蛋白质组基础上还发展出双向电泳 – 质谱自动化系统、多维的 LC–MS–MS 途径以及定量蛋白质组等新方向。

1. 双向凝胶电泳技术 双向凝胶电泳的原理是在二维平面上对蛋白质进行二次分离，第一向是基于蛋白质的等电点不同用等电聚焦电泳（IEF）进行分离，第二向则按分子量的不同用变性聚丙烯酰胺凝胶电泳（SDS–PAGE）分离，大大提高了电泳的分离效率和分离效果。常用双向凝胶电泳可在一块胶上（15cm）获得千个以上的蛋白质斑点，经过多方面改进，现已成为研究蛋白质组最有使用价值的核心方法。目前改进的双向凝胶电泳有双向荧光差异凝胶电泳（采用荧光标记样品、不需要对获得的胶片进行染色，同时可减少系统误差）等新方式。应用双向电泳结合质谱途径可实现蛋白组分析的自动化，该方案将凝胶上蛋白质点直接进行蛋白酶解消化后，结合肽质量指纹法对蛋白质进行分析鉴定，串联操作已实现自动化，目前发展了利用机器人对凝胶进行自动化取点以及自动化样品处理的方式。

2. 蛋白质芯片技术 蛋白质芯片技术主要用于特定或靶向蛋白质分离，主要原理是将不同的蛋白质配体，如高亲和力和专一性的抗体、抗原固定在同一载体表面，通过特异的抗原抗体反应分离出相应的靶复合物，是生物与微电子等相交叉的一门高新技术，具有高通量筛选、高灵敏度检测、全自动化操作的特点，目前在特定蛋白质和靶向蛋白质分离中应用前景良好。

3. 层析技术 主要基于大分子层析串联分离技术（如离子交换层析与凝胶过滤层析的串联）进行蛋白质分离，具有分离量大的特点，但分离效率不太高，后续主要依赖层析介质和分离设备的进一步发展。目前主要用于丰度较高的功能性蛋白质的分离。

4. 生物质谱技术 是蛋白质组学研究中最重要的鉴定技术，其基本原理是将双向电泳分离的目标蛋白质用肽图的方法如胰蛋白酶酶解成肽段，对这些肽段用质谱进行鉴定与分析，获得的质谱信息进一步与蛋白质数据库中的氨基酸序列进行比较，如有匹配，则可进一步结合已有资料进行分析；如数据库中没有，则需要对蛋白质序列分析后进行深入研究。目前常用的质谱包括基质辅助激光解吸电离－飞行时间质谱（MALDI-TOF-MS）和电喷雾质谱（ESI-MS）。近年来发展起来液质联用（LC-MS/MS）技术，很大程度上解决了传统蛋白质组对等电点过大或过小及疏水性强的蛋白质难以分离鉴定的困境，该方法可将初步分离的蛋白质混合物直接通过液相色谱分离，然后利用 MS 系统获得肽段分子量，再通过串联 MS 技术，得到部分序列信息，并通过数据库查询对该蛋白质进行鉴定。

5. 生物信息技术　蛋白质生物信息技术主要包括已有的蛋白质组数据库和蛋白质结构等相关生物分析软件。

6. 定量蛋白质组　传统的双向电泳是基于图像对比来分析蛋白质，其中蛋白质定量分析准确性有限。近年来发展了以同位素标记蛋白质进行蛋白质定量分析的方法，其中以 iTRAQ 同位素标记技术较为成熟，该技术可以寻找差异表达蛋白并分析其蛋白功能，同时还可以对 1 个基因组表达的全部蛋白质或 1 个复杂混合体系中所有蛋白质进行精确定量和鉴定。流程如下：样品一般先经胰蛋白酶裂解、烷基化、酶解为肽段，所产生的肽段用 iTRAQ 试剂多重标签进行差异标记，再将标记样本混合，最后用 LC-MS/MS 分析。一般可以使用 8 种不同同位素试剂同时标记蛋白质样品，这些试剂由 3 个不同的化学标签（报告基团、平衡基团和反应基团）组成，报告基团为质量 113、114、115、116、117、118、119 和 121 的分子，平衡基团为质量 192、191、190、189、188、187、186 和 184 的分子，反应基团为与平衡基团相同的 1 个分子组成。反应基团标签可与每个赖氨酸侧链相连，可标记所有酶解后得肽段。8 种报告基团通过平衡基团与反应基团相连，报告基团和平衡基团的平衡分子量都为 305，因此不同同位素标记同一多肽后在第一级质谱检测，分子量都完全相同。而在串联质谱中，平衡基团在二级质谱发生中性丢失。信号离子表现为不同质荷比（113 ～ 121）的峰，根据波峰的高度及面积可以得到蛋白质的定量信息。

（三）蛋白质组研究技术在分子生药学领域的应用

近年来，蛋白质组研究技术在分子生药学领域主要用于中药指标性蛋白质寻找与分子鉴定、炮制方法评价、减毒机制阐释、生物合成关键蛋白质揭示等方面。

1. 药材真伪鉴别　在分子生药学中，药材真伪鉴别除从核酸水平开展外，还可以借助蛋白质组学技术从蛋白质水平进行。例如，桃仁和苦杏仁都是中医常用的药物，前者无毒但后者有微毒，服食过量可能会出现头晕、头痛、呕吐、呼吸急促等问题。两种中药在外形、大小、色泽等方面比较相似，尤其经过炮制形成饮片后更加难以区分，因此为了用药的安全性，可以通过蛋白质电泳谱对两者进行鉴别。首先，分别提取苦杏仁基源的山杏仁、杏仁与伪品桃仁、山桃仁的蛋白质。其次，对提取的蛋白质样品进行聚丙烯酰胺凝胶电泳。最后，分析蛋白质电泳谱，通过正品苦杏仁特有的谱带进行区分。

2. 炮制方法评价　寻找不同处理条件下，生物材料产生的差异蛋白质是蛋白质组学研究的一个重要内容。富含蛋白质及多肽的动物药，在使用之前往往需要炮制，这会导致含有的蛋白质与多肽发生显著变化，产生较多差异蛋白质。为了保证动物药品质和用药安全，有必要通过蛋白质组学技术对不同炮制方法进行评价，从中确定合适的炮制方法。例如，鹿茸作为一种名贵中药材，可以通过煮炸、直接冻干、添加保护剂冻干、匀浆等方式进行处理，经蛋白质组学技术对不同处理样品与鲜品进行比较后发现，煮炸鹿茸产生的差异蛋白质数量较为显著，产生的鹿茸炮制效果也比其他方式要好。

3. 减毒机制阐释 有毒中药材需要经过炮制加工形成饮片后方能使用，在此过程中中药材发生的物质变化会直接引发后续用药机体蛋白质、酶类等的显著变化，再通过蛋白质组学技术对这些变化进行检测分析，就有可能对炮制前后中药材减毒机制做出合理解释。例如，千金子是大戟科植物续随子的干燥成熟种子，在古今临床应用时都需"去油制霜"以减弱毒性，但长久以来这一炮制机制并不十分清楚。通过 iTRAQ 技术的定量蛋白质组学研究显示，千金子炮制后对水通道蛋白 AQP2、AQP4、AQP8 及其 mRNA 的调控作用减弱，进而对肠道黏膜的炎症和损伤减弱，导致出现肠道毒性降低的现象。

4. 关键蛋白揭示 中药材中某种活性成分的生物合成往往与特定酶蛋白或转录因子有关，一旦这些蛋白类物质在中药材中出现了表达差异，就会导致活性分子产量出现变化，因而通过蛋白质组学技术挖掘与生物合成密切相关的蛋白质，对于提高活性分子产量、保持中药材品质十分重要。丹酚酸是丹参中重要的水溶性成分，有助于治疗脑血管和心血管疾病。已有研究表明，通过适当剂量的紫外线 B 照射，可以增加丹参体内丹酚酸含量，但这种现象背后的机制仍然未知。为了揭示这一机制，相关研究通过对暴露于紫外线 B 照射 4 小时的丹参叶和根进行代谢组学和蛋白质组学分析，找到了丹酚酸生物合成的关键转录调控因子 NAC1，发现其上调表达受紫外线 B 影响，对丹酚酸生物合成产生积极作用。

中药分子鉴定

第一节　中药分子鉴定概述

一、中药鉴定方法概述

中药是中华民族长期与疾病斗争过程中积累的经验总结和宝贵财富，是中医防病治病的物质基础。中药真伪优劣的准确鉴定和评价是保证药物品质与治疗效果的先决条件。我国人民在同疾病作斗争的过程中，通过不断尝试，逐渐积累了丰富的医药知识和经验，并学会了运用眼、耳、鼻、舌等人体感官来识别自然界的植物、动物和矿物的形、色、气、味，从而鉴别出哪些可供药用，哪些对人体有毒害作用等，进而形成了对"药"的感性认识，这种认识促进了中药的产生和发展。数千年不断积累和丰富起来的药物学知识，汇集成众多的本草著作，记载了近3000种药物，这些著作不仅是中医药的宝贵经验总结，同时也蕴含了中药鉴定的丰富知识。19世纪，外国药学理论传入我国，与我国传统中药研究方法相结合，推动了中药鉴别技术的发展。1934年赵燏黄、徐伯鋆等编著的我国第一本《生药学》引进了现代中药鉴定理论和方法，对中药鉴定学的诞生起到了先导作用。之后，在中药鉴定先辈们的不断完善和发展下，逐步形成了传统的中药鉴定四大基本方法，即中药的基原鉴定、性状鉴定、显微鉴定和理化鉴定。

（一）中药传统鉴定方法

1. 基原鉴定　又称来源鉴定，它是应用植（动、矿）物分类学知识，对中药的来源进行鉴定，确定其学名以保证物种正确的过程。如中药人参的基原植物为五加科的人参 *Panax ginseng* C. A. Mey.，中药铁皮石斛的基原植物为兰科的铁皮石斛 *Dendrobium officinale* Kimura et Migo，中药金钱白花蛇的基原动物为眼镜蛇科的银环蛇 *Bungarus multicinctus* Blyth，中药雄黄的基原矿物为硫化物类矿物雄黄族雄黄，主含二硫化二砷（As_2S_2）。基原鉴定主要包括观察动植物或矿物形态、核对文献及核对标本三个方面。以基原植物鉴定为例，对于较完整的植物检品，观察其根、茎、叶、花、果实等器官的形态及微小特征。对不完整的检品，除特征十分突出的品种外，其他样品须追究原植物，必要时到产地进行调查，采集实物，对照鉴定。在核对文献时，首先应查考植物分类方面的著作，再查阅有关中药品种论述方面的书籍。在初步确定检品来源科、属、种名的前提下，到权威专业的植物标本馆核对已定学名的该科属植物标本。基原鉴定直观快速、实用性强，但是需要一定的分类学基础知识，难以被没有动、植、矿物分类经验的人掌握应用。

2. 性状鉴定　即感官评价，是通过眼观、鼻闻、口尝、手摸、水试及火试等对药材和饮片的形状、大小、轻重、色泽、表面特征、质地、折断面、气味、黏性、酸碱性等进行鉴别和描述。经验丰富的专业人员方能对药材性状做出较正确的评价，故性状鉴定又称经验鉴别。有的药材饮片特征十分突出，如大血藤断面特征明显，皮部红棕色，有数处向内嵌入木部，木部黄白色，有多数细孔状导管，射线呈放射状排列。也有一些药材及饮片性状特征不明显，特别是有些药材的野生品和栽培品在性状方面差异较大，而且新鲜药材和干燥药材也有区别，对鉴定者的基本功要求较高。药材的性状不仅可以鉴定真伪，也可以作为质量优劣的评价标准。我国最早的药学专著《神农本草经》中就有对药材质量性状的详细描述，如记载常山"细实黄者，呼为鸡骨常山，用之最胜"。《名医别录》对药材质量性状也有许多记载，如朱砂"光色如云母可拆者良"。《本草纲目》收录了许多古代本草对药物性状鉴定和质量的评价，为现代中药材性状鉴定和质量评价提供了宝贵的经验。陶弘景也曾指出："黄芪第一出陇西洮阳，色黄白甜美……次用黑水宕昌者，色白肌肤粗……又有赤色者，可做膏贴用，消肿痛。"性状鉴定的优点是具有大量传统本草记载作为指导依据，直观快速、实用性强，有一定的准确性。时至今日，性状鉴定仍然是中药材鉴定的常用方法，既是现行《中国药典》的重要评价依据，也是道地药材最显著、最直接的标志。性状鉴定的不足在于只能作定性描述，主观性强，对多来源药材、破碎药材、粉末药材以及中成药的鉴定有一定的局限性。

3. 显微鉴定　指用显微镜对药材、饮片、切片、粉末、解离组织或表面制片及含饮片粉末制剂中的饮片组织、细胞或内含物等特征进行鉴定。其主要包括组织鉴定和粉末鉴定。组织鉴定是通过观察药材的切片和磨片鉴别其组织构造特征，适合于完整的药材或粉末特征相似的同属药材的鉴别。粉末鉴定是通过观察药材的粉末制片或解离片鉴别其细胞分子及内含物的特征，适合于破碎、粉末状药材或中成药的鉴别。1951年徐国钧院士发表了101种药材《粉末生药检索表》，开创了粉末鉴定的先河。此后出版的《中药材粉末显微鉴定》填补了我国中药粉末研究的空白，使我国粉末生药显微鉴定达到国际先进水平。1977年版《中国药典》开始收录显微鉴别内容。现在中药显微鉴定不仅使用光学显微镜，还利用扫描电镜等精密仪器观测中药中的气孔、毛茸、腺体、角质层、花粉粒、导管、纤维、结晶状体等表面特征。在中药显微鉴定过程中也引入了计算机图像分析技术，主要包括图像的边缘检测、区域分割、特征提取及计算等，提高了鉴定速度，同时减少了鉴定过程中主观因素的影响，使结果更为准确。近年来还出现了中药显微数量分析鉴定法，该方法以常规显微鉴定实验方法为基础，结合生物统计学方法对中药材、饮片、中药粉末制剂的组织、细胞及其后含物等显微结构进行数理统计、比较研究，弥补了传统显微鉴定的不足，拓展了显微鉴定的研究范围。但是由于组织特征往往存在相似性，显微解剖特征难以解决近缘种药材的鉴定问题，同时组织结构易受地理环境、生长期、储存条件等诸多因素的影响，从而影响鉴定的准确性。

4. 理化鉴定　是20世纪发展起来的鉴定技术，即利用化学或物理的方法，对中药含有的有效成分或特征性成分进行定性和定量分析，从而鉴定中药的真实性、纯度和品质优劣的方法。常用的理化鉴定方法包括物理常数测定（相对密度、旋光度、折光率、硬度、黏稠度、沸点、凝固点、熔点等）、常规测定及检查（水分测定、灰分测定、膨胀度检查、酸败度测定、有害物质检查等）、显微化学反应法（切片或粉末显微化学定性、浸出液显微化学定性、成分显微化学定位试验等）、微量升华、荧光分析、色谱法、光谱法、色谱-光谱联用仪分析法及含量测定（测定对象主要为药效物质基础及有毒成分）等。随着色谱技术、光谱技术及色谱-光谱联用、液质联用技术在中药分析中的应用，中药理化鉴定系统逐步形成并成熟。其中，中药化学指纹图谱已成为一种综合的、整体的鉴定手段，不仅可用于药材的真伪鉴别，还可用于评价药材的质量均一性和稳定性；中药液相色谱－质谱联用技术在有效成分含量低、不易分离获取或缺乏特征紫外吸收的中药材的"真、伪、优、劣"分析鉴别过程中具有独特的优势。理化鉴定对中药标准化起着巨大的推进作用，然而由于中药大多数有效成分不明确，且并非单一成分，变异幅度大，同时其含量受采收时间等诸多因素影响，难以规定一个合理的数值标准，因此《中国药典》中尚有许多药材无定量指标或理化鉴别指标。

上述四大方法在中药鉴定过程中一直起主导作用，但是对一些疑难药材的鉴定依然存在困难，例如近缘种药材、贵重药材、动物药材等，在鉴定的准确性、客观性方面还需要进一步提高。

（二）中药分子鉴定方法

中药分子鉴定是利用中药中的一些生物大分子（包括 DNA、RNA 和蛋白质）的信息进行中药鉴定的方法，鉴定的对象是基原为生物的中药，如植物、动物、菌物类中药。由于中药样品的特殊性，目前中药分子鉴定主要集中于 DNA 分子鉴定。DNA 作为遗传信息的直接载体，具有信息量大、遗传稳定性高、化学稳定性强等特点。物种之间的差异归根结底在于 DNA 之间的核酸序列不同，通过分析不同中药的基因碱基组成，可实现中药的 DNA 分子鉴定。与植物形态、组织细胞特征、化学成分检测等传统鉴别方式相比，DNA 分子鉴定不受外界环境因素和生物体发育阶段及器官组织差异的影响，结果更为准确可靠。同时，DNA 分子鉴定所需要的药品量少，非常适合近缘种、易混淆种、珍稀品种、破碎药材的鉴定，与基原鉴定、性状鉴定、显微鉴定、理化鉴定合称为五大鉴定方法。

中药分子鉴定不仅可以用于不同药用物种的鉴别，也广泛用于种下不同居群、不同种质资源和道地药材的研究，为中药鉴定提供了遗传学证据；特别是在名贵药材、动物类药材、珍稀濒危药用植物，以及可以获取 DNA 的中药及其制剂的真伪鉴定等方面有独特优势。

随着技术的发展和成熟，中药分子鉴定已进入实用阶段。2010 年版《中国药典》首次收载了蕲蛇和乌梢蛇饮片特异性 PCR 鉴别法，成为世界上首个中药、天然药分子鉴定国家标准，2012 年及 2014 年发布的 2010 年版《中国药典》增补本又先后收载了川贝母 PCR-RFLP 鉴别法和中药材 DNA 条形码分子鉴定法指导原则。2018 年发布的 2015 年版《中国药典》增补本中收载了金钱白花蛇 PCR 鉴别法。2020 年版《中国药典》又收载了霍山石斛 PCR-RFLP 鉴别法，并收载了第一个分子生物学检查法通则聚合酶链式反应法和 DNA 测序技术指导原则。

中药分子鉴定主要可以分为基于分子杂交的鉴定技术、基于 PCR 扩增的鉴定技术和基于 DNA 序列分析的鉴定技术。

1. 基于分子杂交的鉴定技术 包括 RFLP 和 DNA 芯片等。以 RFLP 为例，不同药材样品的基因组 DNA 在限制性内切酶作用下，在特定的核苷酸顺序上切割，会产生长度不同的 DNA 片段。不同来源药材 DNA 酶切位点的差异，使得酶切后的 DNA 片段长度发生改变，造成某位点上的 DNA 片段电泳后用克隆探针检测时会出现电泳条带位置的不同，从而可以用来鉴定和区分药材的真伪。RFLP 技术已应用到柴胡属 *Bupleurum*、羽扇豆属 *Lupinus*、甘草属 *Glycyrrhiza* 和苍术属 *Atractylodes* 等类群的鉴定中。20 世纪 90 年代，利用 rDNA 作为探针首次对北沙参 *Glehnia littoralis* 进行了 RFLP 分析，随后利用 RFLP 技术建立了 3 种苍术具有鉴别意义的 RFLP 指纹图谱。RFLP 具有可靠性高、共显性等优点，但操作复杂、费时，对种属特异性、DNA 的完整性要求较为严格，多态性信息含量低。

2. 基于 PCR 扩增的鉴定技术 包括 RAPD、ISSR、SSR、特异性 PCR 等。以特异性 PCR 鉴别法为例，该方法是根据物种间的差异序列设计特异性引物，利用 PCR 技术扩增基因组 DNA，扩增产物通过琼脂糖凝胶电泳分离，经核酸染料染色后，根据条带的大小和有无进行药材正品鉴定。金银花、西红花、铁皮石斛、蕲蛇、鹿茸、蛤蚧等一系列药材都使用该方法成功进行了鉴定。蕲蛇、乌梢蛇和金钱白花蛇的特异性 PCR 鉴定均已收入《中国药典》。特异性 PCR 鉴别法具有专属性强、操作简便、鉴定结果重复性好等特点。

3. 基于 DNA 序列分析的鉴定技术 主要依靠 DNA 测序和生物信息分析等方法。以 DNA 条形码技术为例，它是利用一段或几段短的标准 DNA 片段作为分子标记而建立起来的一种物种鉴定方法。物种存在种内变异与种间变异，分类正确的种间变异大于种内变异，因此物种间存在遗传间隔，即 Barcoding Gap。DNA 条形码技术是基于通用的 DNA 片段作为分子标记和在充分样本取样的基础之上，提取样本的 DNA、选择合适的引物对样本 DNA 进行 PCR 扩增，对扩增产物进行测序，然后对序列信息进行比对，计算并比较种内遗传变异与种间遗传变异，从而达到区分物种的目的。近年来，中药材 DNA 条形码鉴定研究得到快速发展。2010 年版《中国药典》增补本收载了"中药材 DNA 条形码分子鉴定法指导原则"。DNA 条形码技术具有方法通用性强、鉴定结果重复性好、数据易整合和标准化等特点。

中药鉴定的两大核心任务是进行品种真伪鉴定和质量优劣评价，目前发展的中药分子鉴定技术大多针对真伪鉴定，随着技术的发展，近年来对中药优劣的鉴定也有所涉及。优劣评价除与遗传基因相关外，也同时受到了环境、药用部位、发育阶段、采收、炮制等的影响，将动植物的表型特征（包括形态、性状、显微、化学等）与遗传信息（DNA）有机结合起来，从表型性状和遗传信息两个层次共同表征，选择多方法、多角度进行鉴别和佐证，以实现中药鉴定的客观化、标准化和精确化。

二、中药多方法联合鉴定

（一）动植物物种概述

物种（species）是自然界中实际存在的生物群体单位，是生物学各个学科研究的基础，任何生物在分类学上都能归属于特定的物种，中药真伪鉴定实际就是物种鉴定。有关物种的定义超过20 种，包括形态学种、生物学种、生态学种、进化种及系统发育种等。目前，在生物学界已基本形成这样一个共识，即"物种并不是由个体直接组成，而是个体在时空中有规律地组成居群，再由居群有规律地组成物种，物种是由一个或若干个，甚至许多个间断的居群所组成"。

物种是形态上类似的、彼此能够交配的、要求类似环境条件的生物个体的总和。从现代遗传学观点来看，物种是一个具有共同基因库的、与其他类群有生殖隔离的类群。由此可知，物种是一个类群，并有形态、地理分布、生理、行为以及生殖等多方面的特征，而最主要的区分物种的依据是有无生殖隔离。

一个种群就是同一物种的一群个体，通过个体间的交配保持一个共同的基因库。同一物种不同种群的个体，如果消除隔离，可以互相交配，即可以有基因交流。不同物种的各个种群，即使生活在同一地区，也不能进行杂交，即没有基因交流。也就是说，同一物种的种群之间存在着地理隔离，不同物种的种群之间存在着生殖隔离。

物种形成（speciation）或称物种起源（origin of species），是指物种的分化产生，是生物进化的主要标志。物种形成是一个物种内，部分个体遗传变异而产生新物种的过程。对于有性生殖物种，同种的一群个体获得与同种其他个体生殖隔离的过程就是物种形成的过程（图 3-1）。可见，物种的形成表现出 DNA 序列上的差异，即不同物种间拥有不同的基因库。

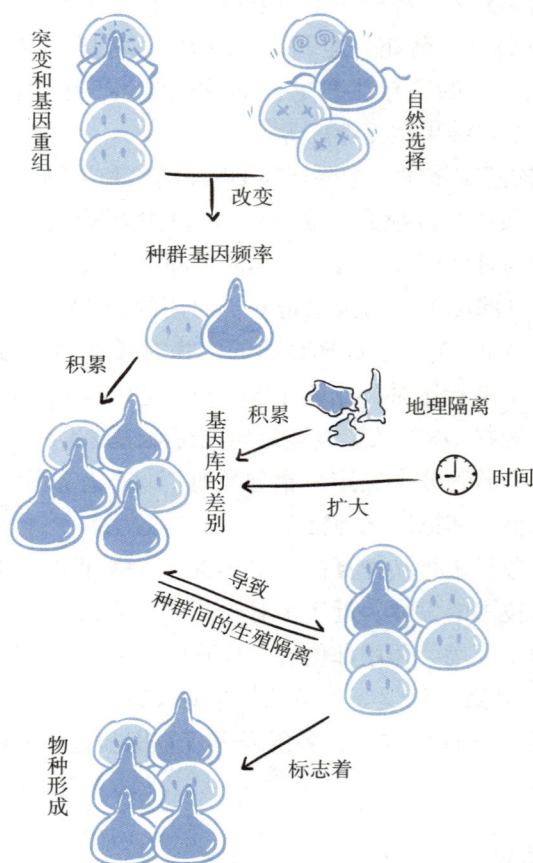

图 3-1   物种的形成

（二）分子鉴定基本原理

从生物学角度出发，物种的形成是其遗传物质及长期自然选择作用的结果，不同的物种表现出不同的表型。而表型是遗传和环境在长期协同进化过程中，在某个特定时空上的反映。中药大多来源于动植物物种，动植物物种的两大特征即遗传型和表型。遗传型（又称基因型）是指组成生物的全部遗传物质，如 DNA、基因等，是生物体在适当环境条件下发育表型的"内因"。表型是指生物体个别、少数性状乃至全部性状的表现，如性状、形态、显微组织结构、化学成分等，是基因型和环境条件共同作用的结果。

传统四大鉴定方法，如基原鉴别、性状鉴别、显微鉴别和理化鉴别，可以归属于表型鉴别范畴，受环境条件和物种生长发育的影响，变异较大，鉴定上存在局限性。而 DNA 分子鉴定属于基因型鉴别范畴，DNA 作为遗传信息的直接载体，同一物种不受外界环境、生物发育阶段或器官组织差异的影响，每一个体的任一体细胞均含有相同的遗传信息；且 DNA 分子的信息量大，可选取的标记多样，容易找到"种"级的鉴定特征，甚至可以进行"种"下等级的鉴定。因此，基于不同物种间 DNA 序列的差异，选择合适的分子鉴定技术，能够实现对中药材更为客观、准确的鉴别。

此外，将基因型鉴别和表型鉴别结合起来对中药进行多方法的联合鉴定，尤其是以 DNA 分子鉴定为基础，结合传统四大鉴定方法或其化学成分差异进行联合鉴定，不仅从性状、显微、化学等"表型性状"方面揭示中药"种"的特征信息，还可从其遗传物质 DNA 信息（基因型）的角度，更深层次的揭示"种""亚种""居群"等分类及演化关系等，实现中药更精准的鉴别，为中药鉴定学科的深入发展，开拓更广阔的研究领域。

（三）中药系统鉴定

中药系统鉴定法（systematic identification of Chinese materia medica，SICMM），是基于 DNA 测序技术及开放的 DNA 数据库，结合传统的中药性状鉴别、显微鉴别和理化鉴别等多种技术手段，对未知药材、饮片及其粉末等的基原和真伪，进行多方法、多角度的佐证和鉴别，以实现中药鉴定客观化、标准化和精确化的一种综合性、系统性的整合鉴定方法。该方法的突出优势是实现了快速鉴别与精确鉴别的完美结合，将有效利用强大的开放性 DNA 数据库资源优势，结合简便、快捷的性状和显微鉴定特点，实现中药准确、客观和快速的鉴定。该方法不仅弥补了传统性状鉴别法单纯依靠鉴定者经验鉴别的不足，实现中药鉴定客观化；而且利用了飞速发展的 DNA 开放数据库的强大资源，有利于实现对全世界范围生物类药材的准确鉴定，尤其对疑难药材的鉴定具有不可比拟的优势。

中药系统鉴定法的基本原理就是充分整合动植物类药材的遗传信息 DNA，及其表型信息如动植物形态、药材性状、组织或细胞的显微特征、化学特征等，然后按照一定的分析方法，如动植物分类学方法、性状鉴别法、显微观察法、理化反应以及分子鉴定法等，对未知药材进行多角度、多层次的鉴别（图 3-2）。

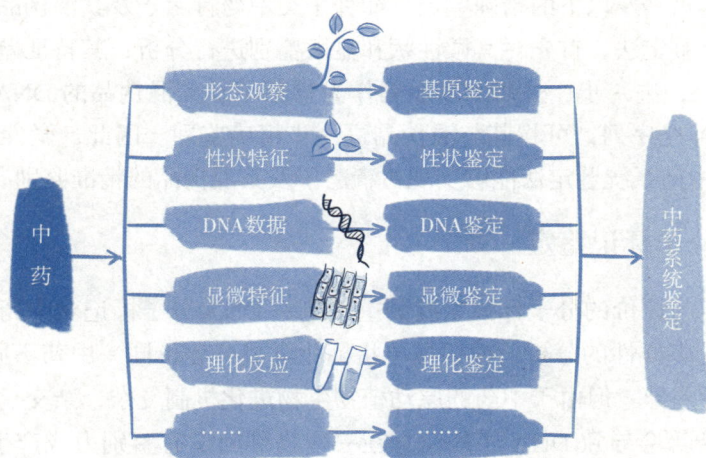

图 3-2　中药系统鉴别方法

中药系统鉴定法的核心是紧紧抓住生物信息的两大核心要素，即"遗传信息"和"表型特征"，达到对生物类药材客观化、精确化的鉴定。"遗传信息"是 DNA 序列信息，随着动植物 DNA 序列信息数据库的不断丰富，全球范围内大多数生物 DNA 序列信息将得到注册；因此，应充分挖掘和利用国内外开放的 DNA 信息资源，为中药 DNA 鉴定所用。大致方法是将未知中药材样品某一 DNA 片段的测序结果，与数据库的 DNA 序列进行比对（如 BLAST 分析等），以初步判断中药样品的物种来源，在此基础上，与中药材性状、显微特征等信息相互佐证，保证鉴定结果的准确性。

中药系统鉴定法的具体实施过程主要包括：①首先，对待鉴定样本进行基原鉴定（对完整的原植物而言）、性状鉴定（对药用植物药用部位或药材饮片而言），明确样本的形态、性状特征；

②然后对鉴定样本进行切片、粉碎等，取其中一部分进行显微鉴定，按照有关显微鉴定方法进行操作，明确待鉴定样本的显微特征；③如果必要，可对药材粉末进行化学成分的初步判别，如生物碱类、皂苷类、黄酮类等的理化显色反应，或薄层色谱分析等；④药材粉末进一步研细，提取DNA，选择适当的引物，PCR扩增相应基因的DNA序列；⑤根据DNA序列信息，采用BLAST分析等方法与数据库的DNA序列信息进行比对，并进行聚类分析等，明确鉴定对象所在科属；⑥综合①~⑤的信息（②③可选），系统鉴定未知药材所属物种，达到精确鉴定目的。可以预见，中药系统鉴定法将在中药新资源开发、民族医药研究、贵重药材鉴定、进口药材鉴定等方面拥有广阔的应用前景。

中药系统鉴定法在中药鉴定研究中具有显著优势，体现如下：①不需要过分依靠经验，受鉴定者经验、知识等的限制较少，只需规范操作即可达到有效鉴定的目的；②利用DNA信息不受生物发育影响，可对中药材任何生长周期时段进行有效鉴别，能够实现药材动态鉴定，特别是对药材幼苗和种子的鉴定显示出独特优势；③DNA数据库是开放性的、动态丰富的，全球范围内不断增长的DNA资源可以为"中药鉴定"所用，将为中药在"种"水平上的鉴定提供越来越精确的信息；④在性状鉴定的基础上，可以更精确的实现对药材"种"水平的鉴定，解决药材多来源的问题，这也是《中国药典》要求和规定的理想目标；⑤可发现某些具有优良品质的药材"隐性种"的优势。鉴于中药系统鉴定法的技术优势，其在中药材原植物、原植物幼苗、药材种子、药材饮片和药材粉末鉴定等方面均具有广泛的应用。

目前，利用中药系统鉴定法已完成了30余种药材的鉴定，其鉴定的准确性、重复性较好，基本均能达到"种"水平及以下的精确鉴定。如种子类中药青葙子及其混伪品仅凭性状鉴别难以区分，采用中药系统鉴定法，首先对其微性状和显微鉴别进行分析，其特征差异明显，可作为其鉴定的重要依据之一；进一步，采用ITS序列作为青葙子及其混伪品的DNA条形码候选序列，*trn*L–*trn*F序列作为补充序列，可将其与混伪品进一步精确鉴别。因此，微性状和显微鉴别结合DNA条形码分析的中药系统鉴定法能够实现对青葙子及其混伪品的精准鉴别。

（四）中药双分子标记鉴定

目前，中药鉴定与评价的分子标识主要侧重于单一DNA分子标记对中药不同种属间的鉴别及对不同居群间遗传多样性的分析，或根据单指标化学成分评价同一中药不同来源、不同产地、不同发育阶段的质量差异。但由于中药的原动植物生物进化机制复杂，杂交、基因转移、多倍化现象、栽培种质混杂等会导致DNA序列信息在一些物种间没有鉴别力或产生错误的鉴定结论。且中药是多成分的复杂体系，通过单一或部分指标性成分来评价其质量优劣，也无法体现其整体效应，存在一定局限性。

双分子标记法（bimolecular marking methods，简称BIMM）是DNA分子标记和代谢标识物结合的分析方法，在分子水平同时研究中药的基原和质量差异的一种分子标记方法。双分子标记法中的DNA分子标记是指能反映中药物种个体或种群间基因组差异的特异性DNA片段，被用于中药物种的遗传信息分析。可以根据不同的研究对象，筛选合适的DNA分子标记，通过对其多态性进行分析，获取不同研究对象的特征DNA序列。而中药的代谢产物是治疗疾病的物质基础，代谢标识物的定性及定量分析关系到用药的有效性、安全性及稳定性。中药代谢产物成分复杂，植物药中有效成分多为次生代谢产物，动物药中则多为初生代谢产物。随着代谢组学及高通量、高灵敏度和高精准度谱学分析技术的发展，无选择性的、接近全景代谢物的分析，结合主成分分析、聚类分析等多种统计分析手段，将有效寻找可以区分不同来源、不同产地、不同年限、不同部位的中药材代谢标识物。

综合 DNA 分子标记和代谢标识物分析，将中药材遗传信息多态性与其性状、化学成分表型的定性与定量分析相结合，建立与药材品质紧密相关的双分子标记技术平台，进行中药的鉴定与质量评价，具体技术流程见图 3-3。目前双分子标记法在中药多来源药材鉴别、年限鉴别、产地鉴别、优良种质分析、新的药物资源寻找和开发及中药材新品种保护中发挥着重要作用。如豆科植物膜荚黄芪与蒙古黄芪是黄芪药材的两种基原植物，在形态、化学成分和基因组 DNA 序列上有很大的相似性，不易区分。采用双分子标记法中的 AFLP 分子标记技术和代谢指纹图谱技术进行分析，筛选出 3 个 AFLP 标记物和 8 个代谢产物作为候选 DNA 分子标记和代谢标识物，可成功区分膜荚黄芪与蒙古黄芪。

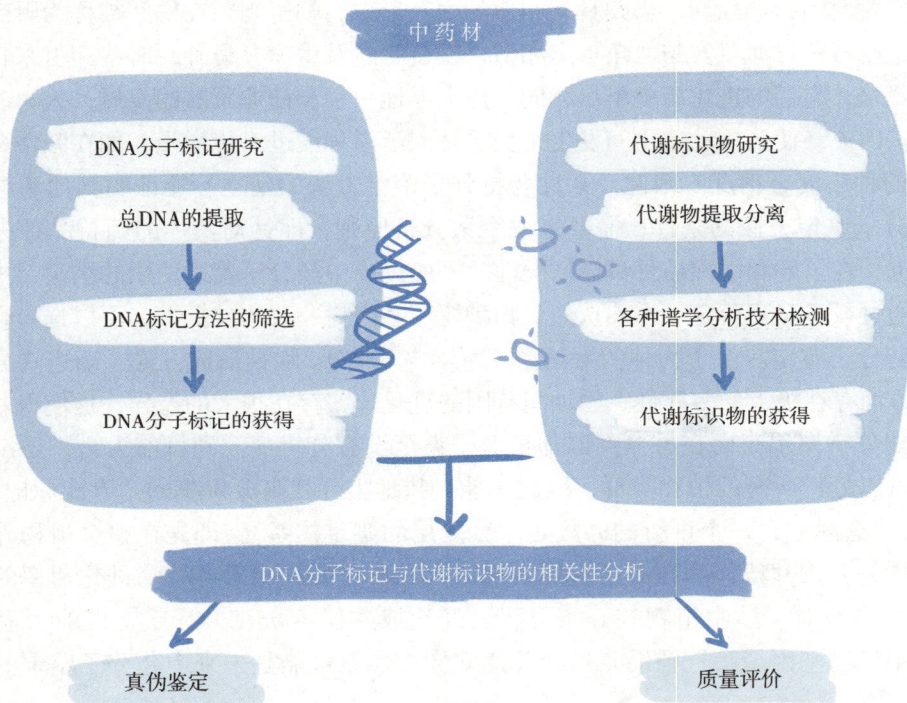

中药材

DNA分子标记研究		代谢标识物研究
总DNA的提取		代谢物提取分离
DNA标记方法的筛选		各种谱学分析技术检测
DNA分子标记的获得		代谢标识物的获得

DNA分子标记与代谢标识物的相关性分析

真伪鉴定　　　　质量评价

图 3-3　双分子标记法技术流程图

三、中药分子鉴定适用范围

（一）中药分子鉴定的使用原则

随着分子生物技术的高速发展，目前已有大量药用动、植物基因序列发表。这些公共基因资源为各科研领域的发展奠定了良好的基础，也加速了中药分子鉴定技术的开发与应用。目前中药材基因水平的鉴定技术已发展得较为成熟，主要包括特异性 PCR 技术、DNA 条形码技术（DNA barcoding）、随机扩增多态性 DNA 标记（randomly amplified polymorphic DNA，RAPD）、简单重复序列间扩增（inter-simple sequence repeat，ISSR）、高分辨率熔解曲线（high-resolution melting，HRM）和环介导等温扩增（loop-mediated isothermal amplification，LAMP）等。但由于生物进化机制的复杂性，如多倍化现象（如大黄属）、基因水平转移（如菟丝子属）、杂交（如独活属、白珠树属）、基因渗入、辐射式物种形成（如石斛属、龙胆属）和物种谱系分选不完全等，经常造成物种树与基因树不一致，导致目前报道的 DNA 条形码序列在一些物种间没有鉴别力。

因此，即使药材正伪品来源于不同物种，其 DNA 条形码序列也可能相同，这可能导致鉴别结论的错误。

中药分子鉴定的本质是物种的界定，如何界定某种中药的物种界限和种内变异幅度，是中药分子鉴定的瓶颈问题。分子系统研究是解决这一瓶颈问题的有力工具，缺乏分子系统分析的中药分子鉴定，就好比"盲人摸象"，难免盲目和片面，所得的结论必然是不可靠的。为此提出中药分子鉴定的二步法：首先建立被鉴定中药所在属的全物种（包括药用和非药用品种）分子系统数据库，然后将被鉴定中药在该数据库中进行比对，判断其归属。数据库中物种的全面性决定了该鉴定系统的可靠程度。

另外，中药材种类繁多，使用历史悠久，来源复杂。药材同名异物或同物异名、形态相似是造成混伪的主要原因，如独活、当归具有相似的根茎形态，朝鲜当归在民间被称为野当归，与当归名称相似；剧毒药材莽草实与八角形态相似，误食将危及生命。另外，有些药材来自野生，有些药材来自栽培，它们的进化历史不尽相同，加上异地引种和商业贸易的发展，人为改变了居群间、种间的基因流，使药用动植物间发生杂交或基因渐渗程度进一步增强，如在栽培药用植物中出现了明显的种质混杂情况。因此，某种药材分子鉴定方法的建立不能证明其他药材品种也同样具备建立分子鉴定方法的条件，需要采取个案分析原则，即针对具体的药材品种进行个案评估，逐步推进，在了解和掌握品种具体情况前，不应得出中药分子鉴别使用的结论，更不能简单地予以全盘通过或者全盘否定。在确认药材物种树与基因树一致的前提下，可以选择合适的基因片段进行中药分子鉴定。由于物种的生活型（木本与草本）、物种形成方式（渐进式分化与适应性辐射）等方面存在极大的多样性，物种间基因的进化速率存在很大的差异，这使得基因标记在某一类群可能分辨率很高而在另一类群却很低，甚至没有分辨度。到目前为止，还没有一个理想基因标记可以分辨所有的植物类群，因此不能一味地去寻找高分辨率的"万能标记"。在中药 DNA 条形码的选择上，一个可行的办法是"分阶层的鉴定体系"，即先在整个植物界确定一个进化速率适中的基因片段作为核心条形码，然后再在科或属级水平寻找高进化速率的基因作为辅助条形码。当前对于陆生植物核心条形码已经达成共识（*mat*K+*rbc*L 或 ITS），而在特定类群，基于药用植物基因组筛选辅助条形码并建立标准体系可能是未来中药分子鉴定的发展方向之一。

总之，中药分子鉴别技术应建立在科学、客观的基础上，遵循在一定分子系统研究背景下，采取个案分析原则建立分阶层的鉴定体系，为中药分子鉴定应用提供依据。

（二）中药分子鉴定的适用范围

DNA 鉴定是现代分子鉴定主要技术之一，DNA 分子作为遗传物质，不会因药材的处理加工而发生变化，因此 DNA 分子稳定性高，DNA 多态性几乎遍及整个基因组，在痕量样品和出土标本中仍可检测到 DNA 标记。DNA 分子标记技术用于中药及其基原物种的鉴定，具有特异性强、稳定性好、微量、便捷和准确等特点，特别适合近缘品种、易混淆品种、珍稀品种、破碎药材、陈旧药材、腐烂药材及样品量极为有限的植物模式标本、中药出土标本等珍贵样品的鉴定，但对于不同药用部位的鉴定具有一定的局限性。

中药鉴定的两大核心任务是进行品种真伪鉴定和质量优劣的评价。目前发展的中药分子鉴定技术主要用于真伪鉴定，还包括正品与替代品鉴定、多基原鉴定和遗传多样性、产地鉴别、年限鉴别，但对其优劣评价涉及较少。优劣的评价除与基因结构有关之外，同时与生长环境、药用部位、发育阶段、采收、炮制等因素对基因表达水平的影响有关。

通过将动植物的表型特征与遗传信息有机结合，并采用多方法、多角度进行鉴别和佐证，有利于实现中药鉴定的客观化、标准化和精确化。中药分子鉴定将向着快速、简便和高度自动化方向发展，未来基因测序、基因芯片、免疫检测、荧光标记等检测方法将在中药鉴定领域得到广泛应用。

第二节　药品标准中的中药分子鉴定方法

一、特异性 PCR 鉴定

（一）特异性 PCR 鉴定的概念及原理

特异性 PCR 鉴定是根据正伪药材间碱基存在差异的一段特定区域 DNA 序列，设计特异性的正品鉴别引物，建立 PCR 及其产物检测方法，根据电泳条带的大小及有无区分正品和伪品，从而实现中药真伪的鉴定。该方法在检测时只需要通过一个简单的"+/-"方式即可进行基因分型，易于实现自动化检测。特异性 PCR 技术既能对 DNA 序列存在较大差异的正品和伪品进行鉴别，也能对序列间仅存在单个碱基差异的近缘易混品种进行鉴定，即位点特异性 PCR（allele-specific polymerase chain reaction，AS-PCR）。

AS-PCR 是在 PCR 扩增基础上发展的一种 SNP 分型方法，是一种错配扩增突变技术。当药材正品和伪品之间的基因序列存在稳定的单碱基差别时，可将差异碱基设计于 PCR 引物的 3′端，即引物与正品基因序列完全匹配，而与伪品基因序列在 3′末端有一个碱基的不匹配。由于 Taq DNA 聚合酶缺乏 3′→5′外切酶活性，导致伪品基因序列在进行扩增延伸反应时因磷酸二酯键形成困难而受阻，当错配碱基的数目达到一定程度或者条件达到一定的严谨程度时，扩增效率会大为减弱，3′末端碱基因磷酸二酯键形成困难而不能延伸，反应中止，进而不能获得目的条带；而正品模板 DNA 与引物 3′末端碱基完全匹配，扩增时不受影响。扩增反应结束后，只有正品药材的基因序列得到了有效扩增，通过琼脂糖凝胶电泳图谱可以检测药材正品与伪品基因序列的差异。已有很多研究表明，在多数情况下需要对鉴别 PCR 的反应体系和参数进行优化，一般在很高的退火温度下才能实现特异性扩增，甚至在个别时候，即使在很高的退火温度下，也会出现假阳性扩增。因此，为了增加鉴别引物的特异性，在引物设计时需要将引物 3′末端倒数第二个或第三个碱基引入突变，使得引物在该位置与模板发生错配而更加延迟与 3′末端末位碱基完全错配模板的 PCR 扩增，从而增加完全配对模板 PCR 扩增的特异性。

与其他方法相比，特异性 PCR 技术具有操作简单、成本低、重复性好等优势，体现为：①特异性 PCR 技术是一种非常可靠的基因突变检测方法，尤其适合基因突变位点的检测，它的反应条件与普通 PCR 基本相同，只要鉴别引物设计合理，PCR 条件合适，就能避免假阳性扩增产物的出现；②特异性鉴别引物设计时所依据的 DNA 序列信息，除了可以通过对相关物种的目的 DNA 进行测序，也可以从公共 DNA 数据库查询获得，大大减少了工作量；③对 DNA 质量要求不高，所需的 DNA 量少；④PCR 鉴定条带单一，正伪药材判定标准简单可靠，无须进行测序及软件分析。

（二）特异性 PCR 鉴定的主要步骤

1. 样品的采（收）集与保存　样品的采（收）集与保存，在中药分子鉴定中是一个十分重要的环节，也是保证检测结果正确性的必要前提。样品种类主要涉及药材的基原动植物正品及其伪品药材。

2. 通过数据库检索或测序，获取正、伪品药材的 DNA 序列信息　数据获取是筛选用于中药分子鉴别 DNA 标记的前提。可通过公共数据库获取相关的 DNA 序列信息，但对于这些 DNA 数据还需要甄别其准确性。而对于那些在数据库中没有收录 DNA 序列信息的药材也可以通过提取样品总 DNA，扩增目的片段后进行测序，获得药材及其原动植物的 DNA 序列。

数据来源主要有国家基因组科学数据中心（https://ngdc.cncb.ac.cn/）、NCBI 数据库（www.ncbi.nlm.nih.gov）；生命条形码数据库（BOLD）（www.boldsystems.org），Chloroplast Genome Information Resource（CGIR）（https://ngdc.cncb.ac.cn/cgir/）；专利序列数据，可通过中华人民共和国国家知识产权局、美国专利及商标局和国际专利局获取。

3. 对药材伪品之间存在的差异位点进行筛选　鉴别位点是指药材及其基原伪品之间具有差异的核苷酸突变，包括碱基插入、缺失、突变等。通过序列比对软件寻找合适的鉴别位点，为进一步鉴定引物的设计提供依据。

4. 依据鉴别位点设计特异性引物和通用引物　引物的优劣直接关系到 PCR 特异性扩增成功与否，因此引物设计时应考虑目标片段的最佳设定区域和引物长度、GC 含量、3′ 端密码子、碱基分布、二级结构、二聚体等因素对 PCR 扩增结果的影响。

（1）药材正品的正向引物或反向引物 3′ 末端需要 SNP 位点，称为鉴别引物，鉴别引物 3′ 末端与 SNP 位点正品基因型完全匹配。

（2）鉴别引物 3′ 端第二个碱基人为引入错配，错配应当满足以下要求：正品鉴别引物 3′ 末端若与模板构成强错配（G/A、C/T、T/T），则引入第二个错配应为弱错配（C/A、G/T），反之亦然；若为中等错配（A/A、C/C、G/G），则需再引入一个中等错配。

（3）鉴别引物 3′ 端由于人为引入错配，与鉴别引物相对应的通用引物 T_m 值应当比鉴别引物低 2 ～ 5℃。

（4）正品和伪品药材的 PCR 产物长度应当在 150 ～ 500bp。

5. 提取药材总 DNA　如何将药材 DNA 有效地提取出来已成为中药分子鉴定的关键步骤。由于药材来源复杂，植物细胞中常含有植物多糖、植物多酚、木聚糖、果胶、腐殖酸、鞣质、多胺等物质，在提取过程中会与 DNA 发生复杂的化学反应，将严重干扰和影响后续试验的成功。此外，药材大多经过一些采收后的初加工，甚至是炮制处理，如长时间的日晒、高温烘干、发汗等，都会破坏药材 DNA 的完整性，因此与新鲜材料相比，药材 DNA 提取要困难得多。具体方法参见第二章第一节"DNA 提取与纯化"。

6. 进行目的 DNA 片段的扩增反应　与普通 PCR 相比，特异性 PCR 的反应条件更为严格。在中药分子鉴定的过程中通常包括两个 PCR，即用于评价 DNA 质量的通用引物 PCR 和用于正伪品鉴别的特异性引物 PCR。

对设计的鉴别引物要通过大量样品进行验证，保证所有正品药材在一定条件下都可以扩增出条带，而伪品在相同条件下扩增不出条带。对筛选得到的鉴别引物进行 PCR 条件优化，特异性 PCR 可以采用三步法或二步法，通过对影响 PCR 反应的退火温度、变性温度、退火时间、变性时间、循环次数等因素进行优化，并对不同型号 PCR 仪和 Taq DNA 聚合酶进行考察，从而获得最适 PCR 反应条件。建立特异性 PCR 鉴别方法应注意：①位点特异性 PCR 的引物序列严格依赖 SNP 位点上下游序列，当位点周围出现 AT 含量过高、重复序列或形成严重发夹结构等情况时，将难以获得高质量引物，使得基因分型出现障碍。②位点特异性 PCR 条件要求严格，如更换 Taq DNA 聚合酶或 PCR 仪时，需要对退火温度进行调校。

7. 琼脂糖凝胶电泳检测 PCR 产物　琼脂糖凝胶电泳技术是中药分子鉴定中一种常规的核酸检测方法，它可以通过观察 DNA 扩增片段的有无或大小差异来判断药材的真伪，即如果检测片段与正品药材 DNA 片段大小相同，样品可被判断为生物学意义上的正品。

（三）特异性 PCR 在中药鉴定中的应用

特异性 PCR 鉴定技术主要用于中药材、中药饮片及其基原物种的鉴定，对于濒危、市场上伪品和混淆品较多且经典技术较难鉴别的一些中药品种如金钱白花蛇、海马、龟甲、蜈蚣、广地龙、蛤蚧、冬虫夏草、杜仲、川贝母、当归、淫羊藿、白及、金银花、太子参、山药、人参、石斛、西红花等已经进行了特异性 PCR 鉴别方法的研究与应用开发。

2020 年版《中国药典》收载的蕲蛇、金钱白花蛇和乌梢蛇饮片聚合酶链式反应鉴别法即为特异性 PCR 方法，下面以蕲蛇分子鉴别方法为例说明特异性 PCR 方法在中药鉴定应用时的具体操作过程。

1. 模板 DNA 提取　取本品 0.5g，置乳钵中，加液氮适量，充分研磨使成粉末，取 0.1g，置于 1.5mL 离心管中，加入消化液 275μL（细胞核裂解液 200μL，0.5mol/L 乙二胺四醋酸二钠溶液 50μL，20mg/mL 蛋白酶 K 20μL，RNA 酶溶液 5μL），在 55℃水浴保温 1 小时，加入裂解缓冲液 250μL，混匀，加到 DNA 纯化柱中，离心（转速为 10000r/min）3 分钟；弃去过滤液，加入洗脱液 800μL［5mol/L 醋酸钾溶液 26μL，1mol/L Tris– 盐酸溶液（pH 值 7.5）18μL，0.5mol/L 乙二胺四醋酸二钠溶液（pH 值 8.0）3μL，无水乙醇（pH 值 7.5）480μL，灭菌双蒸水（pH 值 7.5）273μL］，离心（转速为 10000r/min）1 分钟；弃去过滤液，用上述洗脱液反复洗脱 3 次，每次离心（转速为 10000r/min）1 分钟；弃去滤液，再离心 2 分钟，将 DNA 纯化柱转移到另一个离心管中，加无菌双蒸水 100μL，试管放置 2 分钟后，离心（转速为 10000r/min）2 分钟，取上清液，作为供试品溶液，置 –20℃保存备用。另取蕲蛇对照药材 0.5g，同法制成对照药材模板 DNA 溶液。

2. PCR 鉴别引物　5′-GGCAATTCACTACACGCCAACATCAACT-3′ 和 5′-CCATAGTCAGGTGGTTAGTGATAC-3′。PCR 反应体系：在 200μL 离心管中进行，反应总体积为 25μL，反应体系包括 10× 缓冲液 2.5μL，dNTP（2.5mmol/L）2μL，鉴别引物（10μmol/L）各 0.5μL，模板 0.5μL，高保真 Taq DNA 聚合酶（5U/μL）0.2μL，无菌双蒸水 18.8μL。将离心管置于 PCR 仪中。PCR 反应参数：95℃预变性 5 分钟，循环反应 30 次（95℃ 30 秒，63℃ 45 秒），延伸（72℃）5 分钟。

3. 电泳检测　运用琼脂糖凝胶电泳法进行特异性 PCR 检测，胶浓度为 1%，胶中加入核酸凝胶染色剂 GelRed；供试品与对照药材 PCR 溶液的上样量分别为 8μL，DNA 分子量标记上样量为 2μL（0.5μg/μL）。电泳结束后，取凝胶片在凝胶成像仪上或紫外透射仪上检视。供试品凝胶电泳图谱中，在与对照药材凝胶电泳图谱相应的位置上，即在 300 ~ 400bp 应有单一 DNA 条带。

蕲蛇正品及其 20 个相关伪品的凝胶电泳图谱见图 3-4，8 批蕲蛇的电泳图谱见图 3-5。结果可见，蕲蛇在 300 ~ 400bp 有单一扩增条带，而伪品没有扩增条带，表明该鉴别方法能将蕲蛇与其伪品准确地分开，不同来源的蕲蛇样品能实现准确的鉴别。

图 3-4　蕲蛇药材及其伪品 PCR 鉴别结果

1. 阳性对照；2. 蕲蛇；3. 虎斑颈槽蛇；4. 三索锦蛇；5. 双全白环蛇；6. 灰鼠蛇；7. 滑鼠蛇；8. 红点锦蛇；9. 王锦蛇；

10. 赤链华游蛇；11. 中国水蛇；12. 短吻腹蛇；13. 百花锦蛇；14. 眼镜蛇；15. 赤练蛇；16. 铅色水蛇；17. 金环蛇；

18. 莽山烙铁头蛇；19. 黑眉锦蛇；20. 环纹华游蛇；21. 乌梢蛇；22. 金钱白花蛇；23. 阴性对照；24. 空白；

M. DNA 分子质量标准对照，从上至下依次为 2000bp、1000bp、750bp、500bp、250bp、100bp

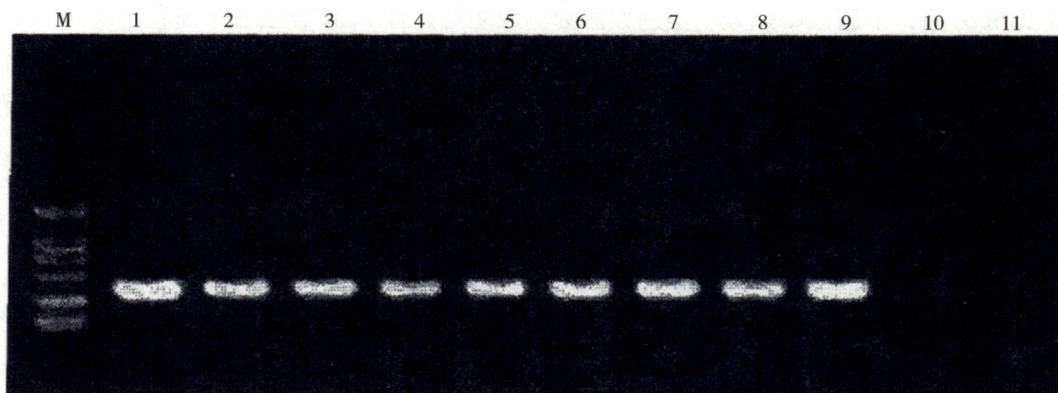

图 3-5　8 个不同批次的蕲蛇药材 PCR 鉴别结果

1. 阳性对照；2 ～ 9. 蕲蛇；10. 阴性对照；11. 空白；

M. DNA 分子质量标准：从上至下依次为 2000bp、1000bp、750bp、500bp、250bp、100bp

二、PCR-RFLP 鉴定

（一）PCR-RFLP 鉴定的概念及原理

聚合酶链式反应 - 限制性酶切长度多态性（PCR-RFLP）是由 PCR 技术与核酸限制性酶切技术相结合而产生的一种分子鉴定技术。由于 RFLP 使用的 DNA 必须完整，否则会影响图谱的准确性及重复性。但在实际鉴定检测中，大部分中药材样品均已经过炮制加工处理，DNA 受到不同程度的破坏，所以 RFLP 未能广泛用于中药材鉴定。PCR-RFLP 与 RFLP 原理相近，不同之处是前者先通过 PCR 扩增某一特定 DNA 区域获得靶基因序列，然后 PCR 产物经限制性内切酶消化，电泳后获得酶切指纹图谱而鉴定物种。由于该方法经 PCR 扩增可获得大量 DNA 片段，且只分析一小段特定 DNA 的酶切图谱，所以不受样本 DNA 质量的影响。

中药材与其伪品多为亲缘关系较近的物种，往往可以应用同一对引物扩增出相同大小的目的片段，仅通过核酸电泳不能将这些物种区分开来；而不同物种扩增序列的核苷酸片段中可能存在 SNP 鉴别位点。这些鉴别位点可能位于限制性内切酶识别序列上，使酶切位点存在或者消失，利用适当的限制性内切酶对相同长度的产物进行酶切，会得到不同的酶切片段，通过核酸电泳就能区分开来，从而达到鉴定或鉴别物种的目的。

PCR-RFLP方法的建立是基于已知中药材与其伪品基因序列及SNP位点的基础上的，且SNP位点必须位于限制性内切酶识别序列上，因此这种方法对未知序列的物种不能得到满意的结果。但由于它不需要高质量DNA、不需要使用同位素、不需要经过测序就能得到良好的结果，具有方法简单、鉴别特异性较好、需要的DNA量较少等优点，目前在中药材鉴别尤其是近缘种间鉴别方面已有较广泛的应用。

（二）PCR–RFLP鉴定的主要步骤

1. 样品的采（收）集与保存 具体操作参见本节特异性PCR鉴定的主要步骤。

2. 获取鉴定中药材正伪品的DNA序列信息 大多数PCR-RFLP鉴别标记来自通用引物扩增的ITS、18S等核基因片段、CO I 、Cytb等线粒体基因片段或 *psbA-trn*H、*trn*L-*trn*F、*mat*K、*rbc*L等叶绿体基因片段，利用这些基因片段进行序列比对，寻找中药材正伪品DNA序列间的SNP位点。具体操作参见本节特异性PCR鉴定的主要步骤。

3. 对中药材正伪品之间DNA序列存在差异的位点进行筛选 由于导致限制性内切酶识别位点改变的SNP数量相对较少，且限制性内切酶识别序列多为严格的回文序列，在基因组中出现的概率并不高，如对于识别碱基的内切酶来说，平均每4096个核苷酸才存在一个酶切位点。尽管有些内切酶识别序列具有简并性，但这类内切酶的数量相对很少，且能够买到的商品化内切酶种类也很少，因此，对限制性内切酶酶切鉴定位点进行分析成为PCR-RFLP鉴别方法开发的重要环节。获得中药材正品与伪品DNA序列上的鉴别位点后，可以通过限制性内切酶位点分析软件对检测到的SNPs进行限制性内切酶识别位点分析，筛选出引发酶切位点改变的SNP。

4. 依据鉴别位点设计通用引物 引物设计除考虑一般引物设计原则外，通用引物扩增获得的目的DNA中应包含筛选后的SNP鉴别位点，鉴别位点不能位于目的DNA序列的中央，限制性内切酶酶切后获得的片段大小应有差异，能够被琼脂糖凝胶电泳区分，每个酶切DNA片段分子量应大于100bp，以便后续琼脂糖凝胶电泳检测。

5. 提取药材总DNA 具体操作参见本节特异性PCR鉴定的主要步骤。

6. 建立PCR扩增目的DNA反应体系 限制性内切酶酶切过程对DNA底物的量和质均有严格要求，通过对影响PCR的退火温度、变性温度、退火时间、变性时间、循环次数等因素进行优化，建立适宜的PCR反应程序和体系，以获得高质量的目的DNA。

7. 建立限制性内切酶酶切反应体系 将PCR扩增获得的目的DNA进行限制性内切酶酶切，通过对影响酶切反应的底物浓度、限制性内切酶浓度、酶切时间、酶切温度等因素进行优化，建立适宜的限制性内切酶酶切反应体系，并获得酶切后的DNA片段。

建立PCR-RFLP鉴别方法应注意：①在进行PCR扩增时要严格控制模板浓度和纯度，DNA模板浓度过高会出现非特异性扩增条带，过低则得不到所需的扩增产物。②适量提高扩增产物的量。DNA聚合酶浓度太低将导致产物较少甚至无带，浓度高则会产生非特异性条带。③内切酶的量太少达不到酶切的效果，过多会造成浪费或产生星活性（又称star活性，指内切酶识别位点改变，或有时丧失识别特异性），酶切时间过短会导致酶切反应不完全。④与仅使用PCR的方法相比，PCR-RFLP由于加入限制性内切酶时需要打开离心管管盖，增加了DNA污染或降解的风险。由于PCR-RFLP检测过程中酶切时间较长，使得该方法整个实验时间超过5小时，不利于实现快速鉴别，但新出现的快速限制性内切酶可以实现快速酶切，具有较好的应用前景。

8. 琼脂糖凝胶电泳检测 依据酶切后的DNA片段分子量大小，选择适当浓度的琼脂糖凝胶进行电泳分离，以获得理想的酶切图谱。若样品酶切图谱与对照药材酶切图谱一致，即可被判断为生物学意义上的正品。

（三）PCR-RFLP 鉴定在中药鉴定中的应用

PCR-RFLP 鉴定方法适用于基因序列信息较完整的中药品种，该技术目前已用于鹿茸、冬虫夏草、当归、大黄、木通、泽泻、川贝母、人参等中药材的鉴定。《中国药典》2020 年版收载的川贝母和霍山石斛使用了 PCR-RFLP 鉴别方法，下面分别以川贝母和霍山石斛的聚合酶链式反应 – 限制性内切酶长度多态性鉴别为例说明该技术在中药鉴定中的应用及具体操作流程。

1. 川贝母的 PCR-RFLP 鉴别　　川贝母类基因组 rDNA 的 ITS1 区段第 75 位碱基为"C"，而贝母属其他品种为"T"，川贝母类均有限制性内切酶 *Sma* I（该酶的识别序列为 CCCGGG）的酶切位点，而非川贝母类此位点处的 DNA 序列为 CTCGGG，没有该酶切位点（图 3-6），因此可以用 PCR-RFLP 方法区别川贝母和其他贝母。

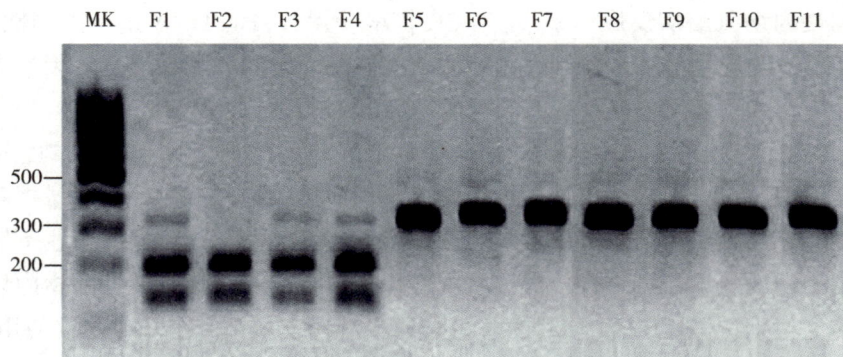

图 3-6　贝母属 9 种 1 变种的 nrDNA-ITS1 区域局部的核苷酸序列差异

圆点代表核苷酸与伊贝母 *F. pallidiflora* 相同，短划线代表碱基缺失。深色方框显示 4 种川贝母基原物种

序列中的限制性内切酶 *Sma* I 酶切位点（CCCGGG），浅色方框中显示其他物种在此位置的序列

通过设计的川贝母类通用引物，可扩增出 308bp 的 PCR 产物，川贝母 PCR 产物序列中仅有一处 *Sma* I 酶切位点，使用 *Sma* I 内切酶可将 PCR 产物消化、切割成长度分别为 118bp 和 190bp 的两个片段，即在 100 ～ 250bp 出现两条酶切条带，而非川贝母类没有此酶的酶切位点，不发生酶切，只在 308bp 处显示一条 DNA 条带（图 3-7）。

图 3-7　贝母属 10 种（变种）植物的 PCR 产物（ITS1 片段）经 *Sma* I 消化酶切后的 PCR-RFLP 谱型

F1. 卷叶贝母 *F. cirrhosa*；F2. 甘肃贝母 *F. przewalskii*；F3. 暗紫贝母 *F. unibracteata*；F4. 梭砂贝母 *F. delavayi*；F5. 新疆贝母 *F. walujewii*；F6. 伊贝母 *F. pallidiflora*；F7. 平贝母 *F. ussuriensis*；F8. 湖北贝母 *F. hupehensis*；F9. 蒲圻贝母 *F. puqiensis*；
F10. 东贝母 *F. thunbergii* var *chekiangensis*；F11. 浙贝母 *F. thunbergii*；MK. 为 DNA 分子量标准对照

PCR-RFLP 鉴定川贝母的具体操作过程如下：

（1）模板 DNA 提取　取本品 0.1g，依次用 75% 乙醇 1mL、灭菌超纯水 1mL 清洗，吸干表面水分，置乳钵中研磨成极细粉。取 20mg，置 1.5mL 离心管中，用新型广谱植物基因组 DNA 快速提取试剂盒提取 DNA。操作：加入缓冲液 AP1 400μL 和 10mg/mL RNA 酶溶液 4μL，涡旋振荡，65℃水浴加热 10 分钟，加入缓冲液 AP2 130μL，充分混匀，冰浴冷却 5 分钟，离心（转速为 14000r/min）10 分钟；吸取上清液转移入另一离心管中，加入 1.5 倍体积的缓冲液 AP3/E，混匀，加到吸附柱上，离心（转速为 13000r/min）1 分钟，弃去过滤液，加入漂洗液 700μL，离心（转速为 12000r/min）30 秒，弃去过滤液；再加入漂洗液 500μL，离心（转速为 12000r/min）30 秒，弃去过滤液；再离心（转速为 13000r/min）2 分钟，取出吸附柱，放入另一离心管中，加入 50μL 洗脱缓冲液，室温放置 3～5 分钟，离心（转速为 12000r/min）1 分钟，将洗脱液再加入吸附柱中，室温放置 2 分钟，离心（转速为 12000r/min）1 分钟。取洗脱液，作为供试品溶液，置 4℃冰箱中备用。另取川贝母对照药材 0.1g，同法制成对照药材模板 DNA 溶液。

（2）PCR-RFLP 反应　鉴别引物：5′-CGTAACAAGGTTTCCGTAGGTGAA-3′ 和 5′-GCTACGTTCTTCATCGAT-3′。PCR 反应体系：在 200μL 离心管中进行，反应总体积为 30μL，反应体系包括 10×PCR 缓冲液 3μL，二氯化镁（25mmol/L）2.4μL，dNTP（10mmol/L）0.6μL，鉴别引物（30μmol/L）各 0.5μL，模板 1μL，高保真 Taq DNA 聚合酶（5U/μL）0.2μL，无菌双蒸水 21.8μL。将离心管置于 PCR 仪中，PCR 反应参数：95℃预变性 4 分钟，循环反应 30 次（95℃ 30 秒，55～58℃ 30 秒，72℃ 30 秒），72℃延伸 5 分钟。取 PCR 反应液，置 500μL 离心管中，进行酶切反应，反应总体积为 20μL，反应体系包括 10× 酶切缓冲液 2μL，PCR 反应液 6μL，Sma I（10U/μL）0.5μL，无菌双蒸水 11.5μL，酶切反应在 30℃水浴反应 2 小时。另取无菌双蒸水，同法上述 PCR-RFLP 反应操作，作为空白对照。

（3）电泳检测　运用琼脂糖凝胶电泳法进行 PCR-RFLP 检测，胶浓度为 1.5%，胶中加入核酸凝胶染色剂 GelRed；供试品与对照药材酶切反应溶液的上样量分别为 8μL，DNA 分子量标记上样量为 1μL（0.5μg/μL）。电泳结束后，取凝胶片在凝胶成像仪上或紫外透射仪上检视。供试品凝胶电泳图谱中，在与对照药材凝胶电泳图谱相应的位置上，在 100～250bp 应有两条 DNA 条带，空白对照无条带。

2. 霍山石斛的 PCR-RFLP 鉴别　通过 RAD（restriction site associated DNA）测序技术对霍山石斛及其近伪品进行测序，并进行序列比对分析，发现霍山石斛与其近伪品在序列上存在一个 T/G 的 SNP 位点，其中霍山石斛为 T，近伪品均为 G，此位点位于 Alu I 限制性内切酶识别序列（5'…AG^CT…3'）上（图 3-8），通过特异性酶切可以使近混伪品被切开，而霍山石斛无法切开，因此可以用 PCR-RFLP 方法区别霍山石斛和其他石斛。

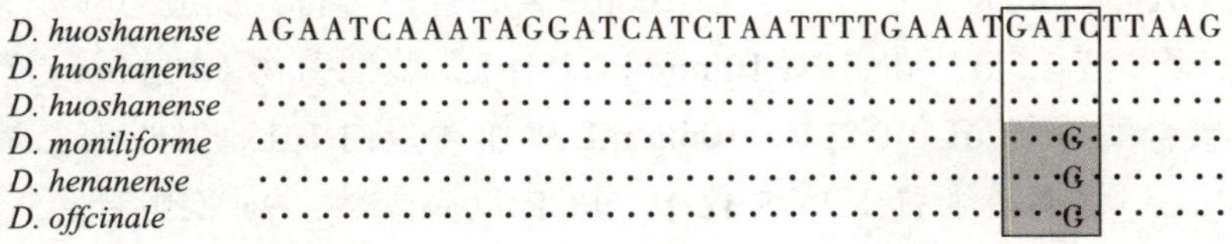

```
D. huoshanense  AGAATCAAATAGGATCATCTAATTTTGAAAT GATC TTAAG
D. huoshanense  ..............................  ....  .....
D. huoshanense  ..............................  ....  .....
D. moniliforme  ..............................  ..G.  .....
D. henanense    ..............................  ..G.  .....
D. offcinale    ..............................  ..G.  .....
```

图 3-8　霍山石斛及其近伪品在 Tag C12722046 序列上的核苷酸差异

圆点代表核苷酸与霍山石斛相同。深色方框显示霍山石斛近伪品序列中的限制性内切酶 Alu I 酶切位点（GAGC），
浅色方框中显示霍山石斛在此位置的序列

设计获得霍山石斛鉴别引物，该引物可扩增霍山石斛及其近伪品序列，扩增产物为 153bp，

近伪品石斛的 PCR 产物序列中存在一处 *Alu* I 酶切位点，使用 *Alu* I 内切酶可将 PCR 产物消化、切割成长度分别为 113bp 和 40bp 的两个片段，而霍山石斛的序列中没有此酶的酶切位点，不发生酶切，只在 153bp 处显示一条 DNA 条带（图 3-9）。

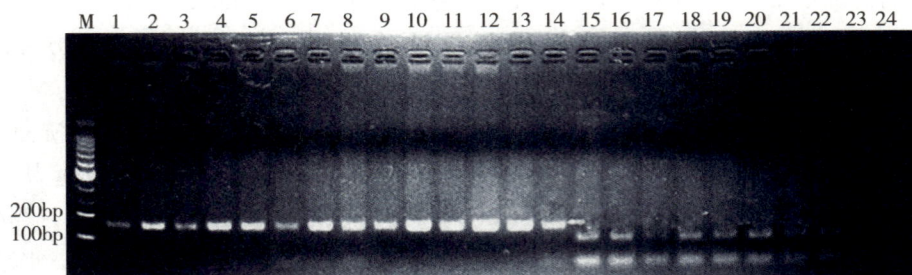

图 3-9 霍山石斛及其近伪品经 *Alu* I 消化酶切后的 PCR-RFLP 谱型

M. marker；1 ～ 14. 霍山石斛 *D. huoshanense*；15 ～ 24. 霍山石斛的近伪品

PCR-RFLP 鉴定霍山石斛的具体操作过程如下：

（1）模板 DNA 提取　取本品 0.1g（鲜品干燥），加液氮适量研磨，过五号筛。取粉末 25mg，置 1.5mL 离心管中，加入 CTAB 沉淀液（2% 十六烷基三甲基溴化铵，100mmol/L Tris 盐酸 pH 值 8.0，10mmol/L 乙二胺四乙酸二钠）1000μL，涡旋振荡，65℃水浴加热 20 分钟（中间振荡混匀 3 次），离心（转速为 12000r/min）10 分钟，弃去上清液；再加 CTAB 沉淀液 1000μL，涡旋振荡，65℃水浴加热 10 分钟，离心（转速为 12000r/min）10 分钟，弃去上清液；再同法操作 1 次；弃去上清液；加入 CTAB 提取液（2% 十六烷基三甲基溴化铵，100mmol/L Tris 盐酸 pH 值 8.0，20mmol/L 乙二胺四乙酸二钠，2.5mol/L 氯化钠）900μL 和蛋白酶 K（20mg/mL）充分混匀，65℃水浴加热 30 分钟，离心（转速为 12000r/min）10 分钟，吸取上清液置于另一 2.0mL 离心管中；加入 900μL 三氯甲烷 - 异戊醇（体积比 24：1）溶液，充分混匀，离心（转速为 12000r/min）10 分钟；取上清液，加入等体积三氯甲烷 - 异戊醇（体积比 24：1）溶液（约 800μL），充分混匀，离心（转速为每分钟 12000 转）10 分钟；取上清液置于另一 2.0mL 离心管中，加入 2/3 体积的异丙醇，置 -20℃放置 30 分钟；离心（转速为 12000r/min）10 分钟，弃去上清液；沉淀加 70% 乙醇 500μL 振荡 1 分钟，离心（转速为 12000r/min）3 分钟；弃去上清液，沉淀再用 70% 乙醇 500μL 振荡 1 分钟，离心（转速为 12000r/min）3 分钟，置 37℃水浴中挥干溶剂；加入高压灭菌超纯水 50μL 溶解，作为供试品溶液，置 4℃冰箱中备用。另取霍山石斛对照药材 0.1g，同法制成对照药材模板 DNA 溶液。

（2）PCR-RFLP 反应　鉴别引物：5′-ATTCTTCATCAAGTTTAGTGCATTC-3′ 和 5′-AGAGCTGATGGGCCTTTGA-3′。PCR 反应体系：在 200μL 离心管中进行，反应总体积为 25μL，反应体系包括 10×PCR 缓冲液 2.5μL，dNTP（10mmol/L）1μL，鉴别引物（10μmol/L）各 0.2μL，模板 1μL，Taq DNA 聚合酶（5U/μL）0.2μL，10mg/mL 牛血清蛋白 1μL，25% 聚乙烯吡咯烷酮 1μL，无菌双蒸水 18.4μL。将离心管置于 PCR 仪中，PCR 反应参数：95℃预变性 5 分钟，循环反应 40 次（95℃ 10 秒，56℃ 20 秒，72℃ 20 秒），72℃延伸 5 分钟。取 PCR 反应液，置 200μL 离心管中，进行酶切反应，反应总体积为 20μL，反应体系包括 10× 酶切缓冲液 2μL，PCR 反应液 17.5μL，*Alu* I 内切酶（10U/μL）0.5μL，酶切反应在 37℃水浴反应 30 分钟。另取无菌双蒸水，同法上述 PCR-RFLP 反应操作，作为空白对照。

（3）电泳检测　运用琼脂糖凝胶电泳法进行 PCR-RFLP 检测，胶浓度为 2.5%，胶中加入核酸凝胶染色剂 GelRed；以 DL500 作为 DNA 分子量标记，供试品与对照药材酶切反应产物的上样量分别为 8μL，DNA 分子量标记上样量为 2μL（0.5μg/μL）。电泳结束后，取凝胶片在凝胶成像仪或紫外透射仪上检视。霍山石斛供试品凝胶电泳图谱中，在与对照药材凝胶电泳图谱相应位置上（100 ~ 200bp）应有单一 DNA 条带，且 PCR 产物与酶切产物条带位置一致。空白对照无条带。

三、DNA 条形码鉴定

（一）DNA 条形码鉴定的概念及原理

条形码技术始于商品零售行业，方便快速识别及分类商品。该技术是在计算机应用实践中产生和发展起来的一种自动识别技术，是实现快速、准确、可靠采集数据的有效手段。DNA 条形码概念与现代零售业商品识别条形码概念类似。

DNA 条形码鉴定技术是利用标准的一段或几段短的 DNA 片段对生物物种进行快速、准确鉴定的方法。加拿大动物学家保尔·赫伯特（Paul Herbert）在 2003 年首次提出用单一小片段基因作为物种的条形码，该研究组用线粒体中的一小段基因（细胞色素 C 氧化酶亚基 I，CO I 基因）作为动物物种快速鉴定的标记，进而提出为全球生物编码的设想。DNA 条形码可以通过测定基因组上一段标准的、具有足够变异的 DNA 序列来实现物种鉴定。理论上这个标准的 DNA 序列对每个物种来讲都是独特的，每个位点都有 A、T、G、C 四种碱基可选择，完全可以编码地球上所有物种。该概念的提出立即得到国际社会学者的响应，2004 年生命条形码联盟（consortium for the barcode of life，CBOL）在华盛顿国家自然历史博物馆成立，致力于生物物种全球标准的发展和统一。

DNA 条形码技术的核心是建立基于基因片段鉴定生物物种，因此对于已经失去了重要形态分类特征的残缺标本或不同生活史阶段的样品都可以实现正确鉴定，它是对传统形态分类学强有力的补充。DNA 条形码鉴定方法更为高效、准确，易于实现自动化和标准化，在一定程度上突破了过度依赖专家和经验的问题，并能够在较短时间内建立形成易于利用的应用系统。DNA 条形码技术在生物多样性调查与监测、生态学、食品安全、生药鉴定、生物检验检疫、法医学、流行病学等领域具有广阔的应用前景。

在中药鉴定研究领域，线粒体 CO I、16S 核糖体 RNA（16S rRNA）和 12S 核糖体 RNA（12S rRNA）等多个基因的标准条形码被成功用于基原鉴定和真伪鉴别。由于药材组织 DNA 在炮制过程中往往会发生降解，不利于从中扩增出 >500bp 的标准条形码序列。为解决 DNA 降解样品的鉴定问题，近年来又提出了微型 DNA 条形码技术。微型 DNA 条形码是指利用标准条形码基因序列的一部分（长度为 100 ~ 200bp）进行物种鉴定的 DNA 序列，该序列在 DNA 降解样品中的扩增成功率相对较高，而且具有足够的物种分辨能力。微型 DNA 条形码与传统 DNA 条形码相比，主要是序列长度相对较短，但其工作原理与 DNA 条形码基本相似。

（二）DNA 条形码鉴定的主要步骤

1. 动植物样本材料的采集和干燥　合适而广泛的取样是影响鉴定研究精准度的重要因素之一，样品的采集应采用覆盖药用物种的全属采样策略。物种的准确鉴定是建立一个可靠的 DNA 条形码鉴定参考数据库的基础和核心。因此，采集完整、具有重要鉴别特征的凭证标本对于建立参考数据库至关重要，是物种准确鉴定的基础和保障。野外采集植物材料应包括物种的凭证标本、提取基因组 DNA 的植物材料和植物本身特征及生境的图像或图片信息等。凭证标本必须是具有物种重要鉴别特征的完整标本，应包括根、茎、叶、花、果和其他鉴别特征（如芽、鳞茎、球根等）。由于植物与动物的特性不同，标本压制后，很多鉴别特征会丢失，如花色和花形等性状。因此，在野外需要对标本的重要特征进行记录和拍照，并进行初步的种属鉴定。最终，请相关类群的分类学家进行物种鉴定确证。对于体型较大的植物（如乔木和灌木等），要确保采集的若干份凭证标本均来自同一植株，采集的标本还需要填写相关野外采集信息，如采集地点、生境、压制标本后容易丢失的特征（如花的颜色、气味等）和鉴别特征等。

　　标本采集信息内容包括：①采集编号（collection number）：采集编号是指样品在野外采集过程中由采集者对每份样品给予的编号，每份样品具有唯一的采集编号。②标本鉴定信息（specimen identification information）：分类学信息包括样品所在目、科、属和种，按拉丁文正规书写原则书写。③标本凭证信息（voucher information）：样品编号是样品在进行 DNA 条形码实验过程中用到的唯一编号，可由字母和数字组成，可以根据动植物类群和项目名称代码编号，但应该便于记忆，且最好为连续编号，建议使用与采集编号相同的编号。

　　将新采集的材料放入透气良好的纸袋中并密封，然后置于密封性能好的干燥箱（盒）中，并放入足够的硅胶使其覆盖全部材料，进行快速干燥；在没有干燥箱（盒）的条件下，将材料放入透气良好的纸袋中并密封，然后放入塑料自封袋中并加入足量硅胶进行快速干燥。如果硅胶变为粉红色或红色，要及时更换，直到硅胶保持为蓝色，表明材料已完全干燥。

　　2. DNA 的提取　具体操作参见本节特异性 PCR 鉴定的主要步骤。

　　3. DNA 条形码引物的选择　不同物种的 DNA 序列之间必须有一定的变异，才能用于鉴定。理想的 DNA 条形码应当符合下列标准：①种内变异低、种间变异丰富，即种间具有足够的变异性以区分不同的物种，同时种内具有相对的保守性；②目标 DNA 片段应当包含足够的系统进化信息，以定位物种在分类系统中的位置，物种鉴定也可采用几个 DNA 片段组合的方式；③具有一段高度保守的引物设计区，以便获取标准的 DNA 片段，尽可能鉴别不同的分类群；④目标 DNA 片段应该足够短，以利于扩增有部分降解的 DNA。

　　在哺乳动物中，线粒体 DNA 的进化速度比核糖体 DNA 至少快 5 倍，所以对于动物类药材的鉴别，选用线粒体 DNA 序列比较恰当。而在被子植物中由于线粒体的进化速率比核糖体慢 5 倍多，叶绿体基因组的进化速率只有植物细胞核基因组的一半，植物线粒体基因片段在基因组大小和结构上的不稳定导致其在系统学中的应用远不如动物线粒体，所以植物类药材应该选择核基因和叶绿体基因序列进行鉴定研究。

　　对国际生命条形码大会推荐的 28 个植物 DNA 条形码及它们的引物名称、引物序列、来源及适用的类群进行总结，见表 3-1。rbcL 片段推荐的 2 对引物具有很高的通用性，可以选择其中 1 对用于条形码序列的扩增和测序。具体的反应条件和实验程序可参考 Barcode of Life 相关文件（http://connect.barcodeoflife.net/group/plants）。ITS 在种子植物中的通用性较低，表 3-1 列出的 ITS 引物是目前种子植物中通用性较高的引物组合，对某些特定类群可选择特定的 ITS 引物。引物的通用性高低在不同类群间可能存在差异，对于鉴定准确率较低的种属，可依据实际情况对引物进行组合使用。

表 3-1　常用中药（植物）DNA 条形码的引物信息及来源

DNA 条形码片段	正向引物		反向引物	
	引物名称	引物序列	引物名称	引物序列
atpI–atpH	atpI	TATTTACAAGYGGTATTCAAGCT	atpH	CCAAYCCAGCAGCAATAAC
ndhF–rpl32	ndhF	GAAAGGTATKATCCAYGMATATT	rpl32	CCAATATCCCTTYYTTTTCCAA
ndhJ–trnL	ndhJ	ATGCCYGAAAGTTGGATAGG	trnL	GGTTCAAGTCCCTCTATCCC
petL–psbE	petL	AGTAGAAAACCGAAATAACTAGTTA	psbE	TATCGAATACTGGTAATAATATCAGC
psaI–accD	psaI	AATYGTACCACGTAATCYTTTAAA	accD	AGAAGCCATTGCAATTGCCGGAAA
psbB–psbH	psbB	TCCAAAAANKKGGAGATCCAAC	psbF	TCAAYRGTYTGTGTAGCCAT
psbD–trnT	psbD	CTCCGTARCCAGTCATCCATA	trnT	CCCTTTTAACTCAGTGGTAG
psbJ–petA	psbJ	ATAGGTACTGTARCYGGTATT	petA	AACARTTYGARAAGGTTCAATT
rpl14–rpl36	rpl14	AAGGAAATCCAAAAGGAACTCG	rpl36	GGRTTGGAACAAATTACTATAATTCG
rpl32–trnL	rpl32	CAGTTCCAAAAAAACGTACTTC	trnL	CTGCTTCCTAAGAGCAGCGT
rps12–rpl20	rps12	ATTAGAAANRCAAGACAGCCAAT	rpl20	CGYYAYCGAGCTATATATCC
rps16	rps16F	AAACGATGTGGTARAAAGCAAC	rps16R	AACATCWATTGCAASGATTCGATA
rps16–trnK	rpS16x2F2	AAAGTGGGGTTTTTATGATCC	trnK	TTAAAAGCCGAGTACTCTACC
trnC–trnD	trnC	CCAGTTCRAATCYGGGTG	trnD	GGGATTGTAGYTCAATTGGT
trnD–trnT	trnD	ACCAATTGAACTACAATCCC	trnT	CTACCACTGAGTTAAAAGGG
trnL–trnF	trnL–c	CGAAATCGGTAGACGCTACG	trnL–f	ATTTGAACTGGTGACACGAG
trnV–ndhC	trnV	GTCTACGGTTCGARTCCGTA	ndhC	TATTATTAGAAATGYCCARAAAATATCATATTC
atpF–atpH	atpF	ACTCGCACACACTCCCTTTCC	atpH	GCTTTTATGGAAGCTTTAACAAT
matK	matK 3F	CGTACAGTACTTTTGTGTTTACGAG	matK 1R	ACCCAGTCCATCTGGAAATCTTGGTTC
rbcL	rbcL 1F	ATGTCACCACAAACAGAAAC	rbcL 724R	TCGCATGTACCTGCAGTAGC
trnH–psbA	trnH2	CGCGCATGGTGGATTCACAATCC	psbAF	GTTATGCATGAACGTAATGCTC
psbK–psbI	psbK	TTAGCCTTTGTTTGGCAAG	psbI	AGAGTTTGAGAGTAAGCAT
rpoB	rpoB1	AAGTGCATTGTTGGAACTGG	rpoB3	CCGTATGTGAAAAGAAGTATA
rpoC1	rpoC1–1	GTGGATACACTTCTTGATAATGG	rpoC1–3	TGAGAAAACATAAGTAAACGGGC
accD	accD–1F	AGTATGGGATCCGTAGTAGG	accD–4R	TCTTTTACCCGCAAATGCAAT
ndhJ	ndhJ–2F	TTGGGCTTCGATTACCAAGG	ndhJ–3R	ATAATCCTTACGTAAGGGCC
atpB	ESATPB172F	AATGTTACTTGTGAAGTWCAACAAT	ESATPE45R	ATTCCAAACWATTCGATTWGGAG
ycf5	ycf5–1	GGATTATTAGTCACTCGTTGG	ycf5–4	CCCAATACCATCATACTTAC

4. PCR 扩增　具体操作参见本节特异性 PCR 鉴定的主要步骤。

5. DNA 测序　获得可靠的 DNA 序列是分子鉴定的重要前提，目前主要测序技术是 Sanger 等的双脱氧链终止法及其衍生的荧光毛细管电泳测序技术，此外二代测序技术（next generation sequencing）的快速发展使得并行的高通量测序和宏条形码（Meta bacoding）鉴别成为可能。

6. DNA 条形码数据分析　为确保 DNA 条形码序列的可靠性，需要进行正反向测序或重复测序并拼接。拼接前对测序结果进行规范化命名不仅便于数据管理、减少不必要的错误，而且可以提高拼接效率，有利于大规模数据拼接。序列拼接时，需对测序质量进行评估并去除测序结果两端的低质量部分。序列方向应与 PCR 扩增正向引物方向一致。常用序列拼接软件包括 Unix 平台的 Phrap、Cap3 等和 Windows 平台的 Sequencher、Codon–Code Aligner、Genious、DNA STAR 等。

分析 DNA 条形码数据最常用的方法是 BLAST 法、距离法（distance）和建树法（tree building）。在充分了解正伪品分子系统进化关系的基础上，单独使用一种方法无法保证获得可靠的结果，需要多种方法同时使用，相互印证。

（1）BLAST 法　BLAST 法（basic local alignment search tool）是一种基于 BLAST 搜索算法的鉴定评价方法。首先建立一个物种鉴定的序列参考数据库并确定一个阈值（种间遗传变异的阈值）。将目标物种的 DNA 条形码序列作为"query 序列"在参考数据库中搜索。根据设定的阈值，如果在数据库中可以根据 BLAST 算法得到与"query 序列"具有最高匹配的序列即为最相似物种的序列；如果根据 BLAST 算法得不到相应的物种序列，则认为对该"query 序列"无法进行鉴定，表明参考数据库可能没有目的物种的条形码序列。

（2）遗传距离　计算种间距离通常采用 pairwise uncorrected p–distance 或 Kimura–2–parameter distance（K2P）模型计算。K2P 距离是生物条形码联盟（CBOL）推荐使用的距离计算模型。种内遗传距离通常采用 3 种参数表示：K2P 距离、平均 θ 值和平均溯祖度（average coalescent depth）。其中平均 θ 值是指每个物种内不同个体间的平均 K2P 距离，目的是消除不同物种因采样个体数不均引起的偏差。平均溯祖度是指物种内所有个体间最大的 K2P 距离，用以反映种内最大变异范围。K2P 距离可以通过 MEGA 或 PAUP 计算，在此基础上计算其余两个参数。

（3）系统树构建　DNA 条形码分析中通常采用标准的系统树构建方法，如邻接法（neighbor joining，NJ）、UPGMA 法、最小进化法（minimum evolution，ME）、最大似然法（maximum likelihood，ML）、最大简约法（maximum parsimony，MP）、贝叶斯推断法（Bayes）等。建树的目的并不是利用 DNA 条形码重建系统发育树，而是为了检验每个物种的单系性，即同一物种的不同个体能否紧密聚类到一起。不同的建树方法可能得到不同的物种分辨率，但不同方法得到的结果差别并不大。不同方法的运算时间差别很大，且适用条件不同，在使用时应根据需要进行选择。目前使用最多的建树方法是 NJ 法。

7. 影响 DNA 条形码鉴定的因素　影响 DNA 条形码鉴定结果的因素很多，如样本 DNA、引物条形码的选择、DNA 条形码的扩增与测序、数据分析等。因此需要综合考虑所鉴定中药的样本来源和性质等。常用 DNA 条形码［rbcL、trnH–psbA 和 ITS（ITS2）］的 PCR 反应体系见表 3–2，PCR 扩增程序见表 3–3。

表 3–2　常用 DNA 条形码的 PCR 反应体系

组成成分	体积（1 个反应）	体积（100 个反应）
10 × buffer	2.0μL	200μL
50mmol/L MgCl$_2$	1.0μL	100μL
10mmol/L dNTP	0.8μL	80μL
10μmol/L 正向引物	0.25μL	25μL
10μmol/L 反向引物	0.25μL	25μL
Tag DNA 聚合酶（5U/μL）	0.2μL	20μL
ddH$_2$O	4.5μL	450μL
优化剂（10% 海藻糖）	10μL	100μL
总体积	19μL	1900μL
DNA 模板（10～50ng/μL）	1.0μL	

表3-3 常用DNA条形码的PCR反应条件

DNA条形码片段		PCR反应条件
rbcL		95℃ 4min; [35 cycles: 94℃ 30s; 54℃ 1min; 72℃ 1min]; 72℃ 10min; 4℃……
trnH-psbA		95℃ 4min; [35 cycles: 94℃ 30s; 55℃ 1min; 72℃ 1min]; 72℃ 10min; 4℃……
ITS	被子植物	94℃ 4min; [35 cycles: 94℃ 45s; 50℃ 1min; 72℃ 1min]; 72℃ 10min; 4℃……
	裸子植物	94℃ 4min; [35 cycles: 94℃ 1min; 52℃ 1.5min; 72℃ 2min]; 72℃ 10min; 4℃……
ITS2		94℃ 3min; [35 cycles: 94℃ 30s; 52℃ 30s; 72℃ 45s]; 72℃ 7min; 4℃……

（三）DNA条形码在中药鉴定中的应用

DNA条形码鉴定方法在药材基原物种属及属以上鉴定方面具有明显的优势，下面以《中国药典》2020年版收载的"中药DNA条形码鉴别法指导原则"为例说明DNA条形码在中药鉴定中的应用及具体操作流程。

1. 仪器的一般要求 仪器：电子天平、离心机、PCR仪、电泳仪和DNA序列测定仪。DNA序列测定仪是具有自动灌胶、自动进样、自动数据收集分析等的全自动电脑控制的测定DNA片段中碱基顺序或大小，以及定量用精密仪器。测序方法主要采用Sanger法。4种双脱氧核苷酸（ddNTP）的碱基分别用不同的荧光进行标记，在通过毛细管时，不同长度DNA片段上的4种荧光基团被激光激发，发出不同颜色的荧光，被电荷耦合元件图像传感器（charge-coupled device, CCD）检测系统识别，并直接翻译成DNA序列，获得供试品的峰图文件和序列文件。

2. 测定步骤 主要包括供试品处理、DNA提取、DNA条形码序列PCR扩增、电泳检测和序列测定、序列拼接及结果判定。主要步骤如下。

（1）供试品处理 按药材和饮片取样法（通则0211）取样。为防止外源微生物污染，药材和饮片一般使用75%乙醇擦拭表面后晾干，或采取其他有效去除微生物污染的方法。称取10～100mg备用。供试品具体取样部位根据药材特性做出相应规定。

（2）DNA提取 DNA的提取包括使用研钵或研磨仪破碎细胞，粉碎成细粉，用试剂盒法进行DNA的分离和纯化等，目前常用试剂盒包括植物基因组DNA提取试剂盒和动物组织/细胞基因组DNA提取试剂盒，实验选用的试剂盒须能够提取到满足后续实验要求的模板DNA。

（3）PCR扩增 植物类中药材及其基原物种扩增ITS2或psbA-trnH序列，动物类中药材及其基原物种扩增CO I序列，通用引物及扩增条件如下，特殊规定见各药材项下。ITS2序列、psbA-trnH序列扩增引物见表3-1。

CO I序列扩增正向引物HCO2198：5'-TAAACTTCAGGGTGACCAAAAAATCA-3'；反向引物LCO1490：5'-GGTCAACAAATCATAAAGATATTGG-3'。

PCR反应体系以25μL为参照，包括：1×PCR缓冲液（不含MgCl$_2$），2.0mmol/L MgCl$_2$，0.2mmol/L dNTPs，0.1μmol/L引物对，模板DNA，1.0U Taq DNA聚合酶，加灭菌双蒸水至25μL。设置未加模板DNA的PCR为阴性对照。

ITS2序列扩增程序：94℃ 5分钟；94℃ 30秒，56℃ 30秒，72℃ 45秒，35～40个循环；72℃ 10分钟。psbA-trnH序列扩增程序：94℃ 5分钟；94℃ 1分钟，55℃ 1分钟，72℃ 1.5分钟，30个循环；72℃ 7分钟。CO I序列扩增程序：94℃ 1分钟；94℃ 1分钟，45℃ 1.5分钟，72℃ 1.5分钟，5个循环；94℃ 1分钟，50℃ 1.5分钟，72℃ 1分钟，35个循环；72℃ 5分钟。

（4）PCR产物检测 采取琼脂糖凝胶电泳方法检测PCR产物。电泳后，PCR产物应在相应的 DNA 条形码序列长度位置出现一条目的条带，阴性对照应无条带。

（5）测序　在紫外灯下切取目的条带所在位置的凝胶，采用琼脂糖凝胶 DNA 回收试剂盒进行纯化。使用 DNA 测序仪对目的条带进行双向测序，PCR 扩增引物作为测序引物，测序原理同 Sanger 测序法。

（6）中药材 DNA 条形码序列获得

①序列拼接：对双向测序峰图应用有序列拼接功能的专业软件进行序列拼接，去除引物区。

②序列质量与方向：为确保 DNA 条形码序列的可靠性，需去除测序结果两端信号弱或重叠峰区域，序列方向应与 PCR 扩增正向引物方向一致，获得相应的 DNA 序列。

（7）结果判定　将获得的序列与国家药品管理部门认可的中药材 DNA 条形码标准序列比对。

3. 注意事项

（1）实验场所应具备分子生物学实验室的基本条件。

（2）本法暂不适用于混合物与炮制品的鉴定，以及硫黄熏蒸等的情况。

（3）为防止外源微生物污染，实验前须将实验用具进行高压灭菌，并用 75% 乙醇擦拭药材表面。有些药材本身含有内生真菌，如果内生真菌存在于药材的外围组织，则选用内部组织进行实验。如果真菌遍布整个药材，植物类药材需选用 *psb*A-*trn*H 条形码（真菌内不含有该基因片段），不能选用 ITS2 序列。为进一步确保实验结果不被真菌污染，实验者可在 GenBank 数据库应用 BLAST 方法对所获 ITS2 序列进行检验，以确保序列鉴定准确。

（4）本法用于鉴定药材的基原物种，不能确定药用部位。

（5）必要时结合其他鉴别方法综合判断。

（6）种内阈值的确定。同一物种的不同样品间存在一定的变异范围，即种内变异阈值。不同物种、不同条形码序列均会影响种内变异范围。各基原物种的种内变异范围（种内遗传距离阈值）应在药材品种项下明确。

第三节　中药分子鉴定研究进展

一、中药快速分子鉴定

分子鉴定具有准确性高、重现性好、不受样品形态限制等优势，在中药鉴定领域发挥着越来越重要的作用。建立满足快速、现场、高通量、低成本鉴定需求的技术体系和工作模式，可使中药分子鉴别技术不仅应用在实验室，还将应用于实际生产和贸易交流环节。快速 PCR 鉴定（rapid PCR authentication）通过调整 PCR 反应程序和反应体系，缩减 PCR 反应时间，结合快速 DNA 提取和快速 PCR 产物检测技术，可达到在短时间内对中药真伪进行鉴别的效果。相对于常规 PCR 鉴别方式需要 4～8 小时的鉴定周期，使用快速 PCR 鉴定能在 30 分钟左右获得鉴别结果。该技术目前已用于人参、三七、金银花、太子参、蛤蟆油、鹿茸、蛤蚧等中药材的鉴定方法研究。快速 PCR 鉴定一般包括快速 DNA 提取、快速核酸扩增、产物快速检测 3 个方面。

（一）中药材 DNA 快速提取

核酸提取是分子生药学研究的首要环节，快速有效地进行核酸提取是后续核酸扩增及分子检测的前提和基础。DNA 快速提取方法包括碱裂解法和载体转移法。

1. 碱裂解法 DNA 碱裂解法是指通过一定浓度的氢氧化钠或氢氧化钾处理动物或植物药材，裂解细胞并获得 DNA 的方法。目前已被广泛应用于动物、植物、微生物等的研究中，在转基因植物鉴定、分子辅助育种、SSR 鉴定等方面起到重要作用。该方法包括裂解和中和两步，DNA 提取用时大约 5 分钟。相对于传统的 CTAB 法、SDS 法、硅胶柱吸附法来说，碱裂解法具有操作步骤少，提取速度快，价格低廉，不需要大型仪器，可大规模高通量提取的优点，非常适用于药材 DNA 的快速检测与鉴定。使用碱裂解法对果实种子类、叶类、全草类、花类、根及根茎类，以及动物类中药材进行 DNA 提取，85% 以上的中药材可获得满足 PCR 扩增的总 DNA。

2. 载体转移法 载体转移法主要借助具有吸附贮存 DNA 能力的材料快速获取 DNA，随后通过洗脱液将核酸吸附材料上的 DNA 直接洗脱下来用于 PCR，或将经过杂质清洗液清洗的核酸吸附材料直接用于后续核酸扩增反应。载体材料包括尼龙膜、FTA 卡（Flinders Technology Associates Cards）、纤维素滤纸、微针贴片等。用具有出色吸附能力的纤维素滤纸作为载体，通过裂解液裂解，释放核酸并吸附在滤纸上，利用洗脱液进行核酸纯化，即可完成整个核酸提取过程，吸附核酸的滤纸可直接放入反应体系进行扩增。该方法可以在 30 秒内从植物、动物、菌类药材饮片中快速完成 DNA 的提取和纯化，具有成本低、操作简单、省时等优点。

（二）快速核酸扩增技术

常规 PCR 扩增一般需要 2 ～ 3 小时，主要是进行 30 ～ 40 个变性 – 退火 – 延伸的循环，需时较长。与 PCR 技术相比，以核酸等温扩增技术为代表的快速核酸扩增技术，可在特定温度条件下实现核酸的快速扩增，缩短了反应时间，这满足了现代分子检测技术"快速简便"的需求。同时，直接将动物或植物组织加入 PCR 体系中就能进行扩增反应的直接 PCR 技术（direct PCR），也是目前比较热门的分子鉴定技术。

1. 等温扩增技术 常见的核酸等温扩增技术有依赖核酸序列扩增（nucleic acid sequence based amplification，NASBA）、滚环扩增（rolling circle amplification，RCA）、单引物等温扩增（single primer isothermal amplification，SPIA）、依赖于解螺旋酶的等温扩增（helicase–dependent isothermal DNA amplification，HDA）、链置换扩增（strand displacement amplification，SDA）、环介导等温扩增法（loop–mediated isothermal amplification，LAMP）、重组酶聚合酶等温扩增（recombinase polymerase amplification，RPA）等。由于扩增反应过程在同一温度下进行，可以通过加热装置、水浴锅等简单的，甚至非专业的设备在几十分钟内完成。

环介导等温扩增法（LAMP），是 Notomi 等在 2000 年提出的一种扩增新技术。LAMP 法针对靶基因上的 6 个区域设计 4 条引物，利用链置换型 DNA 聚合酶在恒温条件（60 ～ 68℃）下进行指数级扩增，在扩增反应中产生茎环结构引发下一轮引物与模板的结合，在 15 ～ 60 分钟实现 10^9 ～ 10^{10} 数量级扩增。LAMP 具有良好的序列特异性，可在特定温度条件下实现核酸的快速扩增，在中药鉴定中应用潜力巨大。目前在姜黄、郁金、人参、何首乌、冬虫夏草、长春花、蒲公英、铁皮石斛等中药材的快速分子鉴定中得到研究应用。

相对于 PCR 和其他核酸等温扩增方法，LAMP 法具有以下优势：①操作简单，在恒温条件下实现核酸扩增，不需要热循环仪；不论是 DNA 还是 RNA，检测步骤都是将反应液、酶和模板混合于 PCR 管中，置于水浴锅或恒温箱中 63℃左右保温 30 ～ 60 分钟，肉眼观察结果。②灵敏度高，可以达到 $1×10^9$ ～ $1×10^{10}$ 倍的扩增，比传统 PCR 法高 100 ～ 1000 倍。③特异性高，采用 4 条或 6 条特异引物识别目的基因上的 6 个或 8 个特异性区域。④扩增速度快，效率高，可在 30 ～ 60 分钟获得结果，若在引物上再进一步改进，可大大提高其扩增效率，扩增时间在原来的基础上减少 1/3 ～ 1/2。⑤结果判定简单，在核酸大量合成时，从 dNTP 析出的焦磷酸根离子与反应溶液中的 Mg^{2+} 结合，产生副产物焦磷酸镁沉淀，无须电泳即可实现肉眼可见或浊度计观察到的扩增效果；也可用荧光定量 PCR 仪作荧光定量检测，或加入荧光指示剂直接荧光目视检测。⑥只要加入反转录酶，对于 RNA 病毒或其他 RNA 目标物亦可检测。

2. 直接 PCR 法　直接 PCR 法是由常规 PCR 改进而来，不需要提取 DNA，直接将样品加入 PCR 体系中就能进行扩增反应。它以微量样品快速裂解产物中 DNA 为模板，借助灵敏且抗干扰强的 Taq DNA 聚合酶，实现对目的基因的有效扩增。目前，直接 PCR 法可将丹参、夏枯草等多种药材同时进行处理，所有样品 DNA 可在 15 分钟内一次性获得，显著提高工作效率。直接 PCR 法可以直接应用于 PCR 的快速检测，该方法无需提取 DNA，无需对样品进行预处理，取样量少，操作步骤简单，节省时间、人工、试剂、耗材等成本，比较适用于较细小和破碎药材的鉴别。

（三）产物快速检测技术

常规的产物检测方法多采用凝胶电泳结合凝胶成像观察，或对 PCR 产物直接测序等方法，过程繁琐，成本高，且耗时较长，制约了中药快检工作的开展。产物快速检测技术可以通过观察实时浊度曲线变化和荧光目视等方式，快速灵敏地对药材进行鉴别。SYBR Green I 荧光染料能与 PCR 产物等双链 DNA 结合，发出强烈绿色荧光。快速 PCR 鉴定通过直接在 PCR 产物中加入 SYBR Green I 荧光染料，在 365nm 紫外灯下观察荧光，与阳性对照进行比较，根据荧光的有无，可直接判断是否存在扩增产物。扩增产物的检测过程分为染色、成像两步，用时 1 ～ 2 分钟，极大缩短了检测时间。

快速 PCR 检测程序简单，速度快，能满足中药快速、准确鉴别的要求，在中药分子鉴别中具有良好的应用前景。便携式 PCR 仪的问世及其商业化，将有助于中药分子鉴定在野外、药市或药房的应用。未来可能形成以快速 PCR 技术为核心，以等温扩增技术为补充，以现场快速检测包、可移动快速检测车、快速检测实验室为支撑的中药材及饮片快速检测模式。

二、药材生长年限的鉴定

中药材的质量因生长年限不同，活性成分会有差异，其功效也有区别。例如，生长 4 年以上的黄芩宿根称"枯芩"，善清上焦肺火，主治肺热咳嗽痰黄；生长 2 ～ 3 年的黄芩称"子芩"，善泄大肠湿热，主治湿热泻痢腹痛。故临床用药常对中药材的生长年限做出规定，传统认为人参、黄连等部分根及根茎类生药需生长 5 年以上才能采收，桔梗等需生长 3 年以上才能采收，厚朴等需生长 15 年以上才能采收使用。目前对中药材生长年限鉴定的主要方法仍是传统性状鉴定，即通过观察中药材的外观性状和组织特征判断其生长年限。如依靠根茎切片、芦头形状、茎痕及药材颜色、质地、花序等特征，运用生长年轮法、茎痕法、根茎外观法等方法鉴别药材的生长年限。生长年轮法可用于鉴定黄芩、丹参、黄芪、芍药等药材的生长年限，通过芦头形状和芦碗数目可判断人参的生长年限，根据重楼根茎的茎痕数目可判断重楼的生长年限。但传统性状鉴别多依赖于经验，难以实现鉴定的定量化、标准化。分子鉴定有望成为生药年限鉴定的有力工具，目前对植物生长年限进行分子检测分析的手段有端粒与端粒酶检测、甲基化检测、多肽生物标记等方法。

（一）端粒与端粒酶

端粒是真核生物染色体末端的特殊结构，由一段串联重复的非编码序列及其相关特异结合蛋白组成。端粒学说认为细胞的衰老是由于端粒长度随年龄的增加而缩短所致。在细胞分裂过程中，由于 DNA 聚合酶的局限性，导致染色体末端丢失一定量的碱基对，端粒则通过自身的缩短维持染色体基因组的完整性，端粒缩短到一定程度，细胞分裂停止，逐渐衰老死亡。端粒长度随着发育进程可能会缩短，根据端粒的长度可以推测细胞的分裂次数，预测细胞的分裂能力与年龄。在细胞水平上，染色体末端端粒的损耗是衰老的重要机制，端粒丢失最终可造成细胞衰老直至凋亡。多年生植物的分生细胞分裂可能经过数千年，如果端粒持续受损，那么足以导致端粒 DNA 复制减少。此外，环境压力和生理老化也可能导致端粒 DNA 复制减少。体细胞的分裂次数与端粒长度缩短存在密切相关性，因此端粒长度可以在一定程度上反映生物个体的年龄，故端粒有 DNA "年轮"和"分子钟"之称。

除端粒长度外，端粒酶活性与细胞分生能力关系密切，不同物种、部位和生长阶段的端粒酶活性均不同。在中药材生长年限研究中，通过目标区域扩增多态性聚合酶链式反应技术分析端粒酶活性，可以作为一种辅助手段来确定药材中最活跃分生组织区域或最佳取样部位。端粒末端限制性片段（telomere restriction fragment，TRF）长度作为端粒长度的黄金标准，可通过 Southern 印迹杂交技术分析中药材植物 TRF 长度与生长年限的关系，并建立相应的数学模型用于年限鉴别。

研究者使用 TRF 对抚松大马牙人参、集安大马牙人参和宽甸石柱人参端粒长度进行了分析，通过不同部位端粒酶活性比较，确定芦头以下 1～2cm 处组织与人参细胞分裂关系最大，可作为人参年限鉴别的取样部位；通过 TRF 分析，发现端粒长度随生长年限变化的规律，建立对应的数学模型及不同生长年限人参端粒长度鉴别方法；取集安 5 年生人参样品测定 TRF 长度，代入所建立的人参年限与 TRF 值的拟合数学模型公式，得出年龄为 5.15 年，与实际结果相符，从而提出了"植物骨龄"的概念。

使用定量聚合酶链式反应（quantitative PCR，qPCR）测定不同年限赤芍的端粒相对长度，表明其长度随生长年限延长而变短，说明通过简单的定量 PCR 方式即可测定赤芍年限，为赤芍年限分子鉴定的应用奠定了基础。

植物端粒长度变化随生理年龄的增加具有多样性，在不同植物种类、不同组织部位及不同环境条件下端粒长度变化不同，这与动物端粒长度随衰老逐渐缩短的规律存在差别。利用 TRF 对 1 年、7 年、70 年、700 年的银杏树端粒长度进行分析，发现银杏叶、树枝、种子端粒长度等均随年龄延长而变长。对 1～3500 年刺果松端粒长度的研究发现，2000 年以上老松树松针的端粒长度比约 1200 年的成熟树端粒长度长，但比幼嫩松树端粒长度短，在整个发育过程中端粒长度呈周期性变化，表明不同植物类群端粒长度随年限的变化形式多样。因此，用 TRF 鉴定生药生长年限，随物种而异，需要建立符合各药材特点的模型。

（二）其他方法

DNA 甲基化是药材年限分子鉴定的候选标记。使用反向高效液相色谱，对不同年限人参的 DNA 甲基化水平进行研究，通过比较 5 年栽培人参、8 年和 12 年移山参 DNA 甲基化水平发现，8 年移山参 DNA 甲基化水平显著高于 12 年移山参和 5 年栽培人参，表明随着衰老程度增加，DNA 甲基化水平降低，且栽培人参衰老程度快于移山参。

植物肽是一类存在于植物体内的天然产物，其有助于植物生长发育、细胞间通讯和应激反应，并表现出多种药理活性。基于超高效液相－高分辨质谱技术，发现了几种人参多肽具有作为生物标志物的潜力，可区分林下山参及其生长年限。

通过分析土壤中微生物的遗传多样性和功能多样性，可间接评估药材的种植年限。基于16S rDNA和18S rDNA的基因多样性，发现随着人参种植年限的增长，土壤中细菌多样性降低，真菌多样性增加。

目前对不同年限中药材DNA甲基化、植物肽和土壤中微生物多样性的研究非常少，解决多年生中药材年限鉴定问题，将理论研究转化为实际应用工具还需要开展更多深入工作。

三、中药质量的免疫检测

（一）简介

免疫检测技术是以一种或多种抗体作为分析试剂，对药材中的蛋白质或小分子物质进行定量或定性分析的检测方法。近年来，通过制备中药活性小分子化合物的单克隆抗体，结合酶联免疫吸附试验（enzyme linked immunosorbent assay，ELISA）、凝集试验、胶体金试验等，建立了简单、灵敏、快速、稳定可靠的免疫分析技术，用于中药活性或毒性小分子物质的定性定量分析。

（二）优缺点

中药活性和毒性成分的检测是中药质量控制的关键环节，常用的检测手段主要以仪器分析方法为主，但这些方法对仪器的要求较高、维护费用昂贵、结果分析专业性强，且需要的样品量大，很难在短时间内进行样品的大规模批量检测。

酶联免疫分析法具有灵敏、准确、前处理简单、适合大通量快速筛选等优点，其灵敏度来自作为报告基团的酶。酶是一种有机催化剂，很少量的酶即可诱导大量催化反应，产生可供观察的显色现象，因此该体系常被称为酶放大体系。ELISA实现了在细胞或亚细胞水平上示踪抗原或抗体的所在部位，或在微克、甚至纳克水平上对其进行定量。特异性来自抗体或抗原选择性，抗原抗体的结合实质上只发生在抗原的抗原决定簇与抗体的抗原结合位点之间，由于两者在化学结构和空间构型上呈互补关系，所以抗原抗体反应具有高度特异性。

（三）应用情况

将中药活性成分作为半抗原，建立的活性成分免疫检测方法已经成功运用于中药马兜铃酸、青蒿素、甘草酸、人参皂苷、乌头碱、羟基红花黄色素A、大黄素等成分的快速检测。

天花粉蛋白已广泛应用于治疗早期和中期妊娠引产、宫外孕、葡萄胎及艾滋病等疾病。天花粉中次生代谢物含量低，用理化方法进行定量鉴别难度很大。天花粉蛋白是天花粉药材特有的蛋白质，利用竞争酶联免疫吸附试验测定天花粉蛋白含量，通过测定不同产地的天花粉药材鲜品、不同来源的天花粉饮片及几种主要伪品，发现正品与伪品之间差异非常显著，并且贮存年限对含量的检测影响不大。该方法非常灵敏准确，没有交叉反应，特异性高，为天花粉药材真伪鉴别及质量控制研究提供了新思路和方法。

马兜铃酸类化合物是马兜铃科马兜铃属植物特有的一类硝基菲类化合物，包括马兜铃酸A、B、C和D等。近年来，马兜铃酸的肾毒性已引起广泛关注，各国纷纷对含马兜铃酸的中药采取管制及限制措施，并常选择马兜铃酸 A 为指标性成分进行限量检查。马兜铃酸 A 的检测方法主要有薄层色谱法、紫外分光光度法、高效液相色谱法及酶联免疫分析法等。薄层色谱法和紫外分光光度法灵敏度较低，高效液相色谱法灵敏度较高、测定准确，是目前测定马兜铃酸最常用的方法，但仪器设备昂贵，对实验人员专业技能要求高。酶联免疫分析法具有灵敏、准确、前处理简单、适合大通量等优点。利用活化酯法将马兜铃酸 A 分别与牛血清蛋白 BSA 和卵清蛋白 OVA 偶联，得到免疫抗原马兜铃酸 A–BSA 和包被抗原马兜铃酸 A–OVA。利用马兜铃酸 A–BSA 免疫 BM b/c 小鼠，制得鼠单克隆抗体，建立基于抗马兜铃酸 A 单克隆抗体的间接竞争酶联免疫分析方法，用于测定中药材和中成药中马兜铃酸 A 的含量。

四、中成药与中药配方颗粒的分子鉴定

（一）中成药的分子鉴定

中成药为中药的重要临床应用形式，通常由两种或更多种中药材，以及各种辅料组成。由于中成药组成复杂、性状特征缺失，导致其质量控制难度更大，掺伪、混伪现象也更为严重。目前分子鉴定技术不断发展，在丸剂、片剂甚至口服液、注射剂中，均可获得 DNA 进行快速、准确的分子鉴定，已经使得中成药中特定组分的分子鉴定变得可行，并成为目前中药质量控制体系的有效补充。中成药的分子鉴定一般包括如下流程：

1. 中成药中基因组 DNA 的提取　目前常用的基因组 DNA 提取方法包括 CTAB 法、SDS 法、离心柱型试剂盒法、磁珠试剂盒法等。目前还没有通用的中成药 DNA 提取方法，但中成药样品通常会经过药材粉碎、提取（浸提或萃取）、纯化、浓缩、干燥、制粒等复杂过程，往往难以获得理想的 DNA。因此需要根据待检测中成药中的药材品种，以及制剂类型，设计优化 DNA 提取方法，改进样品处理与提取流程。如延长样品的预处理时间、增加纯化步骤、多个样品浓缩等方法，提高 DNA 的浓度和质量。

2. 中成药中目的 DNA 的扩增　对于中成药中目的 DNA 的扩增，按照所用引物可分为 DNA 条形码鉴定和特异性引物 PCR 法。

DNA 条形码鉴定对于植物样品一般采用 ITS2 或者 *psb*A–*trn*H 区域通用引物，对于动物样品一般采用 CO I 序列等通用引物进行扩增。DNA 条形码具有物种通用性，但由于中成药处方组成复杂，涉及几种甚至几十种中药材，在多物种的混合物中，DNA 条形码无法准确鉴定某一物种，且条形码的通用性会降低物种鉴定结果的特异性，导致部分近缘物种无法成功鉴定。同时，中成药在复杂工艺生产过程中 DNA 降解严重，导致难以获得高质量的 DNA，继而难以扩增出标准长度的条形码。另外，中药材本身富含大量次生代谢产物，有些成分会与双链 DNA 分子形成共价键，抑制 PCR 扩增。

对于中成药复杂样本组或者极其微量 DNA 中目标序列的扩增，可考虑使用巢式 PCR。巢式 PCR 是在普通 PCR 之前，利用通用引物或者特异性引物对待检测样品再进行一次 PCR 操作，可以达到富集 DNA 和提高特异性的目的。如对大黄䗪虫丸中水蛭成分进行真伪鉴定，首先以 CO I 通用引物对大黄䗪虫丸中 DNA 进行一轮 PCR，随后采用设计和筛选出的水蛭通用引物对第一轮 PCR 扩增产物进行第二轮 PCR 扩增，产物测序后即可进行比对判定。

特异性引物 PCR 需要根据不同的检测对象选择其特异性 DNA 序列，并设计特异性引物对其进行扩增。如基于广藿香及其混伪品的 ITS2 序列差异位点设计特异性鉴别引物，对含广藿香中成药及其混伪品进行扩增和检测，含广藿香的中成药均扩增出 162bp 条带，而广藿香的混伪品

均无条带；用特异性 PCR 法对乌鸡白凤丸中以党参冒充人参的鉴定；对藿香正气水中以水半夏、虎掌半夏冒充半夏的鉴定，以及利用当归特异鉴别 SCAR 标记引物对含当归中成药的鉴定等相关实例，都表明特异性 PCR 鉴别灵敏度高，且快速、准确。

3. 中成药中目的 DNA 扩增产物的检测 对于中成药目的 DNA 扩增产物的检测，可以根据需要选用适当的检测方法。如玉屏风散中白术、黄芪、防风等药材的鉴定采用经典的琼脂糖凝胶电泳检测，连翘败毒丸中金银花的鉴定采用第一代测序法检测，生脉饮、乌鸡白凤丸等中成药中人参药材的检测采用 G- 四聚体比色探针法等。如果检测目标原料药材在中成药处方中的质量占比较小，难以获得足量的 DNA 模板进行常规的 PCR 扩增，可以选择荧光定量 PCR 等具有更高灵敏度的检测方法。

近年来，随着高通量测序技术的快速发展，将高通量测序技术与 DNA 条形码鉴定技术相结合，发展出可同时检测混合样本中多个物种条形码序列的新技术——DNA 宏条形码（DNA metabarcoding）。它是利用高通量测序技术获得混合条形码扩增序列，通过生物信息学分析手段来鉴定混合样本中物种组成的方法。目前，该技术已用于大黄䗪虫丸、连翘败毒丸、六味地黄丸、人参健脾丸、蛇胆川贝胶囊、益母丸、九味羌活丸、如意金黄散等中成药的鉴定。主要操作流程为：①从混合中草药样品中提取总 DNA；②根据样品中的生物类群和分类阶元筛选合适的条形码序列；③利用特异 PCR 引物扩增获得混合条形码序列；④对混合扩增子进行高通量测序；⑤对高通量数据进行生物信息学聚类等分析，对混合样品中的生物种类和丰度以及样本间种类差异进行分析，同时进行组成分析、偏好性分析、物种相关性分析等多方向的统计分析和探索研究，解析样品中物种组成。

高通量测序技术不仅能鉴别出中药商品原料药，对于非标签成分的检测也同样有效。例如对 3 份蛇胆川贝胶囊样品进行高通量测序，获得了相应的 ITS2 序列，结果在这 3 份中成药中均未检测出川贝母，但均检测出了伊贝母、平贝母等非标签成分，其中 1 份还含有裕民贝母，反映了在川贝母资源稀缺而市场需求量巨大的不平衡下存在的严重掺假现象。对二妙丸、八珍益母丸、大活络丸、牛黄降压丸、右归丸、九味羌活丸等中成药进行高通量测序，能够有效检测出其中的处方药、替代药以及污染成分，灵敏性和可靠性高，适用于中成药生产加工全流程质量监控。

随着多种中成药分子鉴定方法的不断建立与完善，分子鉴定方法将与现有的鉴定方法并存发展，共同阐明中成药中原料药材真伪优劣，科学评价中成药质量。

下面以大黄䗪虫丸中水蛭成分真伪的鉴定为例，说明基于巢式 PCR 方法联合一代测序技术进行中成药鉴定的应用和具体操作。

1. 研究背景 大黄䗪虫丸是经典名方，由土鳖虫（炒）、水蛭（制）等 12 味中药组成的蜜丸，以药粉入药，未经水或醇提取，适合使用 DNA 分子鉴定技术进行原料的基原鉴定。由于大黄䗪虫丸成药成分较多，水蛭含量较少，且其中水蛭 DNA 片段碎片化，成药 DNA 直接采用 CO Ⅰ 通用引物进行扩增，琼脂糖凝胶电泳无任何条带。为提高检测敏感性，在成药的鉴定中引入了巢式 PCR 法。首先获得经准确鉴定的水蛭干药材标本和大黄䗪虫丸样品，提取 DNA，以 CO Ⅰ 通用引物对大黄䗪虫丸中成药 DNA 进行一轮 PCR，随后采用自行设计和筛选出的水蛭通用引物对第一轮 PCR 扩增产物进行第二轮 PCR 扩增，产物测序后即可进行比对判定。

2. 材料和方法

（1）材料 水蛭干药材和大黄䗪虫丸中成药。

（2）方法

①DNA 提取：利用组织破碎仪将药材和成药打碎，基因组 DNA 抽提试剂盒提取总 DNA。

②鉴别引物和序列扩增：采用 CO Ⅰ通用引物 LCO1490（5′-GGTCAACAAATCATAAAGATATTGG-3′），HCO2198（5′-TAAACTTCAGGGTGACCAAAAAATCA-3′）对水蛭干药材 DNA 进行 PCR 扩增，产物大小在 750bp 左右，产物经过双向测序，测序结果利用 BLAST 序列同源性比对方法在公共数据库中进行序列比对鉴定。

大黄䗪虫丸中成药 DNA 采用 CO Ⅰ通用引物 LCO1490 和 HCO2198 进行第一轮 PCR 扩增，实现对目的 CO Ⅰ基因富集化。见图 3-10。

反应体系 25μL 包括：2×Taq master Mix 12.5μL，CO Ⅰ通用引物上下游引物 10μmol/L 各 1μL，水蛭干药材 DNA 模板 1μL（稀释成 50ng/μL），无菌去离子水补至 25μL。

PCR 反应程序为：94℃预变性 5 分钟，94℃变性 1 分钟，45℃退火 1 分 30 秒，72℃延伸 1 分 30 秒，循环 5 次；94℃变性 1 分钟，50℃退火 1 分 30 秒，72℃延伸 1 分钟，循环 40 次；最后 72℃延伸 5 分钟。实验中同时设置不加模板的阴性对照。

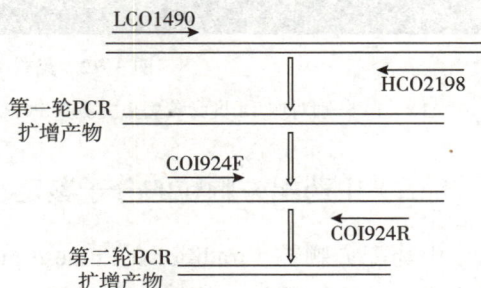

图 3-10　巢式 PCR 原理图

引自陶静，丁威，韩蓉，等. 基于巢式 PCR 方法联合 Sanger 测序技术对大黄䗪虫丸中水蛭成分真伪的鉴定 [J]. 中国药学杂志，2022，57（01）：30-37.

通过在公共数据库中下载宽体金线蛭、菲牛蛭、石蛭、棒纹牛蛭和日本医蛭的 CO Ⅰ基因序列，对 5 种水蛭序列进行比对，选择 3′端序列差异较小的区域设计针对水蛭的巢式 PCR 引物，引物长度 18～20bp，GC 含量 40%～60%。巢式 PCR 第二轮引物 COI924 为（F：5′-GCTAAAACTGGTAATGATAA-3′；R：TAATTGGTGGGTTTGGTAA-3′）。采用巢式 PCR 引物再对第一轮 PCR 扩增产物进行扩增，体系和程序与第一轮 PCR 一致。

3. 主要研究结果

产物大小在 388bp 左右，产物经双向测序。在公共数据库中，用 BLAST 在线比对工具，将 CO Ⅰ通用引物扩增产物的测序结果与巢式 PCR 方法扩增产物的测序结果两两比对后，显示测序结果一致。

结果见图 3-11、图 3-12，14 批中成药大黄䗪虫丸中共有 3 批测序结果经比对显示为菲牛蛭，2 批测序结果经比对显示为石蛭，其余测序结果比对后均显示为宽体金线蛭。

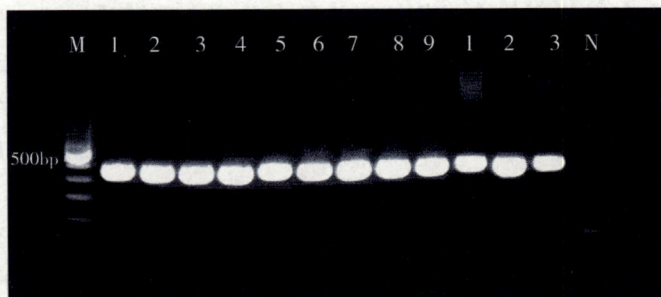

图 3-11　巢式 PCR 对 9 份水蛭干药材扩增结果

1～9 分别对应 9 份水蛭干药材；N：不加模板的阴性对照；M：100bp DNA marker

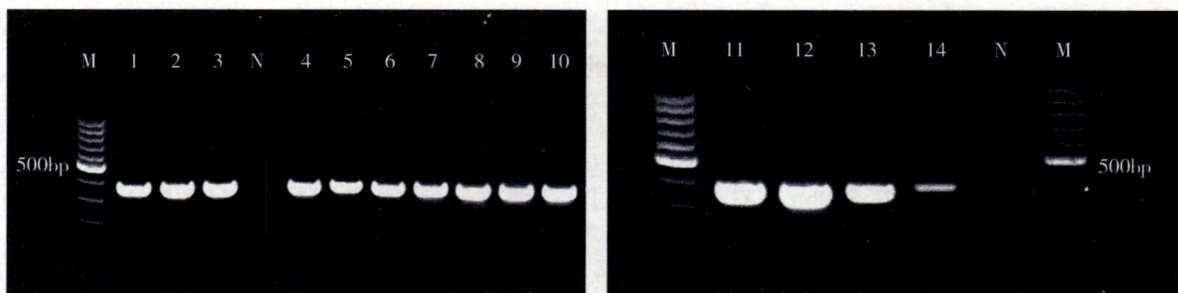

图 3-12　巢式 PCR 对 14 批大黄䗪虫丸扩增结果

1～14 分别对应 14 批大黄䗪虫丸巢式 PCR 扩增结果；N：不加模板的阴性对照；M：100bp DNA marker

（二）中药配方颗粒的分子鉴定

中药配方颗粒（traditional Chinese medicine formula granules，TCMFGs）是由单味中药饮片经水提、分离、浓缩、干燥、制粒而成的颗粒，在中医药理论指导下，按照中医临床处方调配后，供患者冲服使用。其性味、归经、功效与原中药饮片一致，用其代替中药饮片供临床随证加减、配方使用，既保持了原中药饮片的药性药效，又具有服用方便、易于调剂等优点。中药配方颗粒在中医药理论指导下，经过了长期、广泛的临床使用，显示了一定疗效，发挥了使用方便、调配灵活的优势，满足了患者实际应用需求，经过 20 余年的试点，中药配方颗粒产业已发展到一定的市场规模。截至 2022 年 5 月，国家药品监督管理局共发布了 210 个中药配方颗粒国家标准，各省市地方共发布近 5000 个中药配方颗粒的地方标准，行业规范化逐渐步入正轨。

国家、省级中药配方颗粒标准相继出台，一定程度上实现对中药配方颗粒安全性、有效性的质量控制，但也存在中药特殊性及质量指标控制技术方面的局限性。中药配方颗粒是以单味中药饮片为原料，制备而成的一种粉末或颗粒制剂，丧失了传统饮片对于外观性状和显微鉴别特征的判别，部分品种配方颗粒检测指标专属性、特征性不足，无法区分同品种不同基原或同基原不同炮制品制成的中药配方颗粒的掺伪或掺杂，如川白芷与杭白芷、黄柏和关黄柏，以及地龙等动物类配方颗粒。

根据国家药品监督管理局《中药配方颗粒质量控制与标准制定技术要求》（2021 年第 16 号）的要求，来源如为多基原中药材，应固定一个基原，不同基原的中药材不可相互混用。由于中药化学成分的复杂性，有必要采用定性鉴别和多成分同时定量分析方法综合判断中药配方颗粒真伪优劣，保障临床用药的安全性和有效性。

中药配方颗粒在生产工艺上与中成药相似，且由单味中药饮片制成，因此可以参照中成药分子鉴定的思路和方法，其中特异性 PCR 具有专属性好、灵敏度高、稳定性强的特点，在中药配方颗粒的分子鉴定中应用较多。中华中医药学会 2021 年发布了 T/CACM 1027.201—2021《当归配方颗粒 PCR 鉴别》、T/CACM 1027.202—2021《人参配方颗粒 PCR 鉴别》和 T/CACM 1027.203—2021《法半夏配方颗粒 PCR 鉴别》3 个配方颗粒分子鉴别团体标准，为配方颗粒专属性鉴别提供了解决方法。目前业内已研究出金银花、牛膝和川牛膝等植物药配方颗粒，以及地龙、紫河车、蕲蛇、金钱白花蛇、乌梢蛇、鳖甲、僵蚕等动物药配方颗粒的原料基原鉴定方法，并在生产实践中得到应用，为配方颗粒的生产、流通、用药安全提供了技术保障。

中药配方颗粒的特异性 PCR 鉴定步骤包括：从药材水煎液中提取 DNA，利用位点特异性 PCR 扩增目标序列，电泳观察产物特异性条带进行真伪判别等。如配方颗粒样品出现 PCR 产物琼脂糖凝胶电泳无条带的情况，可能的原因有：①不同厂家配方颗粒生产工艺有区别，其设备、技术条件不同，提取时间过长或温度过高均可能导致 DNA 降解严重，出现无法扩增的情况；②配方颗粒辅料的影响；③配方颗粒制备时可能存在使用非水提取的情况；④投料原料药基原非《中国药典》规定的品种。因此，需要进一步结合生产环节，扩大品种和样品量，优化 DNA 提取方法，完善配方颗粒 PCR 鉴定方法。

下面以金银花配方颗粒为例说明位点特异性 PCR 方法在配方颗粒鉴别时的主要步骤。

1. 研究背景　本研究以金银花配方颗粒为例，运用位点特异性 PCR 技术对金银花的基原植物及配方颗粒进行鉴定，分析 DNA 分子鉴定技术对配方颗粒基原鉴定的适用性，以期为中药配方颗粒质量控制与标准制定研究提供依据。

2. 材料和方法

（1）材料　金银花及其混伪品基原植物和金银花配方颗粒。

（2）方法

① DNA 提取：使用改良 CTAB 法提取金银花及其混伪品基原植物 DNA，使用改进的硅胶吸附柱法提取配方颗粒 DNA。

②鉴别引物设计：基于金银花基原植物忍冬及其同属混伪品间 SNP 鉴别位点（*trn*L–*trn*F 序列 625G/A），设计金银花配方颗粒特异性鉴别引物 Jinyinhua-1.F/R，见表 3-4。

表 3-4　特异性 PCR 鉴别引物及其反应条件

引物	序列（5'–3'）	产物	PCR 反应程序
Jinyinhua-1.F	AGTCCCTCTATCCCCAAA	106bp	95℃ 5 分钟，45 个循环（95℃ 20 秒，
Jinyinhua-1.R	TGGATGAGAAATATAACGAATTAG		63℃ 20 秒，72℃ 20 秒），72℃ 5 分钟

③ PCR 扩增：25μL PCR 反应体系包含 2×MightyAmp Buffer Ver.2 预混液 12.5μL，MightyAmp DNA Polymerase（1.25U/μL）0.6μL、10μmol/L 上游及下游引物各 0.25μL，20% 聚乙烯吡咯烷酮 –40（PVP-40）溶液 1μL，10g/L 牛血清蛋白（BSA）溶液 0.5μL，DNA 模板 1μL（约 10ng）。PCR 初始反应程序见表 3-4。对 PCR 反应条件进行考察，确定可鉴别金银花及其混伪品的位点特异性 PCR 退火温度、循环数和 DNA 浓度范围。根据上述结果，取金银花基原植物、混伪品及配方颗粒 DNA，考察退火温度（57℃，59℃，61℃，63℃，65℃），PCR 循环数（35 个，40 个，45 个，50 个循环），*Taq* 酶种类（SpeedSTAR HS *Taq* DNA 聚合酶、MightyAmp DNA Polymerase），不同 *Taq* 酶量（0.25U、0.75U、1.25U）对 PCR 鉴别结果稳定性的影响。筛选出最适鉴别条件，对金银花配方颗粒进行位点特异性 PCR 鉴别。

④序列测定与分析：金银花配方颗粒特异性 PCR 扩增阳性产物，使用 Sanger 法进行测序。对获得的序列，使用 BLASTn 程序在公共核酸数据库中进行比对，以判断鉴别结果的准确性。

3. 主要研究结果

（1）金银花位点特异性 PCR 鉴别结果　最终确定的金银花特异性 PCR 的反应参数为 95℃预变性 5 分钟后，95℃ 20 秒，63℃ 20 秒，72℃ 20 秒，共 40 个循环，并使用该条件对金银花及其同属混伪品进行扩增，结果金银花均出现条带，混伪品无条带，见图 3-13。

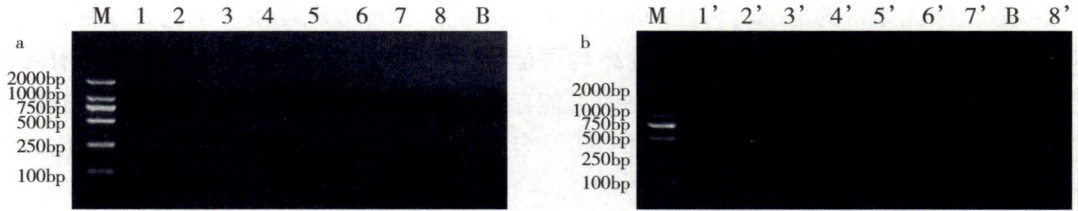

图 3-13　金银花位点特异性 PCR 鉴别

a. 金银花及其混伪品鉴别结果；1. 金银花（山东）；2. 金银花（河南）；3. 短柄忍冬；4. 红腺忍冬；5. 灰毡毛忍冬；

6. 华南忍冬；7. 金银忍冬；8. 黄褐毛忍冬

b. 不同产地金银花鉴别结果；1'. 河南；2'. 山东；3'. 云南；4'. 湖南；5'. 湖北；6'. 四川；7'. 北京；8'. 安徽。

M.DL 2000 Marker；B. 空白对照（ddH$_2$O）

（2）金银花配方颗粒的位点特异性 PCR 鉴别　对金银花配方颗粒 PCR 鉴别反应参数进行筛选和优化后，均可获得约 100bp 的特异性条带，配方颗粒扩增条带亮度较基原植物条带弱；配方颗粒特异性 PCR 产物测序峰图与基原植物峰图一致，且与金银花 *trn*L-*trn*F 序列完全相同，见图 3-14。

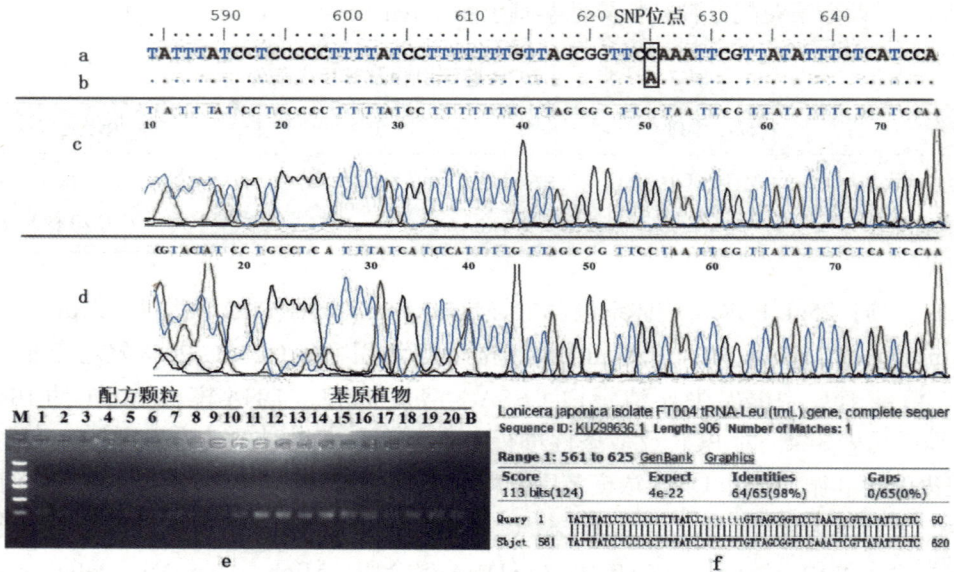

图 3-14　金银花配方颗粒鉴别

a. 金银花序列；b. 混伪品序列；c. 金银花配方颗粒测序峰图；d. 金银花基原植物测序峰图；e. 金银花配方颗粒位点特异性 PCR；f. 金银花配方颗粒 BLAST 比对；M.DL 2000 DNA marker；1～10. 不同厂家金银花配方颗粒；1～2. 华润三九；3～4. 江阴天江；5～10. 康仁堂；11～20. 为不同产地金银花基原植物；11～12. 河南；13～14. 山东；15～16. 云南；17～18. 湖南；19～20. 湖北；B. 空白对照（ddH$_2$O）

五、DNA 特征性片段

现有的 DNA 分子鉴定标记大体可以分为特异性标记和 DNA 条形码两类。特异性标记的特点是"一个物种一对引物"，即利用标记的存在或缺失的多态性进行物种鉴定，具有较好的专属性，但无法满足通用性的要求；且由于不同物种的特异性标记存在于基因组的不同区域，导致特异性标记的开发较慢。DNA 条形码则遵循"所有物种一对引物，一个物种一个条码"的理念，即使用通用引物以扩增不同样品中相同位置的片段，并根据扩增片段核苷酸序列的相似度进行物种鉴定，因此其具有较好的通用性。由于植物中广泛存在基因渐渗、不完全谱系分选、辐射进化等情况，导致使用通用引物的 DNA 条形码在部分中药基原物种中存在扩增困难的现象；且由于部分中药基原物种在 DNA 条形码区域具有相似甚至相同的核苷酸序列，也导致 DNA 条形码的鉴别准确性降低。

理想的 DNA 分子标记应兼具特异性和通用性。2022 年，DNA 特征性片段（DNA signature sequence，DSS）的概念被提出。DSS 是指在物种 DNA 序列中特有，与其他物种可区分的，具有特定长度，且长度相对短的一段 DNA 序列，一般认为在 20 ～ 100bp。DSS 开发直接基于本底数据，即该物种的叶绿体基因组中的 DNA 序列信息，无须预先设定特异性标记可能存在的潜在区域，且 DSS 标记长度可根据实际情况灵活调整，是一种兼顾特异性与通用性的分子标记。DSS 标记具有不依赖序列相似度、技术难度低及可与其他分子标记技术结合的特点，在中药的鉴定中具有潜在应用价值。本底数据的获取是制约 DSS 开发的主要因素。近年来，随着高通量测序成本的不断降低，目前已有超过 2500 种陆地植物的叶绿体基因组被发表，这些数据为植物 DSS 标记的开发提供了基础。中药分子鉴定 DSS 标记开发的基础原则为：①目标物种至少要有两条完整的叶绿体基因组；② DSS 标记的最佳长度为 40bp；③混伪品的叶绿体基因组应当包括在背景物种数据集中。根据上述原则，目前已对 4000 种植物中的 DSS 进行鉴定，并基于分子标记评估指标对 DSS 和 DNA 条形码标记进行比较，结果表明 DSS 的特异性为 100%，高于其他 DNA 条形码标记；通用性为 79.38%，高于 *mat*K、*ycf*5、*ycf*1、*atp*B。

DSS 片段短的特点为其在中药分子鉴定中的应用带来了独特的优势。由于中药类型复杂，包括药材、饮片、汤剂、颗粒剂等，在炮制或加工过程中 DNA 会发生降解，极大影响 DNA 的提取与 PCR 扩增效率，从而限制分子鉴定方法的应用范围。缩短 PCR 扩增产物的长度是解决该问题的重要手段之一，DSS 标记的长度一般为 20 ～ 100bp，较 DNA 微型条形码进一步降低，因此面对高度降解样品的检测更具优势。另外，由于 DSS 标记较短，其还可以直接与无须 PCR（PCR-free）的检测方法相结合。尽管 DNA 宏条形码技术已获得了广泛应用，但由于目前双端（Pair-end）测序技术的单向检测长度为 150 ～ 250bp，仍需先进行 PCR，再进行高通量测序；但目前的单向测序长度已覆盖 DSS 标记长度（20 ～ 100bp），因此无需经过 PCR 即可将高通量测序技术与 DSS 标记相结合。

下面以九里香和千里香为例，说明 DSS 标记在中药鉴定中的应用及主要步骤。

1. 研究背景 《中国药典》2020 年版记载，中药九里香来源于芸香科九里香属植物九里香 *Murraya exotica* L. 和千里香 *Murraya paniculata*（L.）Jack. 的干燥叶和带叶嫩枝。本研究基于九里香属叶绿体基因组数据筛选了九里香和千里香的 DSS 分子鉴定标记，为中药九里香两种基原植物的分子鉴定提供新方法。

2. 材料和方法

（1）材料 九里香和千里香植物。

（2）方法

① DNA 提取：将样品研磨成粉末，取约 20mg 粉末放入 2mL 离心管，植物基因组 DNA 提取试剂盒提取总 DNA。

②鉴别引物设计：基于九里香、千里香及同属近缘种的叶绿体基因组数据筛选九里香和千里香的 DSS 标记，根据筛选 DSS 标记的上下游保守序列设计扩增引物，见表 3–5。

表 3-5   DSS 扩增引物

靶向物种	引物	序列（5'-3'）	产物长度
九里香 *M. exotica*	E03-F	GCCGACGTTCCTTTTCGAAG	331bp
	E03-R	GAGCATCCAAATCCGGGTCA	
千里香 *M. paniculata*	P03-F	CAGGCGGGATTTCTGACGTA	445bp
	P03-R	CTGGTACCAAGATCGAGCCC	

③ PCR 扩增：25μL PCR 反应体系为：2×M5 Super FastTaq PCR MasterMix 13μL，上下游引物各 0.4μL，DNA 模板 2.5μL，双蒸灭菌水 8.7μL。PCR 扩增条件：95℃预变性 3 分钟；94℃变性 15 秒，55℃退火 30 秒，72℃延伸 30 秒，40 个循环；72℃终延 5 分钟。PCR 产物于核酸染料染色的 1.5% 琼脂糖凝胶电泳检测。

④序列测定与分析：取阳性扩增产物使用 Sanger 法正向测序，使用 Chromas v2.6.6 对测序峰图进行校对，并使用 BioEdit v7.0.9.0 对各样品测序结果进行多重序列比对，验证筛选的 DSS 标记是否可以用于九里香和千里香的鉴定。

⑤测序结果判定方法：将各样品 DSS 阳性扩增产物的测序结果和对应 DSS 进行多重序列比对，当待鉴定目标物种所有样品的扩增序列存在一段特征序列与对应 DSS 序列相似度为 100%，而其他物种所有样品的序列与对应 DSS 相比存在至少 1 个碱基的差别，则表明该 DSS 分子标记可以用于目标物种的鉴定。

3. 主要研究结果

使用设计的 DSS 扩增引物对九里香和千里香进行 PCR 扩增，样品在目标长度均出现明亮条带。产物经正向测序，与对应 DSS 标记进行比对，显示九里香和千里香 PCR 产物测序结果分别与对应的 DSS 序列一致。获得九里香 DSS 鉴定标记 E03（5′ → 3′）：TCGGACACATTTGGCACGGTGCTAGAACCTTGTTCAGAGA，见图 3-15；千里香 DSS 鉴定标记 P03（5′ → 3′)：CGAGCGATTCTCCCGTTGCAATCGAATTCGATCTTCATAG，见图 3-16。

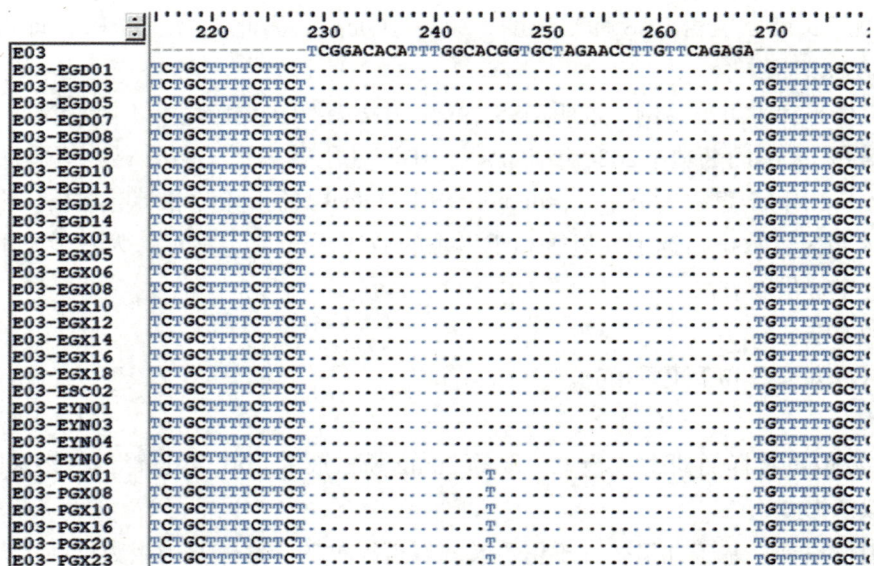

图 3-15   DSS E03 与扩增产物序列比对结果

E03. 九里香 DSS 标记；E03-EGD01 ～ E03-EYN06. 九里香；E03-PGX01 ～ E03-PGX23. 千里香

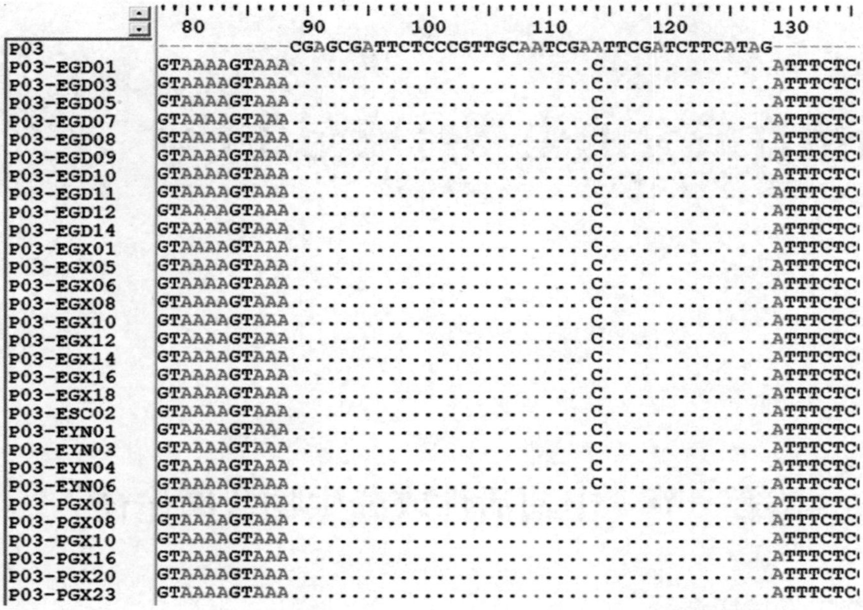

图 3-16　DSS P03 与扩增产物序列比对结果

P03. 千里香 DSS 标记；P03-EGD01 ～ P03-EYN06. 九里香；P03-PGX01 ～ P03-PGX23. 千里香

第一节 中药活性成分生物合成途径

一、萜类生物合成途径

（一）萜类化合物概述

萜类化合物（terpenoids）是由异戊二烯（C5）为基本单元构成的一类烃类化合物，根据异戊二烯单元的数目分为单萜（C10）、倍半萜（C15）、二萜（C20）、三萜（C30）、四萜（C40）和多萜（C>40）；同时还可再根据萜类分子结构中碳环的有无和数目，进一步分为链萜、单环萜、双环萜、三环萜、四环萜等。许多萜类是含氧衍生物，所以萜类化合物又可分为醇、酸、酮、羧酸、酯及苷等。在植物次生代谢产物中萜类的结构与种类最为丰富，迄今为止已有近5万多个萜类分子及其衍生物的结构被解析。

1. 单萜（monoterpene）和倍半萜（sesquiterpene） 基本骨架分别由2个和3个异戊二烯单位构成，多存在于植物挥发油中，具有较强的香气和生物活性，是医药、食品、化妆品工业的重要原料。

2. 二萜（diterpene） 基本骨架由4个异戊二烯单位构成，在自然界分布广泛，具有显著的生物活性，如紫杉醇、丹参酮类化合物、穿心莲内酯、雷公藤甲素等。

3. 三萜（triterpene） 基本骨架由6个异戊二烯单位聚合而成，是一类重要的中药化学成分。三萜苷类可溶于水，其水溶液振摇后能产生大量持久的肥皂样泡沫，故被称为三萜皂苷，常见的皂苷元为四环三萜和五环三萜类化合物。三萜类化合物在中药材中广泛存在，如人参的主要有效成分人参皂苷、甘草中的甘草素等。

4. 四萜（tetraterpenoids） 基本骨架由8个异戊二烯单位构成，在自然界分布很广，如胡萝卜中提取得到的胡萝卜素即是一种四萜，包括 α-胡萝卜素、β-胡萝卜素、γ-胡萝卜素，是重要的营养素。四萜分子中含有较多的共轭双键，因此这类化合物通常具有颜色。

（二）萜类化合物的生物合成途径

萜类化合物的生物合成途径通常被分为3个阶段：C5前体异戊烯基焦磷酸（isopentenyl diphosphate，IPP）及其双键异构体二甲基烯丙基焦磷酸（dimethylallyl diphosphate，DMAPP）生成阶段、直接前体〔法尼基焦磷酸（farnesyl pyrophosphate，FPP）、牻牛儿基二磷酸（geranyl pyrophosphate，GPP）、牻牛儿基牻牛儿基焦磷酸（geranylgeranyl pyrophophate，GGPP）等〕生

成阶段、萜类骨架生成及修饰阶段（氧化还原、酰化、糖基化等）（图 4-1）。其中，前两个阶段已经比较清楚，且为所有萜类化合物所共享；第三个阶段决定了萜类化合物结构多样性，是植物次生代谢研究的重点领域。

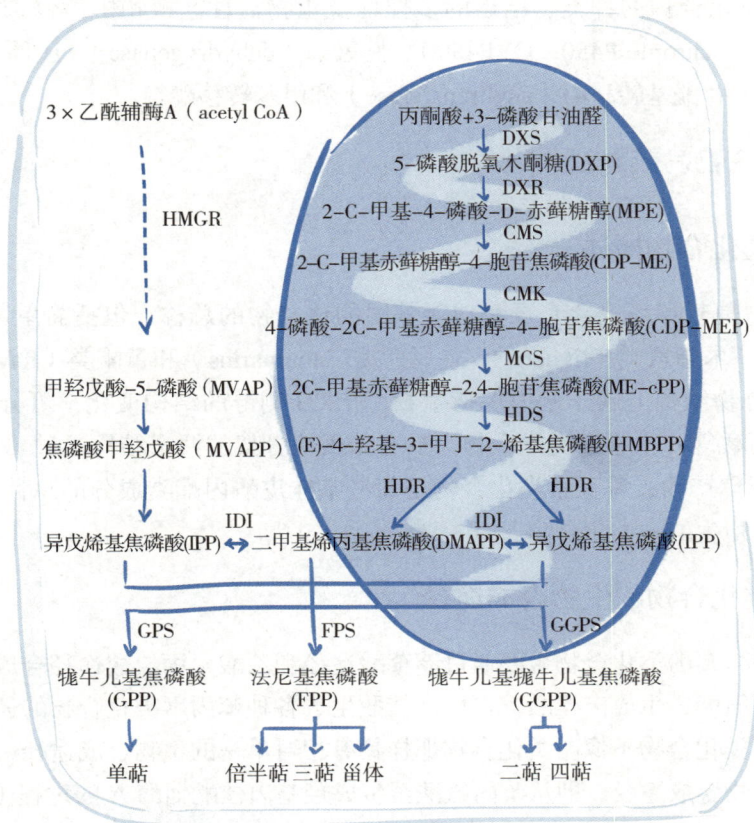

图 4-1 萜类和甾体化合物的生物合成途径

1. C5 单位的形成　五碳（C5）的异戊烯基焦磷酸（iso-pentenyldiphosphate，IPP）及异构体二甲基烯丙基焦磷酸（dimethy-lallyldiphosphate，DMAPP）是萜类共同中间体，其合成途径相关基因及机制已被阐明，其生物合成途径有两条：1- 脱氧 -D- 木酮糖 -5- 磷酸途径（DXP 或 MEP）和甲羟戊酸（MVA）途径。一般来说，真细菌中存在 DXP 途径，真核生物和古细菌中存在 MVA 途径，而植物中则同时含有两条途径：质体中的 DXP 途径和胞质中的 MVA 途径。

2. C5 单位的聚合　通过 MVA 途径和 MEP 途径产生的 IPP 和 DMAPP 是所有萜类和甾体类化合物的前体，除本身作为半萜的中间体之外，C5 单位 IPP 和 DMAPP 进一步在异戊烯基转移酶（prenyltransferases）催化下，分别形成单萜、倍半萜和二萜的前体——GPP、FPP、GGPP。GPP 作为单萜（C10）的前体是由一分子的 IPP 和一分子 DMAPP 在牻牛儿基焦磷酸合成酶（geranyl diphosphate synthase，GPS）催化下合成的。法尼基焦磷酸合酶（farnesyl diphosphate synthase，FPS）催化两分子的 IPP 和一分子的 DMAPP 经过两步缩合反应生成 FPP（C15），牻牛儿基牻牛儿基焦磷酸合酶（geranylgeranyl diphosphate synthase，GGPS）催化三分子的 IPP 和一分子的 DMAPP 经过三步缩合反应生成 GGPP（C20）。

3. 萜类合成及修饰　萜类直接前体 DMAPP（C5）、GPP（C10）、FPP（C15）、GGPP（C20）、SPP（C45）及 PPP（C50）在萜类合酶（terpene synthases，TPS）催化下分别形成半萜、单萜、倍半萜、二萜及多萜骨架；三萜由 2 分子 FPP 在角鲨烯合酶 SQS 催化下合成，而类胡萝卜素合成关键酶八氢番茄红素合成酶（phytoene synthase，PSY）催化 2 分子 GGPP 形成八氢番茄红素（C40）。植物中的萜类化合物还可能被进一步修饰，如羟化、糖基化、甲基化、异构化、环氧化、加成和还原、卤化等，甚至其骨架结构发生重排。这些后修饰反应大幅度地增加了萜类化合物的种类、结构的多样性及生物活性。植物中后修饰酶包括细胞色素 P450 单加氧酶（cytochrome P450，CYP450）、脱氢酶（dehydrogenase）、还原酶、糖基转移酶（glucosyltransferase）、酰基转移酶（acyltransferase）和甲基转移酶等。

二、多酚类生物合成途径

（一）多酚类化合物概述

多酚类化合物是芳香环上含有羟基功能基团的化合物的总称，包括简单苯丙素类（simple phenylpropanoids）、木脂素类（lignans）、香豆素类（coumarins）和黄酮类（flavonoids）化合物。简单苯丙素类化合物结构上属于苯丙烷衍生物，依 C3 侧链的结构变化，可分为苯丙烯、苯丙醇、苯丙醛、苯丙酸等；木脂素类化合物为具有苯丙烷骨架的两个结构通过 β,β′ 或 8,8′- 碳相连而形成的一类天然产物；香豆素类化合物是邻羟基桂皮酸内酯类成分的总称；黄酮类是以 2-苯基色原酮为母核衍生的一类化合物。

（二）多酚类化合物的生物合成途径

在高等植物中，多酚类化合物主要通过莽草酸途径和乙酸 – 丙二酸途径合成。莽草酸途径是由莽草酸通过苯丙氨酸，生成肉桂酸，再由肉桂酸生成各种苯丙素类化合物的途径，现也被称为肉桂酸途径。多酚类化合物不像萜类化合物那样具有相对单一的生物合成途径，大多数只分享了一条较短的共同生物合成途径，即从苯丙氨酸至生成羟基肉桂酰辅酶 A 的过程（图 4-2）。

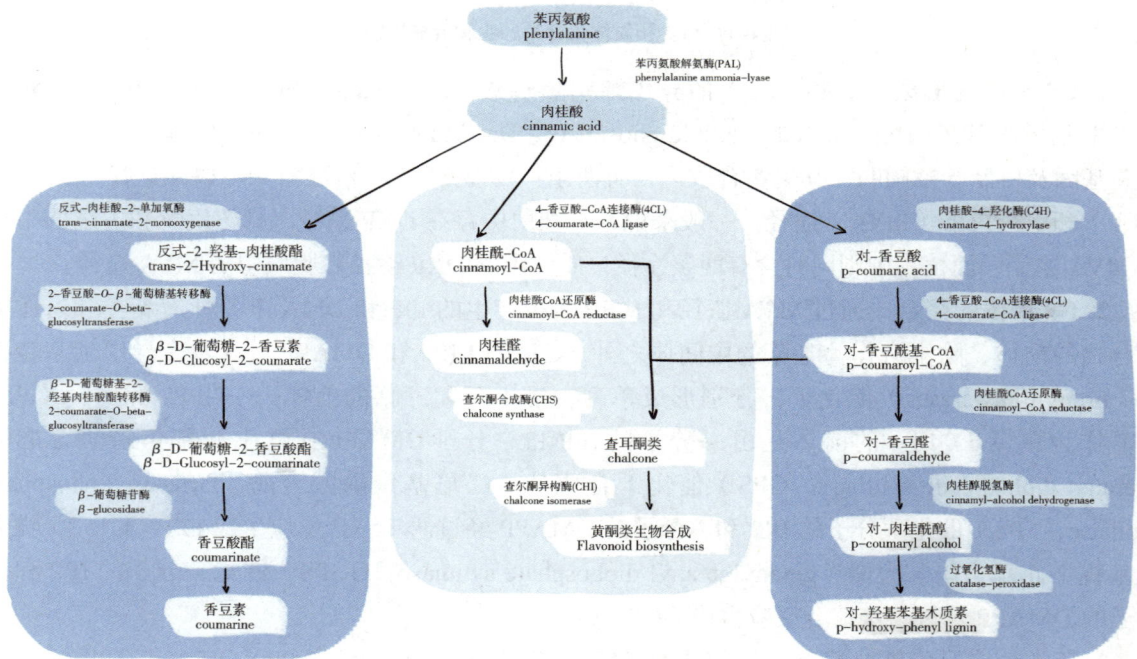

图 4-2   多酚类化合物的生物合成途径

1. 简单苯丙素类的生物合成   简单苯丙素类化合物的生物合成主要经莽草酸途径，莽草酸途径第一个重要的酶是苯丙氨酸解氨酶（phenylalanine ammonia lyase，PAL），催化苯丙氨酸生成肉桂酸（cinnamic acid），肉桂酸在肉桂酸 -4- 羟化酶（cinamate-4-hydroxylase，C4H）的催化下生成对 - 香豆酸。C4H 是第一个被鉴定的植物 P450 单加氧酶，该酶行使功能需氧且依赖 NADPH，它在肉桂酸的对位上催化位置特异性的羟化反应。香豆酸经过甲基化和羟基化形成简单苯丙素类化合物，如阿魏酸和芥子酸等。香豆酸在香豆酸 -3- 羟化酶（coumarate 3-hydroxylase，C3H）的催化下在邻位羟基化形成咖啡酸，咖啡酸经咖啡酸甲基转移酶（caffeic acid O-methyltransferase，COMT）催化生成阿魏酸。阿魏酸再进一步经过阿魏酸 -5- 羟基化酶（ferulate-5-hydroxylase，F5H）作用促进芥子酸的合成。

2. 木脂素的生物合成 木脂素（lignans）的生物合成是在一系列酶催化下使苯丙氨酸或酪氨酸逐步转化为木脂素单体，最终聚合成木脂素的过程。3 种木脂素单体分别为香豆醇（coumaryl alcohol）、松柏醇（coniferyl alcohol）和芥子醇（sinapyl alcohol）。苯丙氨酸解氨酶（phenylalanine ammonialyas，PAL）是木脂素生物合成途径中的第一个限速酶，在其作用下形成反式肉桂酸。4- 香豆酸辅酶 A 连接酶（4-coumarate-CoA ligase，4CL）作用后生成相应的 CoA 酯，实际是对将被还原的基团进行活化。肉桂酰 -CoA 还原酶（cinnamoyl-CoA reductase，CCR）可还原 3 种羟基肉桂酸的 CoA，生成相应肉桂醛。肉桂醇脱氢酶（cinnamoyl alcohol dehydrogenase，CAD）是催化木脂素前体生物合成的最后一步，即肉桂醛还原为肉桂醇。木脂素经过进一步的环化和其他修饰可产生具有较好生物活性的天然木脂素，如鬼臼毒素（podophyllotoxin）是一个芳基四氢萘内酯，该化合物具有良好的抗肿瘤及抗病毒作用。它是由松柏醇在松脂醇合成酶、松柏醇 - 落叶松脂素还原酶、开环异松脂醇脱氢酶等一系列酶的催化下生成罗汉松脂素，罗汉松脂素再经过芳环取代和羟基化等修饰生成鬼臼毒素。

3. 香豆素类的生物合成 香豆素类（coumarin）化合物是一类具有苯骈 α - 吡喃酮母核的天然产物的总称，在结构上可以看成是顺式 - 邻羟基桂皮酸脱水而形成的内酯类化合物。在苯丙氨酸解氨酶（phenylalanine ammonia-lyase，PAL）的作用下，苯丙氨酸被催化成肉桂酸，随后在肉桂酸 -4-羟化酶（cinnamate 4-hydroxylase，C4H）和 4- 香豆酸 - 辅酶 A 连接酶的共同催化下，转变成生物合成的活性中间产物 p- 香豆酰辅酶 A。在对拟南芥的研究中，发现了香豆素可能的生物合成途径。在香豆酸 -3'- 羟化酶的催化下，p- 香豆酰辅酶 A 的 3' 位发生羟基化，生成咖啡酰辅酶 A。随后在咖啡酰辅酶 A 氧甲基转移酶的修饰下，咖啡酰辅酶 A 3' 位的氧发生甲基化，产生的阿魏酰辅酶 A 经加氧酶催化生成 6'- 羟基阿魏酰辅酶 A，最终经侧链的异构化和内酯化生成香豆素类化合物。

4. 黄酮类化合物的生物合成 黄酮类生物合成途径是研究最为透彻的植物次生代谢途径之一，在该途径中，来源于莽草酸途径的香豆酸在 4- 香豆酸 -CoA 连接酶（4-coumarate-CoA ligase，4CL）的催化下生成香豆酰 -CoA。4CL 作用于苯丙烷类代谢途径中的第三步反应，催化各种羟基肉桂酸生成相应的硫酯，这些硫酯处于苯丙烷类代谢途径和各种末端产物特异性合成途径的分支点。随后，三分子的丙二酰辅酶 A（malonyl-CoA）和一分子的 4- 香豆酰 -CoA（4-coumaroyl-CoA）在查耳酮合酶（chalcone synthase，CHS）的催化下生成具有 C15 骨架的查耳酮。CHS 作为黄酮类化合物的起始酶，其表达与否直接与植物黄酮类化合物含量多少有关，在很多植物如百合、蝴蝶兰、大豆等中都有研究。随后在查耳酮异构酶（chalcone isomerase，CHI）的作用下形成二氢黄酮，其他黄酮类化合物大都需经过其他酶的作用合成。CHI 是黄酮类化合物代谢途径中的第 2 个关键酶，催化分子内的环化反应。

黄酮（flavone）是以二氢黄酮为底物，在黄酮合酶（flavone synthase，FNS）的催化作用下形成的。植物中包括 FNS Ⅰ 和 FNS Ⅱ 这两种完全不同的黄酮合酶。大多数植物中主要是

FNS Ⅱ，FNS Ⅱ均属于 CYP450 家族，而且主要集中在 CYP93B 亚家族，可以催化二氢黄酮的 C-2 和 C-3 键形成双键，生成黄酮。伞形科植物中除有 FNS Ⅰ外，还包括可溶性的依赖 2- 氧化戊二酸（2-oxoglutarate）的 FNS Ⅰ，可以催化黄烷酮的 C-2 和 C-3 键脱氢，生成黄酮，如催化柚皮素生成芹菜素。柚皮素进一步在黄酮醇 -3- 羟化酶（flavanone-3-hydroxylase，F3H）和黄酮 3′,5′- 羟化酶（flavonoid 3′,5′-hydroxylase，F3′5′H）的催化下形成二氢槲皮素（dihydrquercetin）和二氢杨梅素（dihydromyricetin）等二氢黄酮醇，二氢黄酮醇进一步在黄酮醇合酶（flavonol synthase，FLS）的催化下生成槲皮素、杨梅酮等黄酮醇（flavonol）。二氢黄酮醇可以进一步在二氢黄酮醇还原酶（dihydroflavonol 4-reductase，OFR）的催化下，形成无色花色素，并进一步在花色素合成酶（anthocyanidin synthase，ANS）的作用下形成如矢车菊素（cyanidin）、天竺葵色素（pelargonidin）等花色素，花色素在糖苷转移酶的作用下，通常在 C-3 和 C-7 位糖基化，生成花色苷。异黄酮与其他黄烷酮类化合物结构的区别在于其莽草酸来源的芳环转移到了羰基碳的邻位，二氢黄酮柚皮素和甘草素在依赖 CYP450 的异黄酮合酶（isoflavone synthase，IFS）催化下生成大豆黄酮（daidzein）和染料木黄酮（genistein）。

三、生物碱类生物合成途径

（一）生物碱概述

生物碱（alkaloids）是指来源于生物界（主要是植物界）的一类含氮有机化合物。根据生源途径结合化学结构类型分为萜类吲哚生物碱（terpenoid indole alkaloids）、苄基异喹啉生物碱（benzylisoquinoline alkaloids）、托品生物碱（tropane alkaloids）、嘌呤生物碱（purine alkaloids）和吡咯生物碱（pyrrolizidine alkaloids）等。

（二）生物碱类生物合成途径

生物碱类化合物的生物合成途径与萜类化合物和酚类等化合物不同。不同类型生物碱类化合物的生物合成途径相对独立。一类是来源于氨基酸途径，主要有鸟氨酸、赖氨酸、邻氨基苯甲酸、苯丙氨酸、酪氨酸、色氨酸；另一类是来源于异戊烯途径，分别来源于萜类和甾体类；此外，嘌呤类生物碱来源于嘌呤生物合成途径。生物碱类化合物的主要生物合成途径见图 4-3。

1. 萜类吲哚生物碱的生物合成　吲哚类生物碱（indole alkaloids）是生物碱中种类较多、结构较为复杂的一大类生物碱。根据其结构特点可分为简单吲哚类、β- 卡波林类、半萜吲哚类、单萜吲哚类和双吲哚类等。

单萜吲哚生物碱类化合物（monoterpenooid indole alkaloids，MIA）由来自色氨酸（tryptophan）的吲哚部分和裂环环烯醚萜开环番木鳖苷（iridoid glucoside secologanin）的单萜部分组成。其吲哚部分是在色氨酸脱氢酶（tryptophan decarboxylase，TDC）的作用下催化色氨酸生成色胺，编码 TDC 的基因已在积累单萜吲哚生物碱的不同物种中克隆得到。生成单萜部分的前体裂环马钱子碱（secologanin）的过程尚未被完全解析，理论上首先由属于 CYP450 酶的香叶醇 -10- 脱氢酶（geraniol-10-hydroxylase，CYP76B6）催化香叶醇生成 10- 羟基香叶醇（10-hydroxy-geraniol），10- 羟基香叶醇氧化还原酶（10-hydroxygeraniol oxidoreductase，10-HGO）氧化还原生成 10- 氧香叶醛（10-oxogeranial），再由环烯醚萜合酶（iridodial synthase，IRS）环化生成环烯醚萜（iridodial）。7-deoxyloganetic acid synthase（7-DLS）将环烯醚萜氧化为 7-deoxyloganetic acid，7-deoxyloganetic acid glucosyltransferase（7-DLGT）再将其催

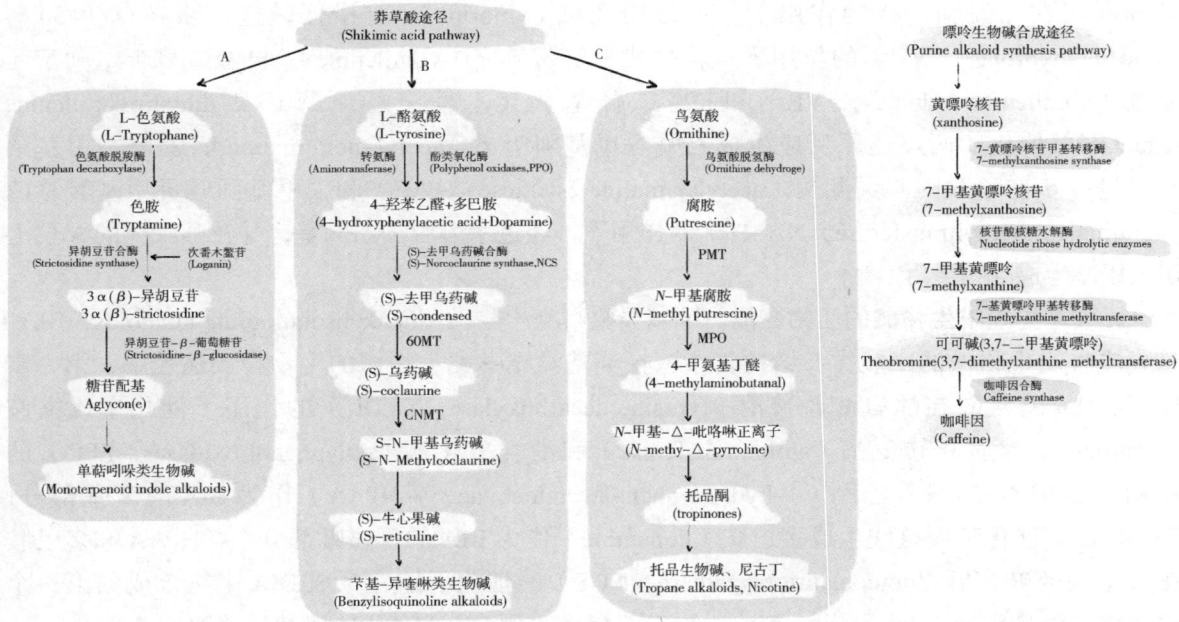

图 4-3　生物碱类化合物的生物合成途径

化为 7- 脱氧马钱苷酸（7-deoxylo-ganic acid），7- 脱氧马钱苷酸在 7- 脱氧马钱苷酸羟化酶
（7-deoxyloganic acid 7-hydroxylase，DL7H）的催化作用下生成马钱苷酸（loganic acid），马
钱苷酸进一步在马钱苷酸甲基转移酶（loganic acid methyltransferase，LAMT）的作用下生成
马钱子苷，马钱子苷在裂环马钱子苷合成酶（secologanin synthase，SLS）的催化作用下裂环
生成裂环马钱子苷（secologanin）。由类萜途径而来的开环番木鳖苷和由吲哚途径而来的色
胺，在异胡豆苷合成酶（strictosidine synthase，STR）的催化作用下偶合生成 3α（S）- 异胡
豆苷 [3α（S）-strictosidine]。异胡豆苷进一步在异胡豆苷 β- 葡萄糖苷酶（strictosidine β-D-
glucosidase，SGD）催化下脱掉糖苷生成异胡豆苷糖苷元（strictosidine-derived aglycone）。该
化合物通过几步不稳定的化合物生成生物碱生物合成的重要分支点二氢缝籽木碱，并通过
不同途径分别生成长春花碱和阿吗灵。二氢缝籽木碱在酶的催化作用下生成长春花碱的代
谢中间产物水甘草碱（tabersonine）。首先水甘草碱在其羟化酶（tabersonine 16-hydroxylase
2，T16H2）的酶促作用下生成 16- 羟基水甘草碱（16-hydroxytabersonine），16- 羟基水甘
草碱进一步在甲基转移酶（16-O-methyltransferase，16-OMT）作用下生成 16- 甲氧基水甘
草碱（16-methoxytabersonine），随后 16- 甲氧基水甘草碱在甘草碱 3- 加氧酶（taberso-nine
3-oxygenase，T3O）和水甘草碱 3- 还原酶（tabersonine3-reductase，T3R）的协同作用下转化
为 16- 甲氧基 -2,3- 二氢 -3- 羟基水甘草碱（16-methoxy-2,3-di-hydro-3-hydroxytabersonine），
16- 甲氧基 -2,3- 二氢 -3- 羟基水甘草碱进一步在 N- 甲基转移酶（N-methyltransferase，NMR）
的催化作用下生成去乙酰氧基文多灵（desacetoxyvindoline），去乙酰氧基文多灵在羟化酶
（desacetoxyvindoline-4-hydroxylase，D4H）的作用下生成去乙酰文多灵（deacetylvindoline），
最后乙酰文多灵在去乙酰文多灵 -4-O- 乙酰转移酶（deacetylvindoline-4-O-acetyltransferase，
DAT）的作用下生成文多灵（vindoline）。文多灵和长春碱在氧化酶的作用下生成长春花碱。

　　二氢缝籽木碱生成阿吗灵的过程。首先是在 sarpagan 桥酶（sarpagan bridge enzyme，SBE）
的催化下建立 sarpagan 环系统，生成聚精液素醛（polyneuridine aldehyde），进一步在聚精液素醛酯
酶（polyneuridine aldehyde esterase，PANE）作用下水解，自发脱羧形成异维西明（epi-vellosimine）。

异维西明在乙酰辅酶A的作用下生成维诺任碱（vinorine），维诺任碱进一步在CYP450酶（vinorine hydrolase，VH）的作用下氧化生成萝芙木勒宁（vomilenine），再经过萝芙木勒宁还原酶（vomilenine reductase，VR）和1,2-二羟基萝芙木勒宁还原酶（1,2-dihydrovomilenine reductase）催化的两步还原反应生成乙酰去甲基阿吗灵（acetyl-norajmaline），乙酰去甲基阿吗灵进一步在乙酰阿吗灵酯酶（acetylajamaline esteraese，AAE）和去甲基阿吗灵甲基转移酶（norajmalan methyltransferase，NAMT）的作用下，经过水解脱去乙酰基，并在吲哚环的 N 位上引入甲基生成阿吗灵。

2. 苄基异喹啉生物碱的生物合成 苄基异喹啉类生物碱（benzylisoquinoline alkaloids，BIA）是异喹啉类生物碱的一大类，结构复杂，在苄基异喹啉类生物碱的生物合成途径中，第一步反应是L-酪氨酸在酪氨酸脱羧酶（tyrosine decarboxylase，TYDC）的作用下催化生成酪胺（tyramine），酪胺在转氨酶（aminotransferase）和酚类氧化酶（polyphenol oxidases，PPO）的作用下生成4-羟基苯乙醛（4-hydroxyphenylacetaldehyde，4-HPAA）作为BIA的苄基部分；TYDC还可催化苯丙氨酸生成多巴胺（dopamine）作为BIA的异喹啉部分。4-HPAA和多巴胺在去甲乌药碱合酶（norcoclaurine synthase，NCS）的催化下缩合生成BIA生物合成的第一个中间体去甲乌头碱（norcoclaurine），去甲乌头碱在去甲乌头碱6-O-甲基转移酶（norcoclaurine 6-O-methyltransferase，6OMT）、乌药碱 N-甲基转移酶（coclaurine N-methyltransferase，CNMT）、N-甲基乌头碱4′-羟化酶（CYP80B3）和3′-羟基-N-甲基乌药碱4′-O-甲基转移酶（3′-hydroxy-N-methylcoclaurine 4′-O-methyltransferase，4′OMT）作用下，经历几次甲基化作用和一个羟基化生成重要分支点化合物（S）-牛心果碱 [（S）-reticuline]。（S）-牛心果碱可转化成多种苄基异喹啉类生物碱，主要通过以下几个分支生成不同的BIA类化合物。第一个分支从罂粟中得到一个（S）-牛心果碱-7-O-甲基转移酶（reticuline 7-O-methyltransferase，7-OMT），催化（S）-牛心果碱生成半日花碱（laudanine）。第二个重要的分支是（S）-牛心果碱在小檗碱桥酶（berberine beridge enzyme，BBE）的催化作用下生成金黄紫堇碱（scoulerine）。金黄紫堇碱可以在碎叶紫堇碱合酶（cheilanthifoline synthase，CFS）和刺罂粟碱合酶（stylopine synthase）的催化下生成刺罂粟碱（stylopine），刺罂粟碱在酶的作用下进行 N-甲基化生成 cis-N-甲基刺罂粟碱（cis-N-methylstylopine），进一步羟基化生成白屈菜碱（protopine）。白屈菜碱在白屈菜碱氧化酶（dihydrobenzophenanthridine oxidase，DBOX）的作用下生成血根碱（sanguinarine）。以金黄紫堇碱作为前体的另一个分支是在金黄紫堇碱9-O-甲基转移酶（scoulerine 9-O-methyltransferase，SOMT）的催化下生成四氢非洲防己碱（tetrahydrocolumbamine），一方面转化为非洲防己碱（columbamine）后进一步生成巴马丁（palmatine）；另一方面在四氢小檗碱合酶（canadine synthase，CYP719A1）的催化下生成四氢小檗碱（canadine），经四氢小檗碱氧化酶（canadine oxidase）氧化生成黄连素。第三个分支主要生成吗啡（morphine）、可待因（codeine）等，（S）-牛心果碱首先在氧化酶和还原酶的催化下生成（R）-牛心果碱 [（R）-reticuline]，进一步在沙罗泰里啶合酶（salutaridine reductase）的催化下生成沙罗泰里啶（salutaridine）。沙罗泰里啶在多种酶作用下生成 salutaridinol-7-O-acetate，该化合物的乙酰基会自发消除，并进一步催化生成该途径的第一个五环生物碱蒂巴因（thebaine）。蒂巴因经过两个脱甲基和还原反应生成可待因和吗啡，但催化脱甲基的步骤还不清楚，而催化可待因酮还原生成可待因的酶（codeinone reductase，可待因酮还原酶）已经通过克隆得到。

3. 托品生物碱和尼古丁的生物合成 托品生物碱是指分子中有托品烷骨架且具有抗胆碱作用的一类化合物，代表性物质包括莨菪碱（hyoscyamine）和东莨菪碱（scopolamine）。尼古丁

（nicotine），俗名烟碱，主要来源于烟草属植物。托品类生物碱和尼古丁的生物合成起始于鸟氨酸（ornithine）和精氨酸（arginine）。鸟氨酸在鸟氨酸脱羧酶（ornithine decarboxylase，ODC）作用下，脱羧生成腐胺（putrescine）；精氨酸在精氨酸脱羧酶（arginine decarboxylase，ADC）催化下脱羧生成精胺（spermin）然后经过一系列未知酶促反应生成腐胺；腐胺在 N- 甲基 - 腐胺转移酶（putrescine N-methyl-transferase，PMT）作用下甲基化形成 N- 甲基 - 腐胺（N-methyl-putrescine，MP），该酶是第一个在植物次生代谢研究中利用代谢物组分析，结合基因表达谱分离和克隆得到的，N- 甲基腐胺在 N- 甲基腐胺氧化酶（N-methylputrescine oxidase，MPO）的催化下生成 4- 甲氨基丁醚（4-methylaminobutanal），该化合物自发环化生成 N- 甲基 - △ - 吡咯啉正离子（N-methyl- △ -pyrrolium cation），并经过一系列未知酶促反应生成托品生物碱和尼古丁的前体托品酮（tropinone）。尼古丁的生物合成是通过 N-methyl- △ -pyrrolium cation 与烟酸（nicotinic acid）缩合、脱氢后得到的，催化步骤尚未解析。

4. 嘌呤生物碱的生物合成 嘌呤生物碱是带有嘌呤环结构的含氮化合物，代表性化合物有咖啡因（caffeine）、可可碱（theobromine）和茶碱（theophylline）。嘌呤类生物碱生物合成途径相对简单，以黄嘌呤核苷（xanthasine）作为起始底物最终合成咖啡因，包括三步甲基化反应和一步核糖核苷水解酶催化进行的脱核糖反应。第一步是黄嘌呤核苷 7-N- 黄嘌呤核苷甲基转移酶（7-N-methylxanthosine synthase，XMT）催化作用下生成 7- 甲基黄嘌呤核苷（7-methylxanthosine）。该酶由 Negishi 等从茶树叶片中获得，并证明其是催化第一步反应的酶。第二步是 7- 甲基黄嘌呤核苷在水解酶的作用下，生成 7- 甲基黄嘌呤（7-methylxanthine），但是催化该水解反应的酶尚未被分离鉴定。后两步反应均为甲基化反应，由咖啡因合酶（caffeine synthase，CS）、7- 甲基黄嘌呤 N- 甲基转移酶和可可碱 N- 甲基转移酶等催化生成咖啡因。咖啡因合酶是一种双功能酶，具有 1-N 和 3-N 位的甲基化活性，而没有 7-N 位的甲基化活性，催化 7- 甲基黄嘌呤（7-methylxanthine）甲基化生成可可碱，而后再将可可碱进一步甲基化而成咖啡因。

四、其他类生物合成途径

（一）多不饱和脂肪酸生物合成途径

多不饱和脂肪酸（polyunsaturated fatty acids，PUFAs）是指含有 2 个或者 2 个以上不饱和双键结构的脂肪酸，又称多烯脂肪酸。根据第一个不饱和键位置的不同，PUFAs 可分为 $\omega-3$、$\omega-6$、$\omega-7$、$\omega-9$ 等系列（ω 编号系统，也叫 n 编号系统）。在生物体内形成多不饱和脂肪酸是一个复杂的过程，它是以饱和脂肪酸硬脂酸（18：0）为底物，通过脂肪酸延长酶与去饱和酶作用完成的。其中碳链的延长与去饱和作用是交替进行的，最终经过一系列脱氢和碳链延长过程而形成。现发现有两条生物合成途径。

1. 需氧型脂肪酸脱氢 / 碳链延长途径 大多数动物体内存在 PUFA 合成的主要途径为需氧型脂肪酸脱氢 / 碳链延长途径。它以必需脂肪酸亚油酸（linoleic acid，LA）、亚麻酸（α -linolenic acid，ALA）为前体物质，丙二酸单酰辅酶 A 为二碳单元供体，依靠一系列特定的脂肪酸脱氢酶和碳链延长酶的催化，合成 PUFA。目前已经研究清楚的主要有 $\triangle^4$、$\triangle^6$ 和 $\triangle^8$ 途径，其中 $\triangle^6$ 途径研究得最为详细。

自然界中，生物体以 LA、α -ALA 为底物生成 ARA、EPA 时，$\triangle^6$ 途径与 $\triangle^8$ 途径有明显差别。$\triangle^6$ 途径中，最初底物首先在 $\triangle^6$- 脂肪酸脱氢酶的催化下进行脱氢反应，然后进行碳链延长。而 $\triangle^8$ 途径中，在 $\triangle^9$- 脂肪酸碳链延长酶的作用下，先进行碳链延长再氧化脱氢。

2.厌氧型聚酮体合成途径 主要存在于海洋微生物体内。此过程涉及一种关键的复合体酶——聚酮合酶（polyketidesynthase，PKS），它是由基因组中的三个或四个开放阅读框编码的亚单位组成的多结构域酶。某些海洋生物可利用其体内的 PKS 复合体合成 EPA 或 DHA，但不同海洋微生物合成 PUFA 的种类不同。PKS 催化合成 PUFA 时与需氧型脂肪酸脱氢 / 碳链延长途径比较类似，以乙酰辅酶 A 为最初底物，丙二酸单酰辅酶 A 为二碳单元供体经过缩合、脱水、还原等过程，不断加入二碳单元延长碳链，合成最终产物。该过程比需氧型脂肪酸脱氢 / 碳链延长途径相对简单。

（二）蒽醌类化合物生物合成途径

蒽醌类（anthraquinones）化合物是一类广泛存在于自然界的重要天然色素，包括蒽醌及其衍生物、还原产物，其中蒽醌又可分为大黄素型和茜草素型。蒽醌的合成是一个复杂的过程，需要多种细胞器的协同工作，涉及质体、内质网、胞浆和液泡等不同细胞器或区域。其生物合成有如下两条途径。

1.聚酮途径 大黄素型蒽醌的合成主要通过聚酮途径（图 4-4）。聚酮途径大致分为 3 个阶段：①以乙酰辅酶 A 为起始单元，在查耳酮合成酶家族的作用下，连续与 8 个丙二酸单酰辅酶 A 发生缩合，缩合形成聚八酮化合物；②聚八酮化合物经过还原、脱羧及氧化等步骤，形成大黄酚、芦荟大黄素、大黄酸等蒽醌类化合物；③聚八酮化合物经过水解、脱羧、脱水与甲基化等步骤，形成大黄素与大黄素甲醚等蒽醌类化合物。在聚酮途径中，催化乙酰辅酶 A 与丙二酸单酰辅酶 A 缩合反应是由植物查耳酮合成酶系催化完成的。

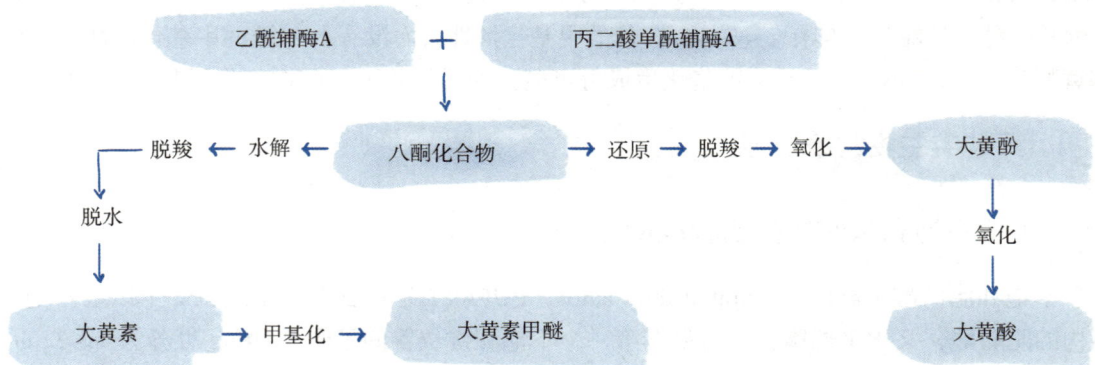

图 4-4 蒽醌合成的聚酮途径

2.莽草酸（分支酸）途径 茜草素型蒽醌的合成主要通过莽草酸（分支酸）途径（图 4-5）。经由莽草酸、异分支酸和 α - 酮戊二酸，再经一系列代谢分别形成蒽醌的 A 环与 B 环，C 环来源于异戊烯二磷酸。一般认为异戊烯二磷酸的形成是通过甲羟戊酸（MVA）途径或甲基赤藓糖醇磷酸（MEP）途径。

在莽草酸（分支酸）途径中，有如下相关酶类：①异戊烯基焦磷酸异构酶（IPP isomerase），催化异戊烯基焦磷酸（IPP）与二甲基丙烯焦磷酸（DMAPP）的异构化反应，后者直接参与蒽醌 C 环的形成；② 1- 脱氧木酮糖 -5- 磷酸合酶（1-deoxy-D-xylulose-5-phosphate synthase，DXS），催化 MEP 途径中丙酮酸与三磷酸甘油醛缩合形成 1- 脱氧木酮糖 -5- 磷酸反应；③异分支酸合酶（isochoris matesynthase，ICS），催化将分支酸 4 位上的羟基转移到 2 位上，形成异分支酸，进一步形成蒽醌。

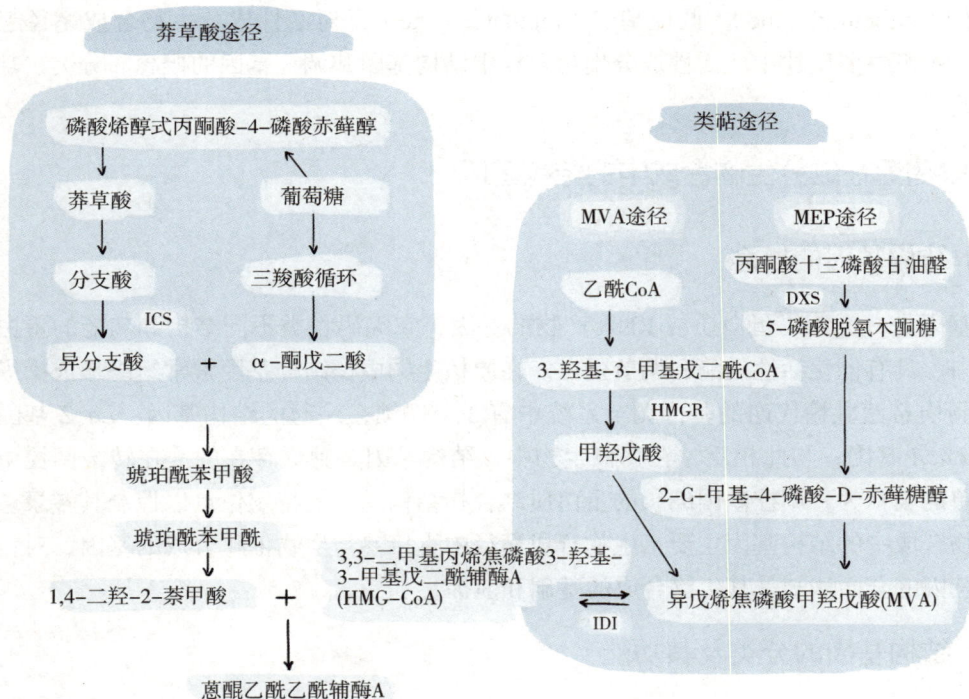

图4-5　蒽醌合成的莽草酸（分支酸）途径

（三）甾体类化合物生物合成途径

甾体类化合物（steroidals）是广泛存在于自然界中的一类天然化学成分，它们的结构中都具有环戊烷骈多氢菲的甾体母核，主要包括甾醇、胆汁酸、性激素、强心苷、甾体皂苷、甾体生物碱等。甾体类化合物种类繁多，大部分生物合成途径不够完善，此处仅介绍甾体皂苷生物合成途径。

甾体皂苷生物合成途径：其前体法尼基焦磷酸（FPP）的合成与萜类相同（MVA和MEP途径）。此后法尼基焦磷酸先后通过鲨烯合酶（squalene synthase，SQS）、角鲨烯环氧化酶（squalene epoxidase，SQLE）的催化形成2,3-氧化角鲨烯（2,3-oxidosqualene），该中间体可启动角鲨烯发生环化反应。在甾体合成途径，2,3-氧化角鲨烯在环阿屯醇合酶（cycloartenol synthase，CAS）的催化下环化形成环阿屯醇（cycloartenol），以此作为甾体类化合物的先导前体，这个步骤在高等植物中也是甾体代谢与萜类代谢途径的一个重要分支点。甾体先导前体经过一系列酶的修饰，包括催化胆固醇生成的各种氧化酶、甲基转移酶等，以及以细胞色素P450酶为主的C26（27）、C16、C22羟化酶生成甾体苷元。最后，由甾体皂苷糖基转移酶（steroidal glycosyltransferase，SGTase）催化甾体皂苷糖苷键的形成。

第二节　中药活性成分生物合成中的结构基因和调控基因

中药活性成分的生物合成和积累是生物体应答环境的一种表现。中药活性成分生物合成受到内外因素的调控，内因主要是生物体生长发育各阶段的相关因素，外因主要包括温度、光、水、土壤等，以及生物或非生物胁迫等逆境因子。中药活性成分生物合成途径包括两部分，一是基于中间物等化学物质之间的联系，二是合成途径中级联反应的合成酶群体。其中，合成酶基因是一种结构基因（structural gene）。调控基因（regulator gene）是对活性成分生物合成途径起调控作用的基因。本节主要阐述中药活性成分生物合成中结构基因和调控基因的概念、分类、功能和研究方法策略。

一、中药活性成分生物合成中的结构基因

（一）结构基因的概念

结构基因是一类编码蛋白质或 RNA 产物的基因，它编码各类不同结构和功能的蛋白质，包括结构蛋白、具有催化活性的酶和调节蛋白。在原核生物中，结构基因常常组织形成操纵子，例如，在大肠埃希菌乳糖代谢的基因调节系统中有 3 个连锁在一起的结构基因：*LacZ* 基因、*LacY* 基因、和 *LacA* 基因；与此相反，在真核生物中，结构基因是独立存在的。在转录调控中，调节模型可简单的表示为，调控基因编码的蛋白质结合在结构基因的特定位点以控制其转录。中药活性成分生物合成中的结构基因主要指生物合成途径中直接参与生物催化合成的基因，对特定活性成分结构基因的全面认知是其生物合成的基础和前提。

（二）结构基因的分类及其功能

生物合成中药活性成分结构基因的主要特征是催化底物转化和级联反应，根据其特征可从两方面进行分类。

1. 根据催化官能团的特征进行结构基因的分类 次生代谢合成途径中结构基因的本质是催化官能团的转化，而途径则是这些转化过程的级联酶促反应。参与官能团转化的基因主要分为以下 6 类（国际酶学委员会 I.E.C）。

（1）氧化还原酶类基因 这些基因的产物是促进底物进行氧化还原反应的酶类，可以分为氧化酶和还原酶两类。这里要强调的是细胞色素 P450（cytochrome P450，简称 P450，一种单加氧酶）家族基因，广泛存在于生物界，是一类以血红蛋白为辅基的 B 族细胞色素超家族蛋白酶，由于其还原态与一氧化碳结合后在 450nm 处有一吸收峰，因此命名为 P450。P450 家族基因不仅参与植物体的基础代谢，还参与植物的次生代谢，主要表现在次生代谢物质如黄酮类、香豆素、异黄酮类氰苷、生物碱、萜类等的合成及降解，特别是参与了植物次生代谢物合成途径中下游复杂成分的合成反应。例如，黄花蒿（*Artemisia annua* L.）中的活性成分青蒿素是一种倍半萜衍生物，在植物体内主要通过 MVA 途径经多步催化反应生成，其中 *AaCYP71AV1* 就编码一种单加氧酶，催化青蒿素合成中由紫穗槐 -4,11- 二烯（amorpha-4,11-diene）经三步氧化反应生成二氢青蒿酸（dihydroartemisinic acid）的过程。丹参（*Salvia miltiorrhiza* Bunge）中的活性成分丹参酮的生物合成，主要经 MVA 和 MEP 途径获得，目前已知有多个丹参酮合成相关细胞色素氧化酶 *P450* 基因，其中 CYP76AH1 能转化丹参酮合成前体次丹参酮二烯生成铁锈醇，并在酵母工程菌中实现体外高效合成。

（2）转移酶类基因 这些基因的产物催化底物之间进行某些基团（如乙酰基、巯基、甲基、羟基、氨基、磷酸基等）的转移或交换，包括甲基转移酶、乙酰基转移酶、转硫酶、氨基转移酶、激酶和多聚酶等基因。例如，糖基化转移酶类是生物体内进行糖基化反应的转移酶，可以对糖、蛋白质等受体化合物进行糖基化修饰，从而改变其理化性质，植物糖基转移酶对植物次生代谢和维持体内激素稳态等，以及对生物及非生物胁迫的响应具有重要意义。中药活性成分中的糖苷类物质是在该类酶的催化下产生的，主要包括类黄酮 3-*O*- 葡萄糖基转移酶、糖甲基转移酶、

葡萄糖基转移酶、木聚糖糖基转移酶、人参皂苷转移酶等基因。

（3）水解酶类基因　这些基因的产物催化底物发生水解反应，包括淀粉酶、蛋白酶、脂肪酶、磷酸酶、糖苷酶等基因。例如，糖苷酶类基因的作用与糖基转移酶类基因相反。苦杏仁苷在 β- 葡萄糖苷酶（β-glucosidase）和 α- 羟腈酶（α-hydroxynitrilelyase）的顺序作用下，释放糖基和氢氰酸，后者是植物防御动物取食的策略之一。人们少量食用生杏仁可止咳，大量食用会危及生命，其主要起作用的物质就是氢氰酸。

（4）裂合酶类基因　这些基因催化从底物（非水解）移去一个基团并留下双键的反应或其逆反应，包括脱水酶、脱羧酶、碳酸酐酶、醛缩酶、柠檬酸合酶等基因。许多裂合酶催化逆反应，使两底物间形成新化学键并消除一个底物的双键，合酶基因便属于此类。例如，查耳酮合酶（chalcone synthase，CHS）是类黄酮类物质代谢合成途径中的关键酶，其可以催化 1 个分子的 4- 香豆酰辅酶 A（4-coumaryl CoA）与 3 个分子的丙二酰辅酶 A（malonyl CoA）生成 4,5,7- 三羟基黄烷酮（narigeninchalcone），其底物也可以是咖啡酰辅酶 A、肉桂酰辅酶 A 等。

（5）异构酶类基因　这些基因的产物催化各种同分异构体、几何异构体或光学异构体之间的相互转化，包括异构酶、表构酶、消旋酶等基因。例如，查耳酮异构酶（chalcone isomerase，CHI）也是类黄酮生物合成过程的关键酶之一，它催化柚皮素查耳酮（pomelo peel chalcone ketones）形成柚皮素（naringenin），而柚皮素在其他关键酶的作用下最终形成类黄酮化合物。

（6）连接酶类基因　这些基因的产物催化两分子底物合成为一分子化合物，同时偶联有 ATP 的磷酸键断裂释能，包括谷氨酰胺合成酶、DNA 连接酶、氨基酸 -tRNA 连接酶及依赖生物素的羧化酶等。例如，4- 香豆酸 CoA 连接酶（4-Coumarate-CoA ligase，4CL）催化肉桂酸及其羟基或甲氧基衍生物生成相应的辅酶 A，这些中间产物随后进入苯丙烷类衍生物支路合成途径。

2. 根据中药活性成分生物合成途径进行结构基因的分类　如本章第二节所述，中药活性成分生物合成途径主要包括醋酸 - 丙二酸途径、甲羟戊酸途径、桂皮酸途径、氨基酸途径及由以上几种途径组成的复合途径。这些途径中的结构基因大多在进化上相对保守，在不同植物中具有较高的序列同源性，可以通过序列同源性对这些结构基因进行分类。

二、中药活性成分生物合成中的调控基因

（一）调控基因的概念

为了区分调控途径中的成员和被调节的基因，逐渐形成了结构基因和调控基因的概念。从基因功能角度而言，调控基因的产物可通过与目的基因的 DNA 调控序列或结合元件相互作用，进而调节基因表达。上述 DNA 调控序列叫顺式作用元件（*cis*-acting element）；结合元件叫反式作用因子（*trans*-acting factor），可以是蛋白质或 RNA。简单地说，调控基因是调控目的基因活性的一类基因。需注意，调控基因本身也可能受其他基因的调控，调控效果分为负向调控（negative regulation）和正向调控（positive regulation）。

原核生物调控基因主要以操纵子的形式存在，当操纵基因以正向调控模式启动时，处于同一染色体上临近的、由它所调控的结构基因开始转录、翻译和合成蛋白质；当以负向调控模式启动时，结构基因就停止转录与翻译。而真核生物调控基因产物可调控同一染色体或不同染色体上的目的基因，众多调控基因与目的基因形成复杂的调控网络（regulatory networks）。

中药活性成分生物合成途径调控基因主要指调控结构基因表达的一类基因。对中药活性成分生物合成途径的解析及其调控机理的研究，不仅能从分子水平上调控药用植物中各成分的比例，

甚至还能工业化量产那些具有极高药用价值却含量微小的活性成分。

（二）调控基因的分类及其功能

根据调控水平，调控基因可分为基因组水平的调控、转录水平的调控和转录后水平的调控，其中，转录后水平的调控还可分为 RNA 稳定性调控、翻译调控和翻译后调控；根据调控机制不同，调控基因可分为信号传递基因、转录因子、非编码 RNA 等。

目前，对中药活性成分生物合成途径调控基因的研究主要集中在转录水平的调控，而转录后水平的调控则已知有磷酸化和泛素化这两种翻译后修饰，本章重点介绍参与活性成分生物合成途径调控的转录因子。

转录因子是与目的基因启动子区域的顺式作用元件发生特异性相互作用，并激活或抑制其转录的 DNA 结合蛋白。根据其氨基酸序列或蛋白质结构可将转录因子进行分类，例如，MYB 类转录因子家族是指含有 MYB 结构域的一类转录因子，该结构域是一段 51～52 个氨基酸的肽段，包含一系列高度保守的氨基酸残基和间隔序列；WRKY 家族含有高度保守的核心氨基酸序列 WRKYGQK；锌指蛋白类转录因子，它的氨基酸中通常含有数目不等的半胱氨酸（C）和组氨酸（H），通过半胱氨酸和组氨酸螯合锌离子，形成锌指结构，通过这个结构识别和结合 DNA。

转录因子在植物的生长、发育、代谢等各方面都起重要调控作用。根据功能差异，植物中的转录因子分为 2 种，一种是特异性转录因子，能够选择性调控某种或某些基因的转录表达；另一种是非特异性转录因子，非选择性地调控基因的转录表达。前一种转录因子研究得较多。典型的转录因子含有 DNA 结合区、转录调控区、寡聚化位点以及核定位信号等功能区域，这些功能区域决定转录因子的功能和特性。目前在植物中发现的转录因子家族大约有 58 种（http://planttfdb.cbi.pku.edu.cn/index.php）。

中药活性成分的生物合成通路调控中，研究的最为深入的是生物碱、黄酮类、萜类。本章选择研究比较深入且参与调控中药活性成分合成途径的 MYB 类、WRKY 类转录因子进行介绍。

MYB 转录因子是个超家族，除了在植物的生长和防御反应中起重要作用，还能调控多种中药活性成分的生物合成，主要在苯丙素类代谢途径中发挥作用。例如，玉米 MYB 转录因子家族的 P1 能与 DFR 启动子直接结合，影响花色素苷的累积。葡萄中 VlMYBA1 和 VlMYBA2 只调控花青素合成代谢途径中结构基因的表达，而 VvMYBPA1 和 VvMYBYA2 则特异性调控单宁合成途径中某些关键酶基因的转录。一些 MYB 转录因子可同时调控多种类黄酮的代谢，如葡萄的 VvMYB5b 在番茄中可以同时调控苯丙烷和类胡萝卜素的代谢途径。

bHLH 类转录因子是植物中最大的转录因子家族之一，只有二聚化后才能与 DNA 结合，这与其位点的高度保守性有关。bHLH 蛋白的 N 末端含有螺旋-环-螺旋结构域和 1 个碱性结构域，是 DNA 识别和结合所必需的。长春花 bHLH 类转录因子 CrMYC1 可能参与真菌诱导子和茉莉酸（JA）信号应答相关基因的表达调控。CrMYC2 是茉莉酸甲酯（MeJA）应答基因 ORCA3 表达的主要激活因子，说明 CrMYC2 转录因子通过调节 ORCA 类基因表达进而调控长春花中响应 MeJA 的萜类生物碱的量。红豆杉中 bHLH 家族类转录因子 TcMYC 蛋白可以和 ts 启动子的 JA 响应区结合，进而调控紫杉醇的合成。

此外，转录因子之间也会通过相互作用以复合体形式调控中药活性成分的生物合成，如 MYB/bHLH、MYB/bHLH/WD40 等，如后者可调控类黄酮的生物合成，特别是花青素的合成。当然，对转录因子互作调控中药活性成分相关基因表达尚需开展更多研究，完善中药活性成分合成与调控机制。

WRKY 家族成员的 DNA 结合域中，都含有至少 1 个 WRKY 保守 DNA 结合结构域。WRKY 结构域是由约 60 个高度保守的氨基酸残基组成的多肽序列，其中近 N 端有一个绝对保守的 WRKYGQK，被视作 WRKY 结构域的核心序列，该序列的缺失或变异往往将导致 DNA 结合活性的减弱甚至丧失。此外，WRKY 转录因子的 DNA 结合结构域中还有一种锌指蛋白结构域。根据 WRKY 转录因子中所含 WRKY 结构域的数目及锌指结构特征，将 WRKY 家族分为 3 个亚家族：第 I 亚家族的 WRKY 因子通常含有 2 个 WRKY 结构域，且锌指结构的氨基酸组成模式为 Cys2His2 型，该亚家族中有 NtWRKY1、PcWRKY1、ABF1、NtWRKY2、SPF1、CsSE71、AtZAP1 等，该类 WRKY 因子的 DNA 结合功能主要由 C 端的 WRKY 域所介导，而 N 端的 WRKY 域不能与 DNA 单独进行结合，而且具体功能尚不明确，有可能有助于增强靶基因与 N 端 WRKY 域结合的能力；第 II 亚家族中仅含有 1 个 WRKY 域，其锌指结构也为 Cys2His2 型，大多数 WRKY 转录因子都是该类型，如已发现的 AtWRKY6、PcWRKY4、PcWRKY3、AtWRKY36、NtWIZZ、AfABF2 等；第 III 类的 WRKY 因子中含有 1 个 WRKY 域，其锌指结构为 Cys2HisCys 型，如 NtWRKY4、AtWRKY40、NtWRKY5、AtWRKY55 和 PcWRKY5 等。

许多 WRKY 因子在植物应答胁迫环境中起重要作用，其主要通过调控植物次生代谢物的生物合成来参与植物的防御过程。水稻 OsWRKY13 因子能诱导查耳酮合酶（CHS）基因及其下游基因的表达，这与植物防御性次生代谢物，如植物抗毒素等的合成有关。在生物碱合成方面，日本黄连 *Coptis japonica* 的 CjWRKY1 是生物碱生物合成途径中第一个被鉴定的 WRKY 因子。CjWRKY1 转录因子调控 8 个与黄连素生物合成相关的基因（*NCS*、*6OMT*、*CNMT*、*CYP80B2*、*4'OMT*、*BBE*、*SMT*、*CYP719A1*），但是对黄连的初生代谢合成相关的甘油醛 –3– 磷酸脱氢酶（glyceraldehyde-3-phosphate-dehydrogenase，GAPDH）和分支酸变位酶（chorismate mutase，CM）的表达没有影响。红豆杉中 TcWRKY1 能激活紫杉醇生物合成结构基因 *DBAT*。最近在罂粟 *Papaver somniferum* 中发现与异喹啉生物碱相关的 WRKY 转录因子 PsWRKY，可以结合在酪氨酸脱羧酶（tyrosine decarboxylase）基因的启动子区，进而可能调节异喹啉生物碱的合成。同理，WRKY 家族基因在萜类中药活性成分生物合成途径调控中也起到重要的调控作用。青蒿中分离出的 AaWRKY1 能够与 ADS 启动子区域中的顺式作用元件 W-box 结合，从而激活其表达，与青蒿叶片中的瞬时表达结果一致，说明 AaWRKY1 转录因子参与调控青蒿素合成，其靶基因是 *ADS*。以 *WRKY* 家族基因为例，其在中药活性成分生物合成途径调控作用见表 4–1。

表 4–1 参与中药活性成分生物合成调控的部分 WRKY 转录因子（"+" 为正调控；"–" 为负调控）

植物	*WRKY*	ID	活性成分	类型	结构基因	调控类型
Artemisia annua	*WRKY1*	FJ390842，KC118517	青蒿素	倍半萜烯	*CYP71AV1*	+
Catharanthus roseus	*WRKY1*	HQ646368	长春碱，蛇根碱	萜类吲哚生物碱	*TDC*、*ZCT1*、*ZCT2*、*ZCT3*	+
Coptis japonica	*WRKY1*	AB267401	黄连素	苄基异喹啉生物碱	*NCS*、*6OMT*、*CNMT*、*CYP80B2*、*4'OMT*、*BBE*、*SMT*、*CYP719A1*	+
Eschscholzia californica	*WRKY1*	AF442389	血根碱、白屈菜红碱	苄基异喹啉生物碱	*EcCYP80B1*、*EcBBE*	+
Gossypium arboreum	*WRKY1*	AY507929	棉酚	倍半萜烯	*CAD1–A*	+

续表

植物	*WRKY*	ID	活性成分	类型	结构基因	调控类型
Panax quinquefolius	*WRKY1*	JF508376 s	人参皂苷	三萜	*HMGR*、*FPS2*、*SQS*1、*SQE*2	+
Papaver somniferum	*WRKY1*	JQ775582	苄基异喹啉生物碱	苄基异喹啉生物碱	*CNMT*、6-*OMT*、4-*OMT*、*NCS*1 *NCS*2、7-*OMT*、*CYP80B*1、*SALAT* *reductase*	+
Solanum lycopersicum	*WRKY73*	NM001247873	单萜	单萜	*SlTPS*3、*SlTPS*5、*SlTPS*7	+
Taxus wallichiana	*WRKY1*	JQ250831	紫杉醇	双萜	*DBAT*	+
Vitis vinifera	*WRKY2*	AY596466	木质素	苯丙烷类	*PAL*1、*C4H*、*C3'H*、*CCoAOMT*5、*CCoAOMT*6、*CAD*19	+

目前，得益于基因组学、转录组学、蛋白质组学和代谢组学等经典组学的发展，中药活性成分合成中调控基因的研究也逐步深入，但是多数药用植物活性成分的生物合成转录调控机制仍不清楚，还有很多在提高药用植物品质、种质创新等挑战中亟待解决的问题。例如：可激活合成途径中多个基因的核心转录因子如何识别？已知的转录因子在药用植物中会形成什么样的转录调控网络？甚至在活性成分生物合成中，调控网络中的转录因子又是如何与不同的植物内源激素信号通路交叉作用？

三、结构基因和调控基因功能的研究策略和方法

（一）突变体策略

一方面从中药材种质资源中寻找表型差异，例如某种中药材不同品种其有效成分含量差异显著，可以通过综合比较基因组学和代谢组学，寻找候选基因。另一方面，可以利用人工突变群体构建策略，通过对后代纯和突变体的筛选、成分差异检测、基因定位等获得候选基因。突变策略有几种：物理诱变法，以辐射诱变应用较多；化学诱变法，以甲基磺酸乙酯（EMS）用得最多；生物突变法，主要以 T-DNA 插入突变和转座子标签法用得比较多。

（二）基因克隆

由于药用动植物等遗传背景复杂，育种历史较短或没有育种历史，导致其活性成分生物合成途径结构基因的确定较难。基因定位方法，如图位克隆（map-based cloning）策略等在药用植物上采用得较少。生物的种、属之间编码基因序列的同源性高于非编码区序列，因此可以采用同源序列克隆策略获取中药活性成分合成途径结构基因和调控基因，特别是借鉴模式生物的同源序列来克隆药用动植物的基因。

（三）利用药用植物毛状根体系挖掘基因的策略

由于毛状根体系生长可控、生长周期短、可人为调控培养条件，是中药活性成分生物合成相关基因挖掘的较佳体系，尤其与转录组学、蛋白组学、代谢组学相结合能获得大量有价值的候选基因。

（四）异源和同源转基因策略

由于药用动植物基因遗传转化体系建立相对较难，可以采用异源表达策略，例如把候选基因在转化体系较成熟且具有类似化合物的动植物中表达，分析其活性成分的合成和积累情况，从而获得间接的功能信息。如果条件许可，把相关基因在本物种中表达，可直接获得基因的功能信息。

（五）载体构建策略

主要有以下几种：①超表达载体，又叫组成型表达载体，也就是采用能在生物体内恒量稳定表达的启动子（例如 ACTIN 启动子、CaMV 35S 启动子）来控制基因的表达；②基因沉默表达载体，例如 RNA 干扰（RNAi）、MicroRNA 和 Antisense RNA 等；③诱导型表达载体，有些基因的超表达或沉默可能影响生物的生长发育或致死，该载体可在转基因生物特定时期通过诱导来研究其功能，同时又能保存相应转基因生物的载体。例如采用 IPTG 和雌激素诱导型启动子控制基因的表达。

（六）基因组编程技术

目前主要有锌指（zinc-finger）蛋白体系，TELAN 体系和 CRISPR/CAS 系统。

（七）中药活性成分的检测

中药活性成分生物合成相关结构基因和调控基因功能研究的核心是分析这些基因对活性成分合成积累的影响，因此中药活性成分的检测是基因功能研究的重点内容之一。目前主要采用色谱仪或多种色谱仪联合的方式检测中药活性成分，如液相色谱、气相色谱、质谱、液质联用、气质联用、核磁共振等，如果能结合同位素标记可能会更好。

（八）其他分子生物学技术

该部分参考本书第二章。

目前，作为合成生物学研究的上游和基础，中药活性成分生物合成途径结构基因和调控基因的功能研究已经进入快速发展阶段，特别是基因编程技术、组学技术、成分检测技术的快速发展，使得该领域研究必将成为分子生药学领域的研究热点。

第三节　中药活性成分的离体生产

从药材中直接获取中药活性成分，存在种植时间长、含量低、成本高等问题。通过体外继代培养实现中药活性成分的可持续生产，有助于缓解资源压力。中药活性成分的离体生产方法主要包括以细胞悬浮培养和毛状根培养为代表的植物生物技术，以及内生真菌发酵技术。

一、植物生物技术生产中药活性成分

随着植物生物技术的发展，药用植物的细胞与组织体外培养得以实现，基于植物组织的中药活性成分体外培养生产多采用悬浮细胞和毛状根培养两种方式进行。

（一）细胞悬浮培养生产中药活性成分

1. 细胞悬浮培养概述　细胞悬浮培养（cell suspension culture）是指将单个游离细胞或小细胞团在液体培养基中进行培养繁殖的技术。药用植物细胞悬浮培养，不破坏自然资源，生长周期短，能够在反应器中大规模生产，并通过细胞筛选、培养条件优化等方式，提高目标次生代谢产物的产量，是中药活性成分生产的重要方式之一。

2. 细胞悬浮培养的主要流程

（1）细胞株的构建　从药用植物材料诱发愈伤组织，将愈伤组织进行单细胞分离，利用平板培养，或进一步诱变，筛选优良的单细胞无性繁殖系，并做好细胞株保存。

（2）扩大培养　筛选得到的优良细胞株，经多次扩大繁殖，为大型生物反应器培养提供更大容积的高活力的细胞群。

（3）大型生物反应器培养　将优良细胞株扩大繁殖后，接种到大型生物反应器，进行半连续和连续培养，生成植物次生代谢产物。

（4）产物的提取和测定　对培养液及细胞中的次生代谢产物进行提取和测定。见图4-6。

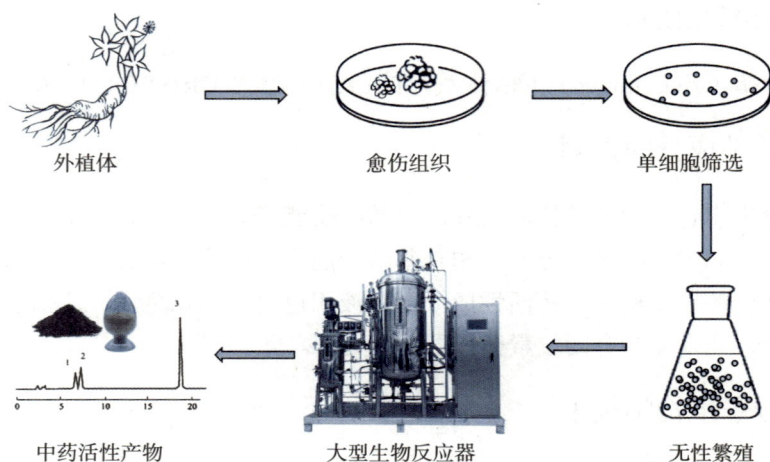

外植体　　　　愈伤组织　　　　单细胞筛选

中药活性产物　　　　大型生物反应器　　　　无性繁殖

图 4-6　植物细胞悬浮培养生产中药活性成分流程示意图

3. 细胞悬浮培养的影响因素　影响细胞培养生产中药活性成分的因素分为培养环境的内在因素（包括营养成分、生物及非生物元素、pH 值、通气及混合程度、与接种有关的因素）和外部因素（如剪切力、搅拌频率、温度和光等）。

（1）培养环境的内在因素

①接种和诱导：外植体的大小影响诱导细胞的生长，进而影响次级代谢产物的生产能力，次级代谢产物的产率与外植体大小、细胞密度及营养成分密切相关。外植体的前处理亦可严重影响次级代谢产物的累积方式。

②基本培养基元素组成：组成基本培养基的化学元素是愈伤组织和悬浮培养细胞生长的物质基础。

氮：植物细胞培养常用的培养基中通常含有两种主要的氮源，即 NO_3^- 和 NH_4^+，但因植物种类和细胞系的不同，上述两种氮源对细胞生长表现出很大差异。

磷：低于基本培养基的含磷量通常可促进次级代谢产物的累积，而磷缺乏又会导致生物量的大幅度降低，应综合考虑确定培养基的含磷量。

铜：铜是植物细胞内许多氧化酶的组成成分，被认为是次级代谢产物累积的必要元素。在相对较高但又无毒的浓度下，铜还可作为一种非生物诱导子使用。

③碳源：碳源通常以光自养培养中的 CO_2 或异养培养中的碳水化合物两种形式提供，其性质和数量往往对培养细胞的生物量有很大影响。植物细胞培养中使用最多的碳源是碳水化合物，对次级代谢产物的影响主要取决于所用碳水化合物的种类、浓度及其次级代谢产物的生物合成过程。糖是使用最广泛、作用最强的碳源。细胞干重和次级代谢产物的含量随糖浓度的提高而渐次增加。

④植物生长调节剂：植物生长调节剂（如激素）在植物细胞培养中起着非常重要（或关键性）的作用。但由于植物材料和生理状态的差异，无一定的规律可循，必须通过仔细的实验才能确定合适的种类和比例。

⑤ O_2 和 pH 值

O_2：细胞悬浮培养在生长过程中需维持其正常呼吸作用，可采用搅拌和通气方式，搅拌速度通常为 $120 \sim 160$ rpm，过快易导致细胞破裂；采用通气方式，一般使用含 5% CO_2 的洁净空气，通气量应适当，过多或过少均可能影响细胞生长及次级代谢产物的合成。

pH 值：一般而言，最有利于植物细胞生长的 pH 值在 $5 \sim 6$。

⑥渗出物：在细胞悬浮培养后期，培养液中常含有各种代谢产物，如某些初级代谢产物、次级代谢产物，以及某些酸性物质、醇类和水解蛋白或活性蛋白等。

（2）培养环境的外部因素

①温度：培养物中次级代谢产物产生的最佳温度为 $20 \sim 28℃$。当培养温度与培养物正常生长所要求的温度相差很大时，可引起某些应激效应及对次级代谢产物产生的激活作用。温度的变化可引起产物类型在质和量上的改变。

②搅拌频率：植物培养细胞的产率与发酵罐的搅拌速度有关，具体表现在发酵液中的溶氧浓度和机械搅拌对细胞所产生的剪切力上，但搅拌频率也不宜过小，如低于 28rpm，次级代谢产物的生物合成反应就有可能发生逆转。

③培养容器的影响：植物培养细胞次级代谢产物的产生可因为所用培养容器的大小和搅拌装置的不同而得到不同的结果。

④光的影响：对植物培养细胞来说，光是一个重要的影响因素。光照时间的长短、光质和光的强度对次级代谢产物，如黄酮、黄酮醇、花色素苷、挥发油等的累积都有一定的影响。

（3）诱导子　触发形成植物抗毒素信号的物质称为诱导子。根据是在细胞内或细胞外形成分为内源性诱导子和外源性诱导子；根据来源分为生物诱导子（biotic elicitors）和非生物诱导子（abiotic elicitors）。现多采用后者。生物诱导子和非生物诱导子在其量效关系上也有区别。

（4）两步培养法　培养基的组成是对细胞生长与次级代谢产物的形成最直接、最重要的影响因素。两步培养法（two-step culture 或 two-stage culture），即第一步使用适合细胞生长的培养基，称为"生长培养基"（growth medium），第二步使用适于次级代谢产物合成的培养基，称为"生产培养基"（production medium）。前者是为了提高细胞生物量，后者通常具有较低含量的硝酸盐和磷酸盐，并含有较低的糖分或较少的碳源。

4. 细胞培养生产中药活性成分的研究现状　植物细胞培养研究开始于 1902 年，Haberlandt 在 Schwann 和 Schleiden 创立的细胞学基础上，提出了细胞全能性的观点。1956 年，第一个应用细胞培养技术生产天然产物的专利诞生。到目前为止，通过细胞培养研究过的药用植物超过 400 种，从培养细胞中分离到的次级代谢产品在 600 种以上，其中 60 多种药用植物代谢物含量超过或等于原植物的含量。许多药用植物包括紫草、人参、黄连、毛花洋地黄、长春花、西洋参等的细胞培养已经实现工业化生产，例如：1987 年，中国药科大学教授丁家宜发明了"人参活性细胞的培养方法"，将该技术生产的人参活性提取物运用到化妆品行业后，以其名字命名的化妆品品牌知名度很快打响全国。

（二）毛状根培养生产中药活性成分

1. 毛状根培养概述 毛状根培养技术是 20 世纪 80 年代后期发展起来的一项植物离体培养新技术，其利用发根农杆菌 *Agrobacterium rhizogenes* 诱导植物组织产生大量副产物——毛状根（hairy roots），从而建立可继代培养的毛状根培养系统。发根农杆菌是一种普遍存在于土壤中的革兰阴性菌，能侵染大多数双子叶植物、少数单子叶植物及个别裸子植物，诱发被感染植物的受伤部位长出毛状根。与植物细胞培养相比，毛状根培养具有生长速度快、激素自养、分化程度较高，以及遗传性状相对稳定等优点。

2. 毛状根产生的机制 发根农杆菌之所以能诱发被感染植物的受伤部位长出毛状根，是因为它具有 Ri 质粒。Ri 质粒是发根农杆菌染色体之外的独立双链环状 DNA，一般在 180 ～ 250kb，带有冠瘿合成酶基因。在 Ri 质粒上存在与转化有关的两个主要功能区，即 T-DNA 区（转移区）和 Vir 区（致病区）。Vir 区基因并不发生转移，但它对 T-DNA 的转移非常重要。当发根农杆菌感染植物时，Ri 质粒上的 T-DNA 可以转化并插入植物细胞核基因组中，其整合和表达的结果会导致毛状根的产生。见图 4-7。

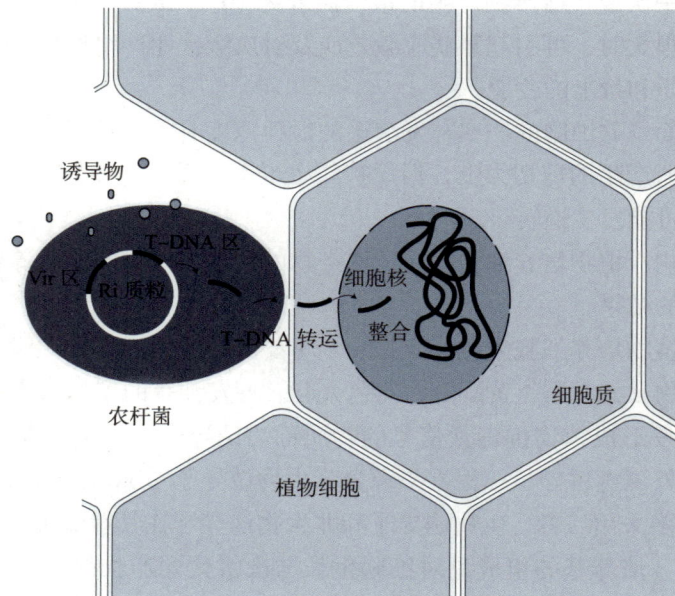

图 4-7　发根农杆菌 Ri 质粒侵染植物细胞作用示意图

发根农杆菌 Ri 质粒有几种不同的类型，分别是农杆碱型、甘露碱型和黄瓜碱型。其中含有农杆碱型 Ri 质粒的菌株具有更广泛的宿主范围和更强的致根特性。外植体经发根农杆菌侵染后诱导的毛状根，能够离体继代培养，或形成再生植株，而且许多植物的毛状根在离体培养条件下表现出次生代谢产物的合成能力，产量较正常植物及悬浮培养细胞要高。

常用发根农杆菌菌株有 ATCC15834、ATCC39207、G58PGV3296、A4、NCPPB2659、R1500、R1601、LBA9402、TR105 等，建立不同植物毛状根培养系统时可尝试筛选最合适的菌株。农杆菌可在平板培养基上 4℃保存数月，在 –80℃低温冰箱中可保存更长时间。

3. 农杆菌诱导植物产生毛状根的方法　发根农杆菌 Ri 质粒是基因转移的天然载体，人们利用这种载体对植物进行转化，在发根农杆菌介导的转化实验中，作为受体的植物材料通常有下胚轴切段、茎切段、叶圆片、肉质根和块茎圆片、悬浮培养的植物细胞及原生质体等。其中茎与叶是使用最多，也最容易转化成功的外植体。

（1）常见的转化方法

①植物体直接接种法：将植物种子消毒后，在合适的培养基上进行萌发，长出无菌苗，然后取茎尖继续培养，等无菌植株生长到一定时期，将植株的茎尖、叶片切去，剩下茎秆和根部，在茎秆上划出伤口，将带 Ri 质粒的农杆菌接种在伤口处和茎的顶部切口处，接种后继续培养被感染的植株，经过一段时间培养，通常在接种部位会产生毛状根。这种方法是最为简便的。

②外植体接种法：取植物的叶片、茎段、叶柄等无菌外植体，与农杆菌共同培养 2 ～ 3 天，将植物的外植体移到含有抗生素的选择培养基上进行培养，经过不断继代培养，农杆菌被杀死，转化细胞产生愈伤组织，并可诱导产生毛状根。

③原生质体共培养法：将愈伤组织按常规方法制备成原生质体，原生质体与农杆菌混合共同培养，农杆菌对原生质体进行转化，在含有抗生素的选择培养基上对转化细胞进行筛选，诱导生成的毛状根，在分化的培养基上可进一步培养成完整植株。

（2）发根农杆菌转化的基本程序

①发根农杆菌菌株的分离与培养，现一般可通过微生物保藏中心购买获得。

②被转化植物的培养和切取。

③发根农杆菌在外植体上的接种和共培养（co-cultivation）。

④分离和培养诱导出的毛状根。

⑤转化体的确认和选择。

⑥转化毛状根培养成再生植株。

⑦转化体 / 再生植株的生物测定和分析。

诱导出的毛状根是否确为转基因产物还需鉴定。从形态水平上鉴定，毛状根不依赖激素快速生长，根多丛生、多分枝、多根毛、无向地性。通过检测毛状根中的 *rol* 基因（Ri 质粒上与诱根有关的基因），从组织水平证明 Ri 质粒中的 T–DNA 是否转移整合到植物细胞的核基因组上。冠瘿碱的测定也可作为毛状根的鉴定方法，因为冠瘿碱合成酶基因在发根农杆菌中并不能表达，它只能在植物细胞中表达。冠瘿碱的存在可作为植物细胞转化成功的指标。

4. 毛状根培养生产中药活性成分的研究现状　用发根农杆菌转化药用植物形成的毛状根增殖速度十分快，在许多药用植物上已取得成功。研究表明毛状根可表现出不同程度的原植物次生代谢产物的合成能力，应用毛状根培养技术生产的次生代谢物有生物碱类、苷类、黄酮类、醌类、多糖及蛋白质（如天花粉蛋白）等。目前国内外对药用植物毛状根培养的基础理论进行大量深入的研究，据不完全统计，已有 26 科 96 种药用植物进行了毛状根诱导研究，有些已经建立了稳定的毛状根培养系统。我国在长春花、烟草、紫草、人参、曼陀罗、颠茄、丹参、黄芪、甘草、雷公藤等 50 多种植物材料中建立了毛状根培养系统。

毛状根具有细胞培养和一般器官培养所不能具备的优点，几乎所有由双子叶植物根部合成的次生代谢产物都可以通过毛状根来生产，这一生物技术为中药活性成分的大量生产提供了新的途径，同时还可应用于生物转化、植物基因功能研究、品种改良、种质快繁与保存等方面，日益引起人们的关注。但是，它也存在一些具体的问题，包括有些植物的毛状根难以诱导、除菌困难、容易愈伤化或玻璃化等，需要进一步深入研究农杆菌转化植物机制、影响转化的各种因素、转基因组织和器官培养的特点。

二、内生真菌生产中药活性成分

（一）内生真菌的概述

1. 内生真菌的概念 内生真菌（endophytes）是指在真菌生活史的某一段使其生活在植物组织内，对植物组织没有引起明显病害症状的真菌，包括在植物组织生活史中某一阶段的腐生真菌、对宿主暂时没有伤害的潜伏性病原真菌和菌根真菌。植物与内生真菌的关系为互惠共生，一方面植物为内生真菌提供光合产物和矿物质；另一方面内生真菌的代谢物能刺激植物生长发育，提高寄生植物对生物胁迫和非生物胁迫的抵抗能力。

1993 年，Strobel 等研究人员从短叶红豆杉 *Taxus brevifolia* Nutt. 的韧皮部中分离出一株能产生紫杉醇的内生真菌 *Taxomyces andreanae*。从此，内生真菌的研究得到越来越多学者的关注。研究发现，植物内生真菌能够产生与宿主相同或相似的化学成分。植物内生真菌由于生活在植物体这一特殊的环境中，长期与植物相互作用，产生了特殊的化学物质，有利于植物生长。目前，对内生真菌研究较多的是提高植物的抗逆性，筛选具有抗癌、抗真菌等有潜在应用价值的次级代谢产物的菌株及内生真菌多样性等。众多药用植物野生资源种类将成为内生真菌的资源库，使其日益引起人们的广泛关注。

2. 内生真菌的生物多样性 内生真菌在植物体内是普遍存在的，几乎所有被研究过的植物均发现了内生真菌。植物内生真菌多以双核菌门子囊菌亚门中的核菌纲 Pyrenomyetes、盘菌纲 Discomycetes 和腔菌纲 Loculoascomycetes 及其无性态型组成，也包括一些担子菌和接合菌，主要分布于植物的叶鞘、种子、花、茎、叶片和根等细胞间，多数情况下，在叶鞘和种子中分布量最多，而叶片和根含量极微。内生真菌主要通过菌丝生长进入子房和胚珠，经寄主植物种子传播，或产生孢子，通过风、降水等途径传播。

内生真菌普遍存在于各种陆生和水生植物中，具有分布广、种类多的特点，由于植物种类、植物生活的环境、取样量及操作人员的技术等因素的差异在数量上从几十种到上百种不等。近年来，从许多重要的药用植物，如红豆杉、三七、雷公藤等植物的根、茎、叶、树皮内分离和鉴定出许多种内生真菌。内生真菌因其在种类和数量上的多样性将成为宝贵的真菌资源库，为从中发现新菌种和筛选有活性的代谢产物提供广泛的研究空间。

3. 内生真菌的生物学活性

（1）促进宿主植物的生长发育 内生真菌可产生某些促进植物生长的物质，如生长激素、细胞分裂素及赤霉素等直接对宿主植物的生长发育起到促进作用。此外，内生真菌能够促进宿主对氮、磷等营养元素的吸收，也能够与病原菌竞争营养和空间或者通过直接产生一些拮抗物质的途径来对病原菌的生长起到抑制作用，进而达到促进宿主植物生长发育的目的。

（2）增强宿主植物的抗逆性 植物内生真菌能够增强宿主植物对生物胁迫及非生物胁迫的抗逆性，表现在抗旱性、耐高温性及抗虫害等方面。研究发现带有内生真菌的植物对害虫的拒食性和其他抗性源于内生真菌可以在寄主体内产生毒素。

（3）促进药用植物体内自身代谢产物的合成和积累 在特定的环境和生理条件下，药用植物的内生真菌在入侵宿主后能胁迫宿主增强其体内次生代谢产物合成和积累。其机制为：内生真菌能够产生被称为内生真菌诱导子的一类物质，该类物质具有诱导药用植物细胞生物合成次生代谢产物的作用。在药用植物与内生真菌的相互作用中，内生真菌诱导子作为一种特定的化学信号，对药用植物代谢过程中某些特定基因的表达进行快速、专一地诱导，从而将特定的次生代谢途径活化，最终促进药用植物活性成分的生物合成和积累。

（二）利用内生真菌生产活性成分的机制

1. 产生与宿主相同或相似的化学物质　宿主植物与其内生真菌由于长期共同生活，关系十分密切，它们之间的相互影响是很大的。很多实例已证实，寄主植物与其内生真菌之所以具有相同次生代谢产物合成途径，是由于获得了相关基因的直接传递，这种传递可以发生在"共生生物－寄生"或"寄生生物－寄主"的相互作用过程中；更直接的原因是在共同生活的环境中，经长期直接接触而传递吸收遗传物质。

内生理论认为，次生代谢过程中生物化学途径的连续演化会导致有益物质进入共生体中，其基本的生化过程信息有时还会传递到其他生物中。在生物早期的系统发育过程中，一些具有完全互补的遗传特性或参与代谢过程的其他整个生物，被认为可组合进真核细胞并发育成线粒体和叶绿体。在共生体内，一旦次生代谢中有生化途径出现，它就能被其他生物所利用，表现出相互作用和"协同进化"。有的真菌激素，包括有性生殖过程中的一些激素，其化学结构与哺乳动物的某些细胞调节机制即是从微生物协同进化而来。

微生物具有易进行工业化生产，易诱变提高有效产物含量，发酵产物较植物成分单一，有效成分容易分离等优势。因此可从内生真菌中提取单体代替从植物中提取，以解决许多中药作为资源植物而被大量采伐引起的资源和生态危机，对濒危药用植物的资源保护也起到了积极作用。基于内生真菌能够产生与宿主相同或相似化学成分这一观点，人们从具有抗癌活性的植物入手，进行了内生真菌代谢产物分析并得到了有价值的成果。目前从内生真菌代谢产物中筛选出的抗癌物质有紫杉醇类、鬼臼毒素、长春新碱、球毛壳甲素等。可见在数量众多的中药中寻找能够产生与宿主具有相同或相似成分及具有相似药理作用成分的内生真菌具有深远意义。

2. 促进宿主某些代谢产物的形成和生长　内生真菌在与植物协同进化的过程中，不但自身能够产生特殊的化学物质，还能诱导宿主植物某些代谢产物的形成和生长，这在药用植物中表现得尤为明显。从柬埔寨龙血树茎干中分离到的内生真菌接种于活体龙血树，发现其中4种镰刀菌参与血竭的形成和积累。由此可见，将植物内生真菌接种于特殊中药（一般选取与微生物关系密切的中药），可以提高中药活性成分含量和产量，克服传统中药活性成分含量低和资源不足的问题，是传统中药生产向高质量、高产量的现代中药生产发展的新途径。

（三）内生真菌在中药活性成分生产中的应用

从内生真菌资源获取药用活性成分突破了药用植物资源产量低、周期长及不可再生等诸多因素限制，对保护药用植物资源和生物多样性有着积极作用。由于内生真菌的次生代谢产物的多样性，因此其是寻找活性成分、发现结构新颖化合物的理想资源。内生真菌在生物碱类、香豆素、木质素、蒽醌等中药活性成分的合成中均有应用。

1. 生物碱类

（1）紫杉醇　紫杉醇是从短叶红豆杉树皮中分离的一种二萜类生物碱，具有独特的抑制微管解聚和稳定微管的作用，对卵巢癌、乳腺癌、肺癌、食道癌、前列腺癌以及直肠癌均有特效，是目前从植物中发现的最重要的抗肿瘤药物之一。1993年，Strobel等研究人员首次从短叶红豆杉的树皮中分离出200多种微生物，其中就有一种内生真菌 *Taxomycesan dreanae* 能产生紫杉醇，这为微生物发酵法生产紫杉醇，以解决紫杉醇药源危机提供了新途径。此后，各国学者纷纷开展产紫杉醇内生真菌的研究。其宿主植物几乎涉及红豆杉属植物的各个种。

（2）长春新碱 长春新碱是有效的抗癌药物之一，从长春花茎皮中得到一种能产生长春新碱的内生真菌（97CG3）；云南巍山长春花茎皮中也分离到一种能产生长春碱的内生真菌，该菌株属交联孢属 *Alternaria* sp.。

（3）胞松素类物质 一些内生真菌如炭角属、茎点霉属、炭团菌属等是产生生物碱特别是胞松素类化合物的代表真菌，胞松素既具有抗肿瘤活性，又具有抗菌活性，但因其细胞毒性很强，目前还未被开发成药物上市。从传统中药雷公藤中分离了一种内生真菌 *Rhinocladiella* sp.，发现其产生三种结构新颖的具有抗肿瘤活性的胞松素类物质。

2. 香豆素类 从野茼蒿的内生真菌 *Geotrichum* sp. 中分离到 3 个新的香豆素衍生物，具有抗疟疾、抗结核和抗菌活性。从尖瓣海莲、南海红树紫玉盘和湛江红树等内生真菌中分离出新的异香豆素类化合物。

3. 木质素类 鬼臼毒素是存在于鬼臼毒素植物中的一类天然木质素，是合成多种抗癌药物的前体，其糖苷衍生物 etoposide 和 teniposide 毒性低，对小细胞肺癌、淋巴癌等多种肿瘤疾病均有很好的疗效，被美国 FDA 批准上市。从桃儿七茎、南方山荷叶、川八角莲、盾叶鬼臼根茎中分离到产生鬼臼毒素的内生真菌。

4. 蒽醌类 从冷杉内生真菌 *Hormonem adematioides* 中分离得到萘醌类化合物 rugulosin 和苯醌类化合物均具有杀虫活性。从唇形科薄荷茎的内生真菌 *Stemphylium globuliferum* 中分离到 5 个新的蒽酮类化合物。此外，从广西山口红树、蜜环菌诱导天麻、软枣猕猴桃、白三叶草、毛脉酸模、美登木和海洋生物中均能分离出产蒽醌类化合物的内生真菌。

内生真菌与中药资源开发有密切关系，中药的成分形成、种植、抗病性、道地性可能都与内生真菌有密切的关系。

三、中药活性成分的生物转化

（一）生物转化的概念及特点

1. 生物转化的概念 生物转化（biotransformation，bioconversion）是指利用生物体系（包括微生物、植物细胞/组织、海洋微藻、动物幼体）及它们所产生的酶对外源化合物进行结构修饰，获得有价值产物的生理生化反应，其本质是利用生物体系本身所产生的酶对外源化合物进行酶催化反应。

2. 生物转化的特点 与化学合成相比，中药活性成分的生物转化具有以下特点。

（1）反应类型丰富 由于生物体系中酶的种类繁多，代谢类型丰富，可进行各种生物转化反应，如氧化、还原、酯化、水解、环化等。

（2）反应具有高度的专一选择性 生物转化反应的本质是酶催化反应，对底物作用时，具有高度的立体结构选择性。包括化学结构选择性和非对映异构体选择性，并且有严格的区域选择性、面选择性和对映异构体选择性。可顺利完成一般化学合成、修饰难以实现的反应，进而对中药活性成分的特定基团或结构进行修饰、改造。

（3）反应条件温和、能耗低、效率高 生物转化多在室温、中性环境中进行，无须高压、强热等苛刻条件，减少了产物分离、异构、消旋和重排反应，反应底物不需要基团保护，特别适用于不稳定化合物的制备。生物转化反应的本质是酶催化反应，在最适条件下，酶能在 1 秒内使

$10^2 \sim 10^6$ 个底物分子转变为产物。

（4）反应步骤少　利用生物反应体系含有的多种酶、复合酶、多酶体系，或通过酶合成基因构建得到的基因工程菌，可以将几步催化反应在一次反应中完成。

（二）生物转化系统

在天然药用化学成分的生物转化研究中，用于生物转化的生物体系一般为微生物、植物细胞或组织器官培养物，以及由之而来的纯酶或粗酶制剂、海洋微藻和一些动物的幼体。

1. 微生物及其酶制剂　微生物转化是以细菌、真菌等微生物为体系对外源底物进行结构修饰的化学反应，其实质是利用微生物体内的酶对外源化合物进行催化反应。微生物种类繁多、分布广、繁殖快、易变异、对自然环境的变化有极强的适应能力、含有丰富的酶。因此，利用微生物及其产生的酶进行生物转化能够产生许多具有活性的化合物。此方法具有生物量倍增、时间短、微生物基因操作方法已广泛建立等优点而为人们广泛接受，是生物转化研究中最常用的生物体系。

2. 植物细胞或组织器官培养物　与微生物相比，利用植物培养细胞进行药用活性成分的生物转化研究要晚得多，最早可追溯到德国 Reinhard 等关于洋地黄强心苷羟基化反应的报道。运用植物培养体系进行生物转化的天然产物种类也较多，较为常见的为羟基化反应和糖基化反应。

3. 海洋微藻　海洋微藻是光合自养型生物，不需要任何有机成分作为能源物质。因此，海洋微藻的大规模培养理论上要比微生物及植物细胞更经济、简单。20 世纪 90 年代，科学家们开展天然产物的海洋微藻生物转化研究，用于萜类等化合物的结构修饰。

4. 动物的幼体　动物的幼体，如斑马鱼的鱼苗、夜蛾幼虫等可作为生物转化系统。这是一个新兴的转化系统，该系统不仅可获得活性产物，还可作为药物的一个代谢模型，模拟药物在动物或人体内的代谢途径，也能为药物代谢研究提供帮助。采用鳞翅目昆虫幼虫进行了萜类化合物和木脂素类化合物的生物转化研究，所用的试验方法为：将底物和食物一起搅拌均匀后喂养昆虫的幼虫，一定时期后收取粪便进行提取分离得到转化产物。

（三）生物转化的方法

1. 转化体系的建立及培养

（1）微生物及其酶制剂转化体系　根据期望的转化反应类型，选定含有催化该反应酶的出发菌株，或利用基因工程技术构建基因工程菌，配制合适的培养基，使得微生物快速生长繁殖，并富含需要的酶。微生物细胞的增殖比植物细胞更快，基因转化表达、基因重组、原生质体融合比动植物细胞更容易成功，所以整个过程可以实现自动化、连续化，且转化效率更高。

（2）植物细胞/组织培养转化体系　任何具有完整细胞核的植物细胞，都拥有形成一个完整植株所必需的全部遗传信息和发育成完整植株的能力，这就是植物细胞的全能性。因此，理论上，植物培养物都具有转化外源化合物的能力。利用植物细胞培养系统进行生物转化主要包括以下三个方面内容：①用植物悬浮细胞作为催化系统进行生物转化反应；②用固定化植物细胞作为催化系统进行生物转化；③用毛状根培养物作为催化系统进行生物转化。

2. 转化体系的筛选　对于一个天然产物，在进行生物转化之前，首先应进行生物转化体系的大量筛选，以确定对该化合物转化能力最强的植物培养细胞或微生物菌株。在研究一个生物转化过程中，需要考虑诸多方面的因素，如转化底物的选择、生物转化体系对不同底物转化能力的考察、转化路线或转化反应的选择等。其中最主要的是寻找适合所设计转化过程的生物转化体系，以及如何提高这种转化体系的转化能力，即提高相关酶的产率与活力。

3. 生物转化的影响因素　生物转化本身是一个酶促反应，它受到诸多因素的制约，如转化时间、温度、底物添加方式、酶的诱导剂、抑制剂，以及生长调节剂的加入等都对转化有一定影响。

（1）转化反应的时间和温度　酶催化反应，都有一个最佳的反应时间，时间过短转化不完全，时间太长生物体衰老从而导致酶的活力下降甚至失活。转化时间因转化反应的种类、生物体生长速度和酶的活性不同而有所差别，可以利用现代仪器分析手段，进行动态检测来获取一个最佳的转化时间。同样，温度也影响着酶的催化能力。通常，最为简单的转化温度选择法就是根据生物体系的最佳生长状态即采用生物体的最适生长温度。

（2）底物添加方法　一般的生物转化研究过程是先将所使用的生物体系接种于培养液中进行预培养，调节生物体的生长状态，使其中的酶系具有较高的反应活性，然后投加底物。底物可用固体粉末形式加入，也可将底物溶解在小体积的无毒或毒性较小的有机溶剂，然后加入转化体系中。有机溶剂在培养液中的终浓度一般不宜超过 1%，以免影响酶的活性。底物的添加量一般为每升培养液中加入 30～100mg。

（3）酶诱导剂的使用　酶可分为组成酶和诱导酶两类，组成酶是在细胞生长过程中产生的酶类，并参与生物体自身的新陈代谢；而诱导酶只有在加入一定的诱导物后才会产生或明显地增加。对于组成酶来说，参与生物转化的酶量主要与生物体的数量和生长状态有关。诱导酶则除与生物量有关以外，还与酶诱导剂的使用直接相关，通常是在生物体系对数生长前期加入较为合适。外源性底物对转化酶多具有诱导作用，在培养基中预先加入微量的底物进行酶诱导可以提高转化效率。

（4）酶抑制剂　在确切了解参与转化的酶系统性质后，可以适当加入酶抑制剂来抑制转化过程中的副反应，以保证获得足够的目标产物。

（5）其他影响因素　转化液的 pH 值、光照、通气量和培养基的选择等培养条件均会对转化效率产生较大影响。

4. 生物转化产物的检测、提取、分离及鉴定

（1）转化产物的检测与分析　灵敏、快速、简便的次生代谢产物检测分析手段对于生物转化的研究必不可少。生物转化反应过程中底物的减少或产物的增加可用薄层色谱、高效液相色谱、气相色谱、液质联用和气质联用等分析技术进行跟踪分析。根据分析结果可以判断不同转化体系的转化能力，不同底物浓度及添加方法、转化时间、温度、诱导剂或抑制剂的加入对转化反应的影响，以建立生物转化反应的最佳条件。

（2）转化产物的提取、分离及鉴定　一般先将生物细胞与转化液分开，常用离心或抽滤法，若用固定化细胞转化法则可省去此步骤。再用有机溶媒从滤液中萃取转化产物，萃取的粗品需经进一步分离纯化才能得到纯品。常用的纯化方法有重结晶、色谱法等，以除去副产物、细胞组分等微量杂质。其中最常用的是色谱分离方法，根据化合物的理化性质不同，可采用分配色谱、吸附色谱、离子交换色谱、分子排阻色谱（凝胶过滤色谱）等。也可采用各种制备色谱，如制备型高效液相色谱、中压色谱、低压色谱等。由于转化底物的结构是已知的，鉴定转化产物的结构相对容易。一般采用现代波谱学方法，如核磁共振波谱、质谱、紫外光谱、红外光谱、旋光谱等进行产物的结构鉴定。

（四）生物转化在生产中药活性成分中的应用

中药的生物转化反应历史悠久，目前亦成为分子生药研究领域的热点。已开展萜类与甾体类、苯丙素及酚类、生物碱类等多种化合物的生物转化研究。

1. 萜类与甾体化合物　生物转化研究较多的萜类与甾体化合物有蟾蜍甾烯、雄甾烯二酮、羟二酮、人参皂苷、紫杉醇等。

2. 苯丙素及酚类化合物　广义的苯丙素及酚类是指具有 C6–C3 结构，以及具有酚羟基的化合物，包括木质素、黄酮、香豆素、蒽醌等。生物转化研究较多的苯丙素及酚类化合物有沙棘叶中的黄酮、大黄蒽醌、鬼臼毒素、红景天苷、熊果苷等。

3. 生物碱类化合物　生物转化研究较多的生物碱类化合物有四氢帕马丁、喜树碱、乌头碱、麻黄碱、小檗碱等。

部分中药活性成分的药理作用及机制已十分明确，并广泛应用于临床。但该类活性成分的工业化生产主要依靠植物提取或化学合成。植物提取法劳动强度大、产量小、污染严重，且易造成生态环境失衡。而化学合成条件苛刻、产物成分复杂，且大多数中药活性成分具有光学异构活性，化学合成得到的消旋体分离困难、成本高。以成本低、简单易得的中间体为底物，通过生物转化生产获得这些活性成分，或得到化学合成中的关键中间体，结合化学合成工艺，生产中药活性成分可能是解决中药活性成分单体工业生产的理想途径。随着生物科学的进一步发展，特别是固定化细胞、固定化酶、原生质体融合、诱变和基因重组等生物技术手段的发展，生物转化在中药活性成分的生产方面将起着越来越重要的作用。

第四节　中药活性成分的异源生产

一、中药生物合成概述

（一）合成生物学的概念

合成生物学（synthetic biology）是在系统生物学研究的基础上，引入工程学的模块化概念和系统设计理论，以人工合成 DNA 为基础，设计创建元件、器件或模块，以及通过这些元器件改造和优化现有自然生物体系，或者从头合成具有预定功能的全新人工生物体系，从而突破自然体系的限制，实现合成生物体系在化学品（包括材料、能源和天然化合物）制造、医学、农业、环境等领域的规模化应用。因此，合成生物学是基于系统生物学的遗传工程和工程方法的人工生物系统研究，它以天然生物系统的结构和功能为基础，按"元件 – 模块 – 系统"的方式，通过生物元件的挖掘、设计和构建模块及系统化，进而重构自然界中不存在的生命系统来解决能源、环保、健康和材料等问题。

（二）合成生物学的发展简史

合成生物学一词最早出现于 1911 年，由法国物理化学家 Leduc 提出，由于当时人们对分子生物学和基因工程等的认知水平不足，合成生物学只停留在概念水平。DNA 双螺旋结构、细菌质粒、DNA 酶类和 DNA 重组的研究大大促进了合成生物学的发展，例如 Jacob 和 Monod（1961）对大肠埃希菌乳糖操纵子的研究，解析了原核生物基因的结构，为工程菌的开发奠定了基础。波兰遗传学家 Waclaw Szybalski 认为合成生物学是一个不受限制和具有无限潜力的研究领域，能把控制因子等整合到现有基因组，或组建新的基因组。随着 20 世纪 70 年代重组 DNA 技术及 80 年代高通量组学技术的快速发展，构建人工生物系统逐渐成为可能，人们对合成生物学也有了更深的认识。

因此，Hobom（1980）将合成生物学定义为利用重组 DNA 技术对细菌进行基因工程改造。2000年在 *Nature*（《自然》杂志）发表的 2 篇文章促进了合成生物学的发展，这些文章主要讨论在大肠埃希菌中建立第一个人工合成基因振荡器和人工双稳态基因调控网络，标志着合成生物学作为一个新的领域正式产生。Cameron 在《合成生物学简史》一文中将合成生物学分为三个阶段：

第一个阶段：2000 ～ 2003 年，是基础发展时期，这个领域的经典实验与学科特色被建立。

第二个阶段：2004 ～ 2007 年，是快速发展时期，这个领域的研究范畴急速膨胀，但是在基因工程的进步方面却明显滞后。

第三个阶段：2008 ～ 2013 年，是加速创新和转变实践的新时期，在生物和药物等方面，新的技术和基因工程方法使之能够朝着实际应用方向前进。

2013 年以来，合成生物学的发展有了质的突破。高通量 DNA 组装（high-throughput DNA-assembly methods）技术，以及不断降低的基因合成费用加快了合成生物学的发展速度。人工合成的蛋白质骨架开始被用到最新的人工反馈回路当中，以便对酵母细胞中天然的有丝分裂原活化蛋白激酶信号通路（mitogen-activated protein kinase pathway，MAPK pathway）的动态行为进行可预测性调控。在多个独立进行的大肠埃希菌实验中，这些人工合成的骨架也被用来对由两个组分构成的信号通路进行重建（reroute）。再例如，共定位于甲羟戊酸（mevalonate）生物合成通路相关的酶，可提高葡萄糖二酸（glucaric acid）的产量，减少有毒中间代谢产物的生成。合成生物学家们也开始使用网络化工程学技术（network engineering techniques）来解决一些基础问题，比如自然网络的形成、功能或进化可塑性等方面的问题。随着系统生物学及合成生物学的不断发展，其成果不断地与已有的工作相融合，使代谢工程学（metabolic engineering）也取得了飞速的发展。2013 年年初，合成生物学在应用方面迈出了里程碑式的一步，开始应用于抗疟药青蒿素（artemisinin）的大规模工业化生产。比尔和梅林达盖茨基金会（Bill and Melinda Gates Foundation）通过 One World Health 项目和 PATH（Program for Appropriate Technology in Health）项目给 Amyris 公司提供了资助，帮助他们人工设计了一条青蒿酸（artemisinic acid）合成通路，在酵母细胞中实现青蒿酸的生物合成。值得关注的是，以 CRISPR-Cas9 为代表的基因编辑新技术的诞生也将会进一步促进合成生物学的发展。

（三）中药合成生物研究的主要任务

中药药效成分多来源于药用植物次生代谢产物，如黄花蒿 *Artemisia annua* L. 中的抗疟疾成分青蒿素、麻黄 *Ephedra sinica* Stapf 中发汗平喘作用的麻黄素（ephedrine）等。当前药用植物有效成分的获取主要是从药用植物（野生或栽培）中直接提取分离，例如，在栽培的长春花 *Catharanthus roseus* 中提取长春新碱（vincristine，含量约 0.0003% 干重）。其弊端主要是有效成份含量低、植物生长周期长、化合物纯化难、对生物资源（尤其是野生植物资源）可能造成严重破坏等。少数结构简单的天然产物，如奎宁（quinine）、肉桂酸（cinnamic acid）等能用全化学合成法直接合成，这样显著降低了生产成本，减少了野生药用植物资源的使用，有利于中药资源可持续利用，然而大部分天然产物因有较多的手性中心而结构复杂，化学全合成难度较大，如紫杉醇的化学全合成效率极低，不能满足工业化生产的要求。

20 世纪 50 年代末，人们利用放射性同位素标记的前体喂饲药用植物，开始了药用植物活性成分生物合成途径的实验生物学研究阶段。后来，随着质谱、光谱和核磁共振仪等各种先进仪器设备的出现和使用，结合放射性同位素标记的前体喂饲实验，使得药用植物活性成分生物合成途径的研究变得容易。自 70 年代以来，人们利用培养细胞或器官（如毛状根）来研究药用活性成分生物合成途径中的酶，使得药用植物活性成分研究深入到蛋白质水平。进入 20 世纪 80 年代后期，国内外学者又把重点转移到药用植物活性成分生物合成相关基因的克隆、分离、特性分析和基因调控领域，如 1988 年和 1989 年克隆了参与单萜吲哚生物碱生物合成早期步骤的西垂特斯定合成酶和色氨脱羧酶。现在进行活性成分基因调控研究的植物有长春花、罂粟、紫草、青蒿、红豆杉、小檗、天仙子、曼陀罗、颠茄、黑莨菪、喜树、蛇根木等数十种植物。20 世纪 90 年代以后，药用植物活性成分基因调控研究也取得了进一步发展，一些结构极其复杂的药用植物活性成分生物合成途径及其基因调控的细节已逐渐被揭示，而且有些活性成分的人工调控已获得了初步的成功，显示出了本研究领域十分诱人的发展前景。

加州大学伯克利分校的研究人员将 *ADS* 和 *CYP71AV*1 及其 *CPR* 同时导入酵母，构建生产青蒿酸的工程菌，产量达到 153mg/L。麻省理工学院的研究人员在大肠埃希菌中分别生产紫杉醇前体紫杉二烯和银杏内酯类前体左旋海松二烯，紫杉二烯产量已达到 1020mg/L；左旋海松二烯的产量达到 700mg/L。2014 年我国学者获得同时合成齐墩果酸、原人参二醇和原人参三醇的第一代"人参酵母"细胞工厂。在产业化应用方面，利用酵母高效工业化生产青蒿酸，产量高达 25g/L，并经简单化学反应即可合成青蒿素；2013 年产青蒿素达到 35 吨，这种高效获取青蒿素的方法得到了 WHO 的批准，利用合成生物学方法获取青蒿素已基本实现产业化。

中药合成生物学主要是指人工改造生物合成途径生产中药活性成分，通过阐明并模拟生物体中药用活性成分的生物合成基本规律，人工设计构建新的、具有特定生理功能的生物系统（植物或微生物系统），实现中药活性成分的高效、定向培育或生产。目前，中药合成生物学已经成为分子生药学学科重点发展领域，通过合成生物学策略获取中药活性成分是最有潜力的资源获取方法之一，也将是中药资源可持续利用的重要途径。中药合成生物学以生产中药活性成分为目的，研究活性成分的生物合成途径及调控机制，发掘相关基因元件，人工改造或重新构建合成途径，为中药新药研究和工业化生产提供原料，从而减少传统中药材的消耗和保障中药饮片和中成药的临床供应。中药合成生物学的主要研究内容包括：①药用活性成分生物合成基因元件克隆及鉴定；②药用活性成分生物合成途径解析及调控；③人工设计药用活性成分生物合成途径策略和关键技术；④适合生产药用活性成分底盘细胞的开发和应用；⑤药用活性成分异源生产等。

二、中药生物合成的研究策略及关键技术

（一）基因元件的克隆

基因元件指具有特定功能的氨基酸或核苷酸序列，包括基础生物元件和核心生物元件。基础生物元件是遗传系统中最简单、最基本的生物积块（BioBrick），主要包括启动子、终止子、转座子、转录调控蛋白因子、核糖体结合位点（ribosome binding site，RBS）、质粒骨架等，可以在重建或制造生物反应系统或代谢途径的设计中与核心生物元件进一步组合成具有特定生物学功能的生物学装置。核心生物元件指编码特定酶或蛋白的功能序列，往往是构成基因回路或代谢途径的功能基因，如在青蒿素前体合成途径中的紫穗槐 -4,11- 二烯合酶（*ADS*）基因，丹参酮合成途径中的二萜合酶基因 *SmCPS* 和 *SmKSL*。

基础生物元件可以从自然界通过 DNA 克隆或者直接化学合成获得，也可以对天然元件进行修饰、重组和改造获得突变人工元件。启动子是 RNA 聚合酶识别、结合和开始转录的一段 DNA 序列，启动子的强度和类型可以调控基因的表达时间、空间和表达量。对启动子进行工程化改造可以构建一系列不同用途的人工启动子，实现对基因表达的精细调控。如通过改造毕赤酵母的诱

导型启动子 *AOX*1 的转录因子结合位点，提高异源蛋白的表达产量。人工终止子元件同样具有序列多样性，终止强度也不同。另外，RBS 是翻译的起始位点，使用不同序列的 RBS，能够在翻译层次对基因进行调控。目前已经收集和整理的基因元件中，基础生物原件仍局限于一些模式生物来源的典型元件，如大肠埃希菌来源的启动子、RBS 序列、报告基因等。

与中药合成生物学研究相关的核心生物元件的克隆处于起步阶段，紫杉醇、青蒿素、丹参酮、人参皂苷等药用植物活性成分的生物代谢路径中的功能基因已部分获解析。中药基因组及其相关研究的开展为中药活性成分异源合成提供了大量的候选元件和模块，如通过对药用模式物种赤芝 *Ganoderma lucidum* 进行全基因组测序和组装，发现了所有参与灵芝酸骨架合成的基因元件。这些基因的筛选、鉴定和标准化是中药合成生物学研究的前提。

（二）底盘细胞的选择与改造

异源合成是指在非来源物种或细胞中合成基因、蛋白或天然产物。以抗疟药物青蒿素为例，其来源物种为菊科植物黄花蒿 *Artemisia annua*，目前人们可以在酿酒酵母中工业化合成青蒿素前体青蒿酸，酿酒酵母即为青蒿酸异源合成的底盘细胞。

几种常见的模式微生物，如大肠埃希菌、酿酒酵母、枯草芽孢杆菌等已经被证明是非常有潜力的异源合成底盘细胞。它们均具备营养要求简单、生长速度快、遗传背景清楚、操作简便可靠、易进行大规模培养、工业规模生产有成熟模式可供参考等特征。因此，通过异源合成获得药用植物活性成分，产量提高和质量控制上均具有明显优势。

1. 大肠埃希菌 *E. coli* 因具良好的可操作性，大肠埃希菌是目前使用最广泛的天然产物异源合成宿主，几乎各大类天然产物都有大肠埃希菌异源合成的成功报道。事实上，大肠埃希菌自身所能提供的内源性前体数量较少，利用其作为底盘细胞合成复杂活性成分，需重建某些代谢途径。与真核宿主相比，大肠埃希菌缺乏转录后修饰、内质网及辅助的 P450 还原酶，使其难以功能性表达植物来源的一些蛋白（如细胞色素 P450 酶），而且大肠埃希菌对密码子使用的偏好性与真核生物有很大不同。

2. 酵母 *Saccharomyces* 属于低等的单细胞真核生物，它既具有原核生物繁殖快、易培养、便于基因工程操作等特点，又具有真核生物的蛋白质加工、翻译后修饰等功能。与大肠埃希菌相比，其更适合于植物细胞色素 P450 蛋白的功能性表达，因而作为活性成分的异源合成宿主有独特的优势。用作异源合成宿主的酵母主要有酿酒酵母（*S. cerevisiae*）、毕赤酵母（*Pichia pastoris*）等。酿酒酵母是最早发展起来的真核表达系统，目前已完成全基因组测序，遗传背景比较清晰，遗传操作也已经系统化、标准化，容易进行异源合成。

3. 枯草芽孢杆菌 *Bacillus subtilis* 该菌是一种革兰阳性细菌，其基因组已经完全测序，且有一套成熟可靠的分子生物学工具用于遗传及代谢工程改造。作为天然产物异源合成的底盘细胞，枯草杆菌有三大优势：拥有合成某些类别天然产物关键前体的代谢网络，大大减少了重构合成路径的工作量；将外源天然产物分子分泌到胞外，有利于产物的回收；无密码子偏好性，能更好地表达来自真核生物的基因。目前已发现枯草杆菌能生产多种天然产物，包括非核糖体多肽类、聚酮类和萜类等化合物。然而，作为异源宿主的枯草杆菌缺乏稳定的质粒载体，只能将活性成分合成相关基因直接整合到染色体上，由此而得到的基因拷贝数较少，从而影响产物合成水平。此外，枯草杆菌具有显著的蛋白酶背景，可能会造成天然产物合成酶的过快降解。

4. 蓝藻 *Cyanobacteria* 作为最古老的原核生物，蓝藻可以进行光合作用，从而可以在最低限度的营养物质上生长，其适应能力强，可忍受高温、冰冻、缺氧、干涸及高盐度、强辐射等极端环境条件。使用蓝藻作为生物底盘，除生长温度、底物（兼养，固氮）、盐浓度等因素外，还要考虑其基因组的特异性及基因工程操作时可利用的工具。蓝藻基因组含有多拷贝的染色体（例如集胞藻 PCC 6803 拥有 12 个染色体拷贝），在基因敲除时需要进行几轮去除；胞内存在类囊体膜结构，含有高达 60% 的天然色素——藻胆蛋白，蓝藻胞外有厚度不等的黏质鞘，因此在提取 DNA、RNA 和蛋白质时需要采用特殊方法。

5. 链霉菌 *Streptomyces*　链霉菌是发育最高等的放线菌，能产生抗细菌、抗真菌类抗生素，以及广泛的生物活性物质，如免疫抑制剂、抗癌剂等，具有这些类别天然产物的前体代谢途径，是天然产物异源合成的理想宿主之一。天蓝色链霉菌 *S. coelicolor* 和除虫链霉菌 *S. avermitilis* 等已完成全基因组测序并建立了标准的遗传操作规程，为天然产物的异源合成提供了便利。

6. 其他异源宿主　除了微生物底盘细胞合成系统，植物细胞如亚麻荠 *Camilina suneson* 也已经被开发用于药用活性成分的异源合成。亚麻荠在遗传上类似于模式植物拟南芥，基因组和转录组数据丰富，而且可以用简便的浸花法进行农杆菌侵染转化。因此，亚麻荠是理想的代谢工程平台，现在已成功利用其作为异源寄主在种子中合成出单萜、倍半萜、生物碱等药用活性成分。在重构合成路径过程中，将编码红色荧光蛋白的 *DsRed* 基因同时构建在载体中并导入，即可直接通过荧光检测出转基因种子。

目前，用于天然产物异源合成的宿主主要是各种细菌及真菌类微生物，尽管使用密码子优化合成基因和各种各样的蛋白质工程方法可以部分促进异源生物合成路径的功能性，但在微生物宿主中功能性表达药用植物基因仍然是一个充满挑战性的任务，如植物基因表达优化、蛋白质的翻译后修饰、亚细胞器定位等问题依然存在。此外，由于生物元件来源的多样性和底盘细胞自身次生代谢的局限性，通常需要对代谢网络进行重构或改造，从而实现外源基因在异源底盘中合成特定天然活性物质的目的。重构和改造既包括对天然存在的生物系统进行重新设计以提高代谢效率，也包括构建新的基因元件和系统，创造自然界中尚不存在的合成代谢网络或人工生物体系。

（三）代谢途径构建策略

在不同的底盘细胞中构建药用活性成分代谢途径，目前主要通过两种方式：一是在代谢途径深刻解析的基础上，对药用活性成分固有代谢途径进行转移、重构与工程化，所使用的基因元件为可拆卸的通用型元件，因此，既可以方便地进行优化，也能便捷地将其用于其他代谢途径的构建，将众多复杂的生物合成途径演变成可随时拆卸的工程化生物系统。第二种构建策略是全新药用活性成分合成途径的设计、筛选、组装与程序化，这种构建策略是根据药用活性成分的化学结构设计的一条合成路线。根据这条合成路线，从基因数据库中筛选出参与合成路线的酶基因，并将这些酶基因导入底盘细胞中，在底盘细胞中组装成一条新的药用活性成分的生物合成路线。

不管哪种构建方式都需要将不同的基因元件，甚至是完全不同源的序列按照目的产物的生物合成路径有序地组装起来，实现预期的生物功能。代谢途径的构建是中药合成生物学研究的关键环节。在这一环节，一方面要发挥主观能动性，能够像拼接电路一样随意拼接没有生物亲缘关系的基因元件；另一方面要实现可重复性，所有的基因元件在不同情况下都可以便捷使用。合成生物研究者不断更新策略，以期最大化满足这两方面的要求。基因元件的组装方法包括多克隆位点法、BioBrick Assembly、Gibson Assembly 等。

1. 多克隆位点法　该法是依托载体质粒上的多克隆位点（multiple cloning site，MCS），实现单个基因元件的插入，利用二者相同的黏性末端连接成环得到新质粒，转化入大肠埃希菌感受态细胞。该法适用于转移单个或少数基因调控元件或基因，当待转移的基因元件数目很大时，尤其是要组装一套完整的代谢途径时，限制性内切酶的选择就变得困难起来。

2. BioBrick Assembly   BioBrick（生物砖）顾名思义，可以使基因元件标准化、模块化，以实现像砖头一样随意组装契合。BioBrick Assembly 最大的优势在于能够利用一对同尾酶实现多个 DNA 片段的组装，大大减少所使用的限制酶种类。且几乎所有序列本身不含所用同尾酶的基因元件都可以"BioBrick 化"，使扩增和组装过程标准"流程化"，反应体系一化，以实现基因元件的快速重复利用。

3. Gibson Assembly（体外同源重组拼接法）   Gibson Assembly 利用 5′ 核酸外切酶、聚合酶，以及连接酶的协调作用在体外将多个带有重叠序列的 DNA 片段组装起来。具有 20 ~ 80bp 末端重叠序列的、等摩尔量的两个或者多个双链 DNA 片段经核酸外切酶酶切后，DNA 双链中的一条链的部分碱基被切去，在两 DNA 片段之间暴露出互补的黏性末端，使待拼接的两片段的重叠区之间可以通过退火而互补，然后在 DNA 聚合酶和 DNA 连接酶的作用下将缺口补齐，实现片段间的连接而获得目的产物。

（四）合成工艺系统优化

为提高目的产物产量，通常需对目的产物的生物合成途径或代谢流进行工艺优化，可以分为局部水平优化、合成路径水平优化、基因组和群体水平优化三个层次。

首先，目的产物的合成效率依赖于多个层次的多个因素，从基因水平到蛋白质水平，从合成路径到代谢流。局部水平优化通常是指对整个合成体系中某一个限制性因素的调节优化。对编码限速酶基因的优化可以通过增加基因拷贝数、启动子修饰、密码子优化、基因替换、调节转录活性等方法进行。如通过表达来自发光杆菌的乙酰 CoA 羧化酶（ACC）增加细胞内丙二酰 CoA 含量，宿主大肠埃希菌中乔松素和柚皮素的产量分别从 0.75mg/L 和 0.45mg/L 达到 429mg/L 和 119mg/L。通过蛋白融合、构建人工蛋白支架、酶的细胞器定位等可以优化蛋白作用距离从而提高目标产物合成效率。在酵母寄主中融合 4- 香豆酰 -CoA 连接酶和芪合酶可使白藜芦醇产量提高 15 倍。对于多个酶催化的顺序反应，则可以通过构建 DNA/ 质粒支架、RNA 支架或蛋白支架的方式组装异源蛋白，通过改善酶浓度或利用环境优势提高异源代谢效率。

其次，生物体内的代谢是互相联系、错综复杂又协调统一的网状结构，生化合成过程往往带有分支。通常将目的代谢产物称为主产物，而将其分支合成代谢路径的产物称为副产物，合成副产物的路径称为竞争代谢路径。在一定转化率下，主副产物之和是一个常数，副产物的减少必然导致主产物的增加。合成路径水平优化即通过优化或平衡多基因控制的代谢途径促进主产物合成，抑制副产物竞争。从代谢工程角度，生物合成前体的利用是决定次级代谢产物产生率的一个关键因素。提高前体供应可以直接增加进入药用活性成分生物合成途径所需底物的绝对总量，或者通过优化或平衡多基因控制的代谢途径增加前体的相对供应量。由多种含碳底物如脂肪酸、单糖或蛋白质等分解代谢而产生的前体都是由初级新陈代谢所提供，一些关键的酶可以通过主要碳代谢的代谢网络调节碳通量，对这些关键酶进行鉴定和遗传操作，可以增加特定前体的利用率。在前体物过于昂贵或无法获得的情况下，则需要开辟不需要添加前体的新路径，绕过原植物的合成路径。如在异源合成类黄酮时，按其自然次生代谢路径均需添加昂贵的苯丙酸或苯丙氨酸前体，新开发的大肠埃希菌寄主系统则回避了这个问题，利用 3- 脱氧 -D- 阿拉伯庚酮糖酸 -7- 磷酸合成酶（DAHPS）、分支酸变位酶（CM）和预苯酸脱水酶（PDT）以葡萄糖为前体添加物，将其转变为苯丙酸，大大降低了成本。降低竞争代谢途径是提高目的产物产量的另一个有效策略。将那些竞争代谢途径中的基因作为靶基因，利用基因敲除、反义 RNA 或 RNA 干涉等技术方法敲除靶基因或降低靶基因的表达水平，切断支路代谢途径或降低支路产物的产生，从而改变代谢通路，使代谢流向目的产物积累方向进行。增加黄酮类化合物乔松素和柚皮素产量的另一个策略即抑制其竞争代谢路径，通过抑制 *FabB* 和 *FabF* 基因表达，使丙二酰 CoA 流向脂肪酸的合成路径最小化，从而使进入黄酮类化合物合成路径最大化，乔松素和柚皮素的产量可以提高到 710mg/L 和 186mg/L。

一些化学结构复杂的中药化合物需要经过多个生化步骤合成获得，对异源细胞来说，繁重的酶和产物代谢负担是一个巨大的挑战。可以通过基因组或群体水平平衡和调控整个代谢系统增加目的产物合成。在番茄红素的异源生物合成中，引入基于启动子的人工调节子 *glnAp*2 控制两个限速酶 IDI（IPP 异构酶）和 PPS（磷酸盐合成酶）的表达，缓解系统代谢失衡和生长迟滞的同时大大提高了番茄红素产量。随着全基因组数据集和细胞代谢模型发展，系统优化的重点已经从单基因操作转移到全基因组的改变，通过对细胞全局转录机制的调控改造，不但能增加细胞对产物的耐受性（中药药用活性成分大多对细胞有一定毒性），还有利于整个细胞网络的协调，增加目的产物的合成。如利用全基因组转录相应阵列技术在宿主大肠埃希菌中筛选到法尼基焦磷酸（FPP）诱导型启动子，降低 FPP 毒性的同时实现了 FPP 前体供应和生物合成的平衡，显著提高了紫穗槐二烯的产量。

另外，由于次级代谢物的产生过程受许多理化因素的影响，包括养分供应、氧气浓度、温度和 pH 值的影响，因此在工业发酵中可以通过控制和优化这些因素，达到提高代谢产物产量的目的。合成工艺的系统优化还可以利用生物信息学进行代谢流控制分析，从而提高底盘细胞次生代谢合成工艺。

三、中药活性成分的生物合成

1. 在生物合成途径完整解析的基础上，实现异源生产中药活性成分的主要过程

（1）底盘细胞选择　与普通异源宿主不同的是，用于生物合成研究的底盘细胞应具备生长快速、遗传操作简单、易于大规模培养、工业化控制简便等特征。近年来被广泛使用的异源合成底盘细胞主要为微生物，如大肠埃希菌、酿酒酵母、枯草芽孢杆菌等，随着研究的深入，具有精细的调控系统、能通过光合作用获得代谢前体物质的植物系统也将被开发为合成某些特定类型化合物的底盘系统，如以烟草细胞构建底盘细胞异源合成青蒿素等特异代谢物。

（2）外源组装途径　合成生物研究中的 DNA 组装技术主要包括从寡核苷酸到基因的组装；从元件到功能基因的组装；从基因到生物途径的组装；基因组合成。不管哪种构建方式都需要将不同的基因元件（甚至是完全不同源的序列）按照目的产物的生物合成路径有序地组装起来，实现预期的生物功能。

（3）中药活性成分细胞工厂生产　通过发掘生药活性成分生物合成关键基因，采用合成生物研究策略，优化中药活性成分代谢途径，设计和改造微生物菌株等手段，实现中药活性成分高效、高纯、大规模工业化生产。研究对象一般是源于中药的、具有明确生物活性的药用成分，包括萜类化合物、黄酮类化合物、酚酸类化合物和生物碱类化合物等。

2. 次丹参酮二烯的异源生产　丹参 *Salvia miltiorrhiza* Bge. 是唇形科鼠尾草属植物，丹参酮是丹参中主要的脂溶性成分。丹参酮属于松香烷类去甲二萜化合物，其生物合成途径主要包含三个阶段：①萜类化合物早期合成，中间体 IPP 和 DMAPP 的合成；②中期化合物 GGPP 及烯萜的生成；③二萜化合物的直接前体物质的形成及其催化修饰到结构多样的二萜化合物。次丹参酮二烯（miltiradiene）为丹参酮重要的前体物质，研究表明 *SmCPS* 和 *SmKSL* 基因是控制合成丹参酮的骨架化合物——次丹参酮二烯生物合成的两个关键酶基因。研究二萜合酶之间相互作用，发现 *SmCPS* 和 *SmKSL* 的活性位点距离影响次丹参酮二烯的产量。通过生物合成途径组装、在酿酒酵母基因组中整合代谢途径，构建次丹参酮二烯细胞工厂及发酵，结果发现在酿酒酵母中融合表达 *SmCPS*、*SmKSL*、*BTS*1（GGPP 合酶）、*ERG*20（FPP 合酶）能明显的提高次丹参酮二烯的产量并减少副产物含量。此外，研究表明二倍体菌株的萜类次级代谢产物含量大于单倍体。构建的二倍体菌株在 15L 的生物反应器中次丹参酮二烯的含量达到 365mg/L。通过表达萜类生物合成途径中的关键酶基因、抑制竞争支路基因和敲除相关转录调控因子，优化二萜上游生物合成途径，提高 GGOH 的含量，从不同植物中筛选高催化活性的次丹参酮二烯合酶，并对其进行融合及改造，将次丹参酮二烯的产量提高到 3.5g/L。见图 4-8。

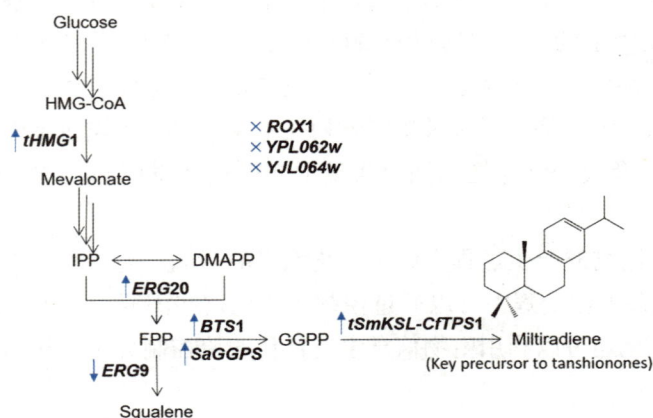

图 4-8　合成生物学生产次丹参酮二烯

3. 高效半合成生产强效抗疟剂青蒿素　青蒿素是从中药青蒿中获得的一种倍半萜类化合物，具有抗疟活性。世界卫生组织推荐应用青蒿素联合用药疗法（artomisini combination therapies，ACTs）治疗由恶性疟原虫导致的单纯性疟疾，青蒿素的需求量极大。然而，从植物中提取获得青蒿素存在供给不稳定、费时费力、价格波动大等问题，因此获得价格实惠且能稳定供给的青蒿素显得尤为重要。青蒿二烯（amorphadiene）是青蒿素合成的重要前体，植物黄花蒿 *Artemisia annua* L. 中青蒿二烯的合成分成两个步骤：①乙酰辅酶 A（Acetyl-CoA）经 MVA 途径生成法尼基焦磷酸（FPP）；②青蒿二烯合成酶（ADS）催化 FPP 经环化反应生成青蒿二烯。目前，利用合成生物方法进行青蒿二烯合成研究，应用最广泛的底盘细胞是酿酒酵母。青蒿烯在细胞色素酶 CYB5 与 CYP71AV1 共同催化下形成青蒿醇，进而在醇脱氢酶 ADH1 和醛脱氢酶 ALDH1 的作用下形成青蒿酸。利用酿酒酵母构建青蒿酸生物合成途径见图 4-9（A 为酵母体内生物代谢途径，B 为青蒿二烯经三步氧化转化成青蒿酸）。

从植物中提取青蒿素，产量低，并且黄花蒿的种植受季节和地域的影响，远远满足不了市场需求。采用合成生物学方法，利用酿酒酵母可大量、高效生产青蒿素的前体化合物青蒿酸。此外，研究人员还开发出一种实用、高效的将青蒿酸转化为青蒿素的化学工艺，这种化学工艺利用化学单线态氧为来源，避免了专门的光化学设备的需要。使用菌株和化学工艺半合成青蒿素为工业化生产提供了可行性，生产稳定，同时还可通过衍生化将青蒿素转化为 ACT 疗法中其他联用的活性药物成分，如青蒿琥酯（artesunate）。这项技术将微生物半合成青蒿素产业化进程大大向前推进了一步，这无疑是微生物异源合成高附加值产品的一个最成功案例，为发展中国家一线抗疟药的供给和降低用药价格提供了一条途径。

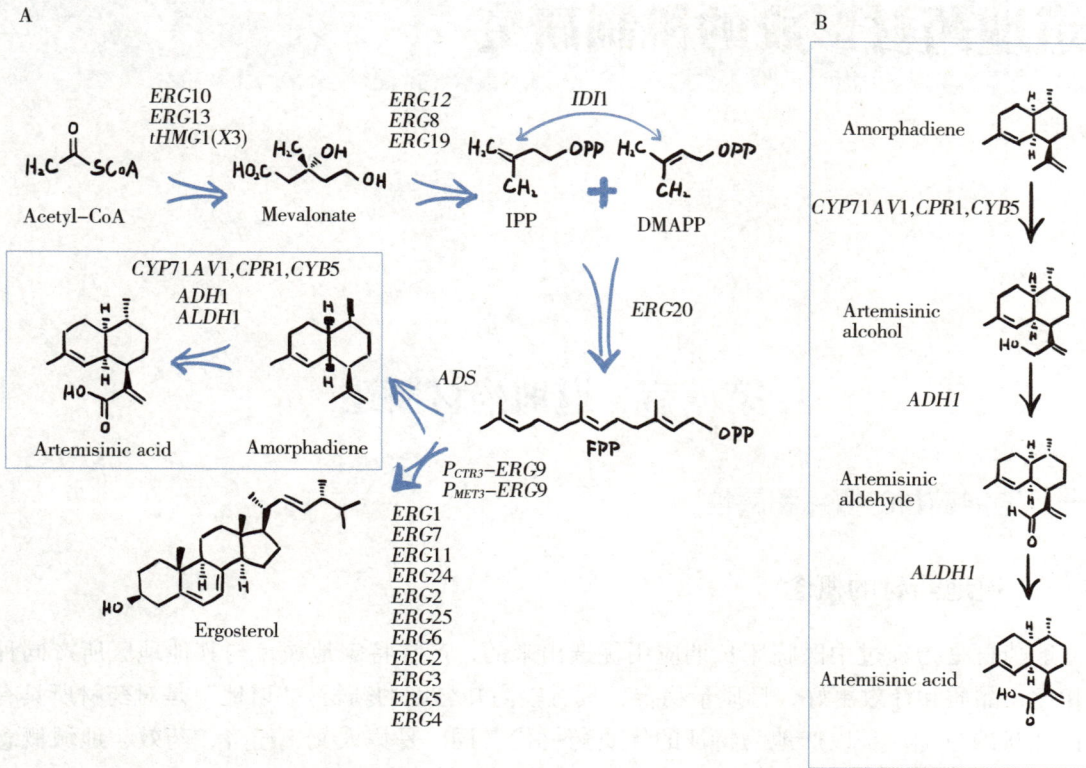

图 4-9 利用酿酒酵母生产青蒿酸的途径

A. 青蒿二烯与青蒿酸的产生；B. 酿酒酵母体内青蒿二烯经三步氧化法转化为青蒿酸

第五章
道地药材形成的机制研究

第一节　道地药材概述

一、道地药材的概念和属性

（一）道地药材的概念

道地药材是指经过中医临床长期应用优选出来的, 产在特定地域, 与其他地区所产同种中药材相比, 品质和疗效更好, 且质量稳定, 具有较高知名度的药材。"道地"是对药材所具有各种优良性状的总称, 是以产地为特征的优质药材代名词, 是集人文、经济、药效、地域概念于一身, 在自然或人文的作用下, 以适宜的环境、优良的种质或成熟的生产技术和加工方法为前提, 在一定的生产区域内所生产, 能长期稳定地影响市场需求, 并经临床或现代科学技术验证的优质常用中药材。常用 500 种中药材中, 道地药材约占 200 多种, 其用量占中药材总用量的 70% 左右。

（二）道地药材的属性

1. 具有特定的质量标准及优良的临床疗效　道地药材在长期适应不同生境的过程中, 通常会在性状、质地及化学成分等方面表现出一定的特异性, 使其在临床呈现良好疗效。如宁夏枸杞以粒大饱满、色红、肉厚、质润、籽少、味甜微苦的性状特征, 区别于非道地枸杞。怀地黄以块茎肥厚、油性、味微甜、断面菊花心状, 梓醇含量高而品质优良。

2. 具有明显的地域性　古人云:"诸药所生, 皆有境界。"环境因素在道地药材品质形成中起着极其重要的作用, 道地药材的形成离不开特定的产地。如西宁大黄、宁夏枸杞、川贝母、川芎、秦艽、关防风、怀地黄、宣木瓜、杭白芷、广陈皮、代赭石等, 这些药材均因质量上乘而在药材前冠以地名。

3. 具有丰富的文化内涵　道地药材是自然与人文相结合的产物, 其优良品质也受到产区生产加工技术、贮藏运输方式、中医临床选择、社会文化等因素的影响。不同的生产和加工技术对道地药材的性状、药效成分的积累和分布具有选择性, 栽培历史越悠久, 加工技术越成熟, 道地药材的特性就越突出。

4. 具有较高的经济价值　道地药材质量上乘, 市场信誉高, 通常有良好的竞争优势, 市场价格较同类非道地药材高。"民以药为生, 地以药为显, 药以地为贵"即是道地药材经济的集中体现。

二、道地药材形成的生物学研究

（一）道地药材形成的生物学内涵

道地药材的产生与生态环境、遗传变异及社会环境密切相关，是一个开放的复杂系统。道地药材的生物内涵是同种异地，即同一物种因其具有一定的空间结构，能在不同的地点上形成大大小小的群体单元。其中，如果某一群体产生质优效佳的品种，此品种加工出的药材即为道地药材，而这一地点则被称为药材的"道地产地"。这个同一物种在不同地点上形成的群体单元，在生物学上就称为"居群"。因此，道地药材在生物学上就是指某一物种的特定居群，这里的"特定"是由土壤、光热及阴湿等生境条件所决定，有着比较稳定的边界，是一个比较稳定的"地方居群"。

（二）道地药材形成的生物学原理

道地药材的形成与其历史条件、地理条件和生长的生境因子（土壤、气候）及人为因子等有关，其表型是由自身的遗传特征所决定的。从生物学上说，道地药材的形成应是基因型与生境之间相互作用的产物（图 5-1）。

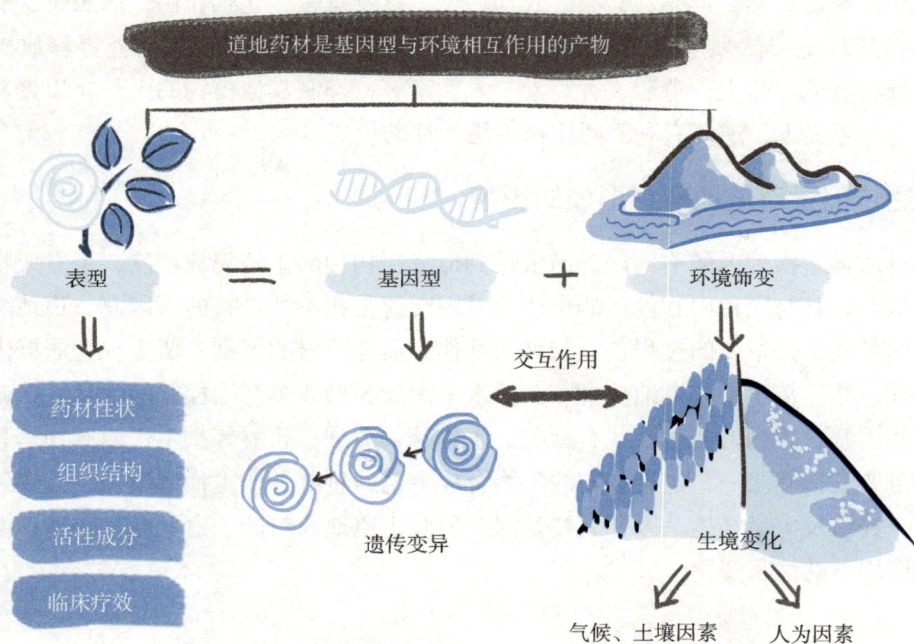

图 5-1　道地药材形成的模式图

表型是指道地药材可被观察到的结构和功能特性的总和，包括药材性状、组织结构、活性成分含量及临床疗效等。环境饰变是指环境影响表型的变化，表型的改变与遗传有关，环境影响表型的过程也与遗传有关。基因有产生某一特定表型的潜力，但不代表这一表型必然会实现，而是决定着一系列的可能性，究竟其中哪一个可能性得到实现，要看生境而定。因为植物器官的生长和性状表现，都必须依靠来源于周围生境的物质，在合适的生境中产生道地药材所具有的独特表型特征。反之，在其他生境中该基因的这种调控则可能发生"弥散"，出现一种不确立性。例如，生长在东北、江苏、安徽、浙江、湖北的大戟科药用植物一叶萩 *Flueggea suffruticosa* 中含有左旋一叶萩碱，生长在北京近郊县的多为右旋一叶萩碱，而分布于承德附近 6 个县的一叶萩中一叶萩碱同时具有左、右 2 种旋光性。

随着科学技术的发展，出现了以计算机视觉和人工智能为核心的现代多层次表型采集技术，使得对生物的表型研究已经发展到精确的表型鉴定。道地性表型可表现为药材的"优形"和"优质"，并体现为药材使用上的"优效"。在狭义上，"优形"指道地药材具有公认的性状特征，"优质"指其具有独特化学成分组成，"优效"指其在临床功效上优于非道地药材；在广义上，"优质"泛指道地药材的优良品质，包含"优形"和"优效"。道地药材"优形、优质"特征的提出，拓宽了传统药材辨状的范畴，其核心思想是通过获取高质量、可重复的性状数据，进而量化分析基因型和环境互作效应及其对中药质量的影响，为中药材现代化质量控制体系的建立奠定基础。

（三）环境因素对道地药材形成的影响

药用植物的生长、发育和繁殖与其环境条件息息相关，形态结构及其活性成分的合成积累是其长期适应外界生态环境的结果。环境因素包括了土壤、水分、光照、温度、海拔、地形等生态因子，这些因子之间相互联系、相互作用、相互影响，可能会导致植物在形态、生理机能，以及次生代谢产物上产生差异，因而形成了一些特定地区特产的道地药材。同时，药用植物在生长过程中，又不时受到各种环境因子的胁迫。不利的境遇则是逆境，如干旱、水涝、热害、冻害、营养缺乏、元素过剩、重金属毒害、盐碱、农药污染，以及竞争、化感作用、病虫害、有害微生物影响等。当自然环境突然发生改变或植物受到环境胁迫，植物可以通过向外界释放次生代谢产物，如生物碱、黄酮、萜类、蒽醌、香豆素、木质素等，抑制其他植物的生长，以提高自身的竞争能力。在这个意义上，逆境有利于药用植物道地性的形成。

（四）遗传因素对道地药材形成的影响

道地药材通常是指种内的不同居群尚未达到形成新物种的生殖隔离程度，可看成物种进化中一个阶段或状态，其与同种内其他居群个体的基因交流是在不断进行的。因此，道地药材的遗传变异在居群水平通常是量变的过程，它与种内其他非道地药材的区别主要表现为居群内基因频率的改变。此外，在遗传学上，道地药材在个体水平表现为微效多基因控制的数量性状，或是微效多基因和主基因联合控制的数量性状。萜类、生物碱、黄酮、蒽醌等次生代谢产物是药材道地性最直接、最重要的指标之一，这类物质的生物合成不论通过哪种次生代谢途径，都要经过相当多的代谢步骤，并涉及大量结构基因和调控基因。因此，道地药材的"道地性"在遗传上更多地表现为多基因作用下的性状变化。

第二节   道地药材种质资源研究

一、道地药材种质资源概述

（一）种质资源的概念和特点

药用植物种质资源（germplasm resources of medicinal plant）广义上泛指一切可用于药物研究和开发的植物遗传资源，是所有药用植物物种的总和；狭义上通常指某一具体药用植物物种所有可利用的遗传材料，包括该物种的野生种、近缘种、栽培品种（类型）、选育的良种等。例如，名贵中药人参最初来源于野生人参（野山参），但由于其栽培历史悠久和长期的人工选择，形成了半野山参（林下参）和栽培人参（园参）。栽培人参群体中也存在着不同变异类型，从根的形态分有大马牙、二马牙、圆膀、圆芦和长脖等；从果实颜色分有红果、黄果、橙黄果等；从茎的颜色又分为紫茎、绿茎、青茎等。每一种药用植物都有其相对应的种质资源，只是丰富程度有所不同。

由于道地药材种质资源评价的核心指标是临床疗效，这决定了药用植物种质资源与其他作物相比具有以下几个特点。

1. 有限性　与地球上的其他自然资源一样，药用植物资源的蕴藏量是有限的，尽管有的生物资源可以更新利用，但由于人们对自然资源的过度开发超过了它们自身的再生能力，致使药用植物资源的有限性和人们需求之间产生了矛盾。随着人口的迅速增长，粮食和经济作物与药材生产用地矛盾日益突出，野生资源利用过度，影响植物正常的更新而导致种质资源衰退。因此，药用植物种质资源的保护和可持续利用尤为重要。

2. 地域性　我国南北纵跨纬度 49 度以上，东西横越经度 60 度以上，不同地区的地理和人文环境差异很大，使得不同地域中药材的采收季节、地点、方式区别明显，药效也不尽相同。如我国东部是中药材的重要产区和分布地区，因其温暖多雨，森林密布，河湖较多，土壤肥沃，自北向南依次分布着温带、暖温带、亚热带、热带类型种类众多的药用植物资源。西北部则因其光照充足，干旱少雨，森林稀少，多以温带的草原、荒漠类型的药用植物资源为主，虽种类较少但极具地方特色。青藏高原太阳辐射强，高寒少雨，形成了别具一格的高寒草甸、草原等植物资源类型，成为藏药的资源宝库。

3. 复杂性　由于中药材产地较多，基原多样，同名异物或同物异名现象较为普遍。同名异物指药材名称相同来源却不同，如五加皮有南五加 *Cortex Acanthopanacis* 和北五加 *Periploca sepium*，防己有广防己 *Aristolochia fangchi* 和粉防己 *Stephania tetrandra*，白附子有禹白附 *Typhonium giganteum* 和关白附 *Aconitum coreanum*，沙参有南沙参 *Adenophora tetraphylla* 与北沙参 *Adenophora borealis*，草河车有重楼 *Paris polyphylla* 与拳参 *Polygonum bistorta* 等。它们之间虽功效相似，但所含化学成分却不完全一样。同物异名指同一药材有不同的名称，如人参有鬼盖、神草、土精、地精等古名，根据产地不同又分为辽参、吉林参、高丽参等；大黄又名将军、川军；金银花又名忍冬花、双花、二花；骨碎补又名申姜或猴姜；土茯苓又名奇良；沙苑子又名潼蒺藜；鸦胆子又名苦参子等。此现象虽增加了中药材的区分难度，但也充分体现了药用植物种质资源的复杂性。

（二）种质资源的类别

药用植物种质资源种类繁多，可根据来源、亲缘关系、生态类型或使用价值等进行分类，以下介绍两种常见的分类方法。

1. 按来源分类

（1）本地种质资源　指在当地自然条件和栽培条件下，经过长期培育和选择获得的品种或类型。这类种质资源对当地生态环境有较高的适应性，既能通过改良加以利用，也可作为育种的重要原始种质材料。

（2）外地种质资源　指由其他地区引入的品种或类型，能反映各自原产地的自然条件和生产特点。正确选择和利用可以丰富本地的种质资源。

（3）野生种质资源　指各种药用植物品种的野生种或近缘野生种。这类种质资源是在特定的条件下经过长期自然选择形成，具有丰富的抗性基因和独特品质，可作为育种选择的基因材料。

2. 按亲缘关系分类

（1）初级基因库　指同一种内的材料，相当于传统的生物种，在该基因库内的各类型间能相互杂交，正常结实，无生殖隔离、杂交不实或杂种不育等。

（2）次级基因库　指某一物种的近缘种、近缘属植物，在该基因库内的各类型间存在一定的生殖隔离，杂交不实或杂种不育，必须借助特殊手段才能实现基因转移。

（3）三级基因库　指某一物种的远缘种植物，与该物种亲缘关系较远，彼此间杂交不实，杂种不育现象更明显，基因转移困难。

（三）种质资源研究的意义

优良的种质资源对优质药材的生产有巨大的影响，许多"道地药材"的形成在一定程度上应归功于优良"地方品种"的作用。随着分子标记技术日臻完善，药用植物种质资源的分子评价也越来越普遍，该方法对材料的要求不高，各个生育期的新鲜组织、器官、种子均可使用且用量少。DNA 分子标记目前被认为是最快速，也是最有效的种质资源评价手段，在道地药材优良种质的筛选、优化、保存和利用方面具有重要意义。

二、种质资源对道地药材质量的影响

（一）药用植物物种内的遗传差异

遗传是物种内的共性特点，具有定向性，变异则是物种个体之间形态、生理、生化，以及行为、习性等各方面的变异，具有不定向性。因此，不同产地或居群同一物种遗传上的差异会导致其生物学特性不同，进而形成不同的种质。例如，利用分子标记检测发现不同桔梗种源的遗传距离为 0 ～ 0.930，显示桔梗种内的遗传变异程度巨大，种质资源极为丰富多样。对银杏种质资源遗传关系进行研究，结果发现不同种质间平均遗传相似系数为 0.8222，从中筛选出一个高特异性种质。

物种内遗传差异可通过遗传多样性（genetic diversity）进行评价。对不同来源杭白芷的种质资源遗传多样性进行分析，结果显示杭白芷种群间存在一定程度的遗传分化，总的遗传多样性较低，存在种质衰退问题。对道地产区的阳春砂栽培类型进行分析，综合环境条件，果实特征、产量和质量等指标，最终得到阳春砂的优良种质，其产量和药效成分含量均明显高于其他种质。对当归栽培和野生居群的遗传多样性进行研究，找到不同于当归栽培居群基因型的野生种质，为栽培种质的改良及新品种的选育提供了种质材料。

（二）道地药材与非道地药材的遗传差异

道地药材形成的遗传学基础是居群水平的遗传变异与遗传分化，道地药材与非道地药材遗传分化越明显，二者的差异越明显。因此，在分子水平分析道地产区与非道地产区药材居群的遗传变异与遗传分化，明确道地药材特化基因型特征，可揭示种质特征与道地产区的关系。例如，对28 个黄芩居群进行遗传变异研究，结果显示黄芩的道地产区至道地产区以南之间有双向的基因流，道地产区以北和道地产区以南之间几乎没有基因交流。对 47 株苍术的遗传多样性分析结果显示，苍术道地产区药材聚为一类，非道地苍术样本聚为一类，表明苍术遗传分化和地理变异越明显，药材道地性越明显。

由于不同药材的遗传多样性水平差异较大，若找到道地药材特有的分子标记，就可以实现道地药材的分子鉴别。如在红豆杉 12 个产地的样品中，有 2 个紫杉烷高含量的产地样品具有共同的 DNA 特征条带，这为建立优质种质资源的分子标记提供了线索。对不同产地甘草基因组的变异位点分析，找到了可用于鉴别新疆、内蒙古及甘肃产甘草的 SNP 位点。同样，在广东石牌、高药、湛江等不同道地产地的广藿香中也发现 18S RNA 基因存在 7 个变异位点，结合挥发油化学数据，可作为广藿香物种鉴定和道地性评价的依据。

（三）种质资源纯度

种质纯度指不同种质在特征特性方面典型一致的程度，包括种子纯度（seed purity）和品种纯度（variety purity）。种子纯度也称种子真实性（seed authenticity），指一批种子所属品种、种或属与文件描述是否相符。在药用植物种子生产、运输、销售过程中，常常因为自然传粉、机械混杂、人为因素等造成品种混杂或混乱，若生产上使用不符合要求的种子，将会带来巨大的损失。因此，种子纯度检测就是鉴定种子样品的真假问题。

品种纯度指品种个体与个体之间在特征特性方面的典型一致的程度，用该品种的种子数占检验样品数的百分率表示，数值越大代表纯度越高。在品种纯度检验时主要鉴别的是与该品种不同的异型株，即一个或多个性状（特征、特性）与原品种性状明显不同的植株。因此，品种纯度检验的对象可以是种子种苗、幼苗，也可以是整个植株。

在国际植物新品种保护联盟《BMT 分子测试指南》中，已将构建新品种 DNA 指纹图谱的方法确定为 SSR 和单核苷酸多态性（single nucleotide polymorphism，SNP）标记。例如，通过 SNP 开发的特异性位点扩增片段标记，可将红果、黄果、橙果和粉果等不同果色的人参品种进行区分。而不同种质或不同产地的天麻遗传多样性变异较大，乌天麻、红天麻与绿天麻群体中的 SNP 标记杂合率均高于 20%，表明天麻具有广泛的杂合性，其中栽培乌天麻群体的 SNP 标记数量显著高于其他群体，说明长时间人工培育的乌天麻与其他生态型天麻种质资源可能存在较大差异。

（四）种质资源的 DNA 身份证

由于中药材种子种苗涉及种属多，不同种属植物在其亲缘性、品种、品质等方面差别较大，容易混入外观形态相近或相似的种子从而影响药材生产的源头，构建种质分子身份证可以为药用植物新品种审定、品种确权、分子标记辅助育种提供可靠依据。DNA 身份证也叫作分子身份证（molecular identity），是一种在 DNA 指纹图谱（DNA finger print）基础上发展起来的，既能够鉴别生物个体之间的差异，又能对生物个体的特征进行鉴定的数字化 DNA 图谱，可把品种特征数字化，并通过软件分析数字化特征后得出相应的字符串，这种字符串可以简单明确地区分种质间的差异，易于存档记录和分析比较。

用于鉴别药用植物种质资源或品种品系的 DNA 指纹，称作药用植物种质"DNA 身份证"，即采用分子标记的多态性检测手段，获取不同引物组合等位基因编码并将其标识和图形化，以区分或鉴定药用植物种质资源的基因识别技术。例如，将物种基因组中进化速率较快的多个微卫星位点组合，形成具有个体特异性的 DNA 多态性。将这些 DNA 条带转换成类似于身份证号码的数字代码的过程就是各种质或品种的 DNA 身份证构建过程（图 5-2）。

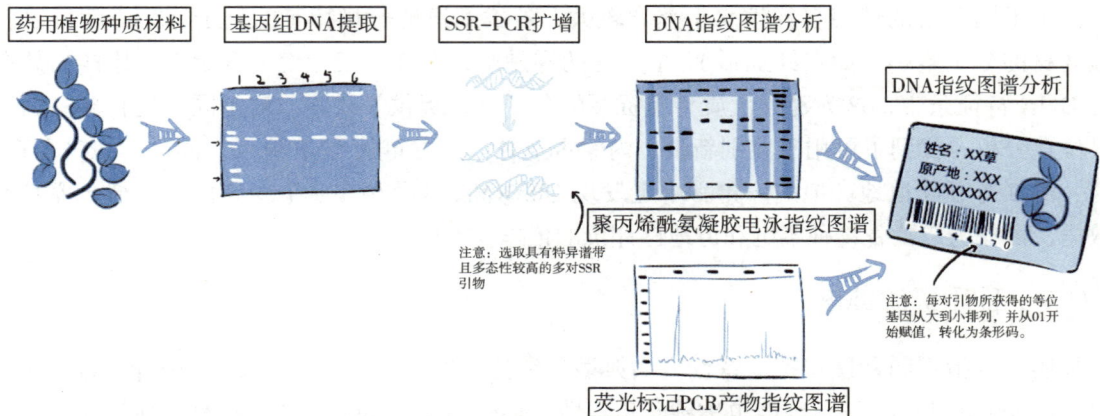

图 5-2   利用 SSR 分子标记药构建用植物种质 DNA 身份证

DNA 分子身份证可以有效区分表型特征相似的近缘物种、种质资源及农家种。如使用根据 SSR 位点设计的 22 对引物区分 58 份金银花 *Lonicera japonica* 种质，将 7 对核心 SSR 引物的扩增结果编码为数字信息，即构建了金银花 DNA 身份证；利用 10 对 SSR 引物构建当归 *Angelica sinensis* 的 DNA 身份证，可完全区分 11 个当归品种（系）；通过 4 对 SSR 核心引物对铁皮石斛的 29 个居群进行 DNA 身份证构建，能够有效区分其产地。

构建 DNA 身份证的编码方法主要有以下 3 类：①根据 SSR 指纹图谱，以 1 和 0 分别代表某个等位基因位点扩增 DNA 条带的有无，将 SSR 图谱转换为由 1 和 0 组成的字符串，或在此基础上将二进制转化成十进制进行编码；②将每对引物扩增的条带按从小到大排列，依次编码；有两个等位基因时取其中碱基数较少的一个赋值；③将获得一系列带型用数字进行编码，按照固定引物顺序，串联各带型编码，形成一组数据。总之，选取 DNA 身份证的编码方法时，应根据研究对象的特点，遵循统计方便、书写简洁的原则进行。针对 SSR 标记多态性丰富的物种，可以采取第二种编码方法进行编码；针对 SSR 标记多态性不好或者引物不足的物种，为了充分利用带型的多态性可以采用其他两种编码方式进行编码。

利用 SNP 技术构建 DNA 身份证时，筛选 SNP 位点非常重要，需要注意以下几个原则：进行品种身份鉴定时，主要考虑品种间区分能力，应筛选高分辨率的位点组合；进行种质资源评价时，主要考虑鉴定有无未曾报道的新功能基因，应筛选突出位点或覆盖具有代表性突出位点的组合；育种材料确定时，主要考虑是否涉及已申请的品种保护权、功能基因和转化体等育种相关专利，依据遗传物理距离位点筛选组合。最后，通过筛选检测位点，按照药材确定不同 SNP 位点，建立种质或品种 DNA 信息数据库，构建种质或品种的查询平台。但是，单纯的 DNA 身份证是较为片面的，并不能完全代表一个品种的所有信息，需要结合农艺性状、化学特征进行综合分析。

第三节   道地药材特定生态环境研究

一、影响药材质量的主要环境因素

道地药材产地不同，环境温度、光照、湿度、大气、土质等非生物因子也随之而异，这可能导致药用植物的形态、生理机能及次生代谢产物产生差异，一系列应激反应影响药材的品质。如园参与野山参同来源于人参 *Panax ginseng*，但由于生长环境不同，形、色、气、味产生变化，临床功效也相差甚远。广西金州县所产金银花药材中的绿原酸含量为 4.95%，广西桂林的为 3.6%，山东临沂的为 5.19%，江西南昌的为 1.4%，重庆万县的为 2.90%，云南马关的为 1.88%，含量高低相差 2.83 倍。地理差异造成了中药材的活性成分和疗效差异，道地药材由于具有得天独厚的地理环境，因此被认为质量佳、疗效好。

气候类型是道地药材形成并赖以生存的基础。光照、温度、水分、空气是构成气候条件的主要因子，多角度、多层次地影响着药材的品质。如在三七 Panax notoginseng 主产区，一月降水量和年温差是影响三七总皂苷积累的关键因子，降水量高有利于三七黄酮成分的累积，不利于总皂苷、多糖和三七素的累积。中性或稍偏碱性的砂质土壤有利于金银花 Lonicera japonica 提升品质。光照和温度对黄花蒿 Artemisia annua 中青蒿素含量的影响要大于降雨量和湿度。土壤轻度干旱显著提高丹参 Salvia miltiorrhiza 生物量及质量，而严重干旱、水分过多均会抑制植株的生长发育和有效成分的积累。温度过高时川贝母 Fritillaria cirrhosa 生长受到抑制，过低使其生育期延长，适于鳞茎增长，生物碱的含量随之增加。由此可见，深入研究光照、温度、水分、空气、海拔、土壤因子等生态地理环境条件对道地药材产量和品质的影响，是探索道地药材形成规律和实质的重要途径之一，也是"优质"中药材择地种植的基础。

二、环境胁迫与道地药材的形成

通常，植物的生存环境并不总是适宜的，植物生长发育过程中经常受到各种环境胁迫（environmental stress），也称逆境。在环境胁迫下，植物通过向外界释放次生代谢产物来抑制其他植物的生长，提高自身的竞争能力。次生代谢产物就是一种植保素（phytoalexin）。由于适度的环境胁迫能刺激植物次生代谢产物的积累和释放，所以逆境可能更利于中药道地性的形成。

植物的环境胁迫因素可分为物理、化学和生物三大类。物理类胁迫包括干旱、水涝、热害、冻害、辐射、电损伤、风害等；化学胁迫包括营养缺乏、元素过剩、毒素、重金属毒害、pH 值过高或过低、盐碱、农药污染、空气污染等，此二类属于非生物因子。生物胁迫主要包括昆虫、草食型动物、病原微生物，他种植物的竞争、抑制、化感作用，病虫害等。

（一）非生物因子对道地药材质量的影响

1. 物理因素　环境温度是植物生长发育过程中重要的环境因子，不同次生代谢产物积累所需温度条件不同。如低温能够诱导青蒿中茉莉酸（jasmonic acid，JA）生物合成基因表达，导致青蒿中内源 JA 水平提高，同时促进 3 个响应该激素信号相关的转录因子，而转录因子能激活青蒿素生物合成基因表达，进而提高了青蒿素和相关代谢产物的含量。人参通常生长在较为凉爽的地方，在吉林省通化、集安等海拔 700～900m 的地区，人参总皂苷含量随海拔升高、温度降低而逐渐升高，但海拔 900～1200m 的长白山地区，总皂苷含量随海拔升高却呈现下降趋势。研究发现是人参的 2 个 3- 羟基 -3- 甲基戊二酸单酰辅酶 A 还原酶（PgHMGR1 和 PgHMGR2）、角鲨烯合成酶（PgSS1）和 2 个人参角鲨烯环氧酶（PgSE1 和 PgSE2）响应了低温胁迫。在盐胁迫和红光胁迫下，黄花蒿 Artemisia annua 中青蒿素生物合成关键基因 ADS、CYP71AV1 表达上调，植物中青蒿素含量增加。中度干旱条件下，银杏 Ginkgo biloba 叶中，黄酮代谢途径的 PAL、C4H、CHS 基因表达上调，使黄酮含量升高。此外，地形也是影响药材品质的重要土壤因子之一，如在对山莨菪和西洋参的研究中发现，在一定的海拔范围内，随着海拔高度的升高，二者有效成分的含量逐渐增加。

2. 化学因素　土壤的理化性质、营养元素等对药用植物生长发育和品质形成有重要影响。例如，土壤中的有效磷和有效钾是影响连翘 *Forsythia suspensa* 中连翘酯苷和连翘苷积累的主要限制因子。三叶鬼针草 *Bidens pilosa* 在遭受镉（Cd）、铅（Pb）污染胁迫时，会增加体内草酸、苹果酸以螯合重金属以达到降低重金属对植株的毒害。四川道地药材味连、雅连、川芎、贝母、天麻、郁金、枳壳、麦冬、川乌、白芷、党参中微量元素铁、铜、锌、锰、锶、氟、碘、钴、钼、硒、锂、铋、锑、铅、镉、汞的含量均高于非道地药材。土壤中有效硼、有效铁、速效氮与人参中人参皂苷的含量呈显著正相关。

（二）生物因子对道地药材质量的影响

生物因子中，微生物对药用植物次生代谢过程有明显影响。如在高温胁迫下，苍术 *Atractylodes chinensis* 的挥发油含量显著上升，加入丛枝菌根真菌 *Arbuscular mycorrhizae* 不仅促进苍术在高温、干旱胁迫下快速修复细胞膜，提升抗氧化酶活性和抗逆性，也提升了挥发油的组分数，平衡了挥发油之间的比例。在干旱胁迫下，内生真菌直立枝顶孢 *Acremonium strictum* 可诱导苍术可溶性糖、蛋白、脯氨酸含量及提高 3 种抗氧化酶活力，减轻脂质过氧化程度，提高根部和叶部脱落酸的含量，增加根冠比来帮助宿主应对干旱胁迫。人参出现"烧须""红皮"和"烂根"等一系列问题，主要原因也在于土壤微生物失衡。

从基因表达水平探索生物因子对道地药材形成的影响，有利于深入解析道地药材的成因。如丹参内生真菌中的蛋白－多糖部位（protein–polysaccharides fraction，PSF）可刺激丹参酮生物合成关键酶基因的表达。食草动物取食能引起植物体内信号物质茉莉酸类化合物积累，诱导长春花中 ORCA 基因（octadecanoidderivative responsive catharanthus AP2 domain）的表达并激活 ORCA，ORCA 与调控元件 JERE（jasmonate and elicitor responsive element）结合，启动吲哚生物碱合成异胡豆苷合成酶的基因，提高长春花碱的含量。此外，植物可以通过次生代谢产物来抑制其他植物的发芽或生长，即异株相克现象。如加利福尼亚州南部的白叶鼠尾草 *Salvia leucoulla* 和加利福尼亚蒿 *Artemesia californica* 在夏季释放大量单萜化合物（樟脑、1,8-桉树脑），这些萜类存在于空气中、降落在地面并吸附在土壤中，从而抑制其他植物的正常生长。

（三）环境胁迫对药材道地性的影响机制研究

1. 环境胁迫影响植物生长发育的作用机制　药用植物抗逆性可体现在群体、个体，组织器官、细胞、生理代谢、基因等不同水平，其本身是否能有效地运用自身的防御机制抵抗环境胁迫，是决定其生存繁育的关键。植物的基因型和发育程度、胁迫的严重程度和持续时间、植株适应胁迫的时间长短等，均会影响自身适应环境胁迫的程度。通常，植物能通过多种反应机制抵抗胁迫，但无法补偿均衡的严重胁迫将导致植株死亡。

药用植物可以与收到和识别的环境信号组成应激性反应。在环境胁迫条件下，信号被识别并传递到植物细胞内，引起基因表达水平发生变化，从而影响植物的代谢和发育。植物通常以细胞和整个生物有机体抵抗环境胁迫，逆境下的植物会在形态结构、组织细胞及分子水平等不同层次做出反应，如植物形态结构、生理生化渗透调节、植物激素水平、膜保护物质及活性氧平衡、逆境蛋白形成等诸多环节发生变化，涉及植物水分光合，呼吸物质代谢等过程。

总体上讲，植物可以通过避逆和耐逆两种方式来抵抗逆境，前者是指植物通过对生育周期的调整来避开逆境干扰，在相对适应的环境中完成生活史。后者是指植物处于不利环境时，通过代谢反应来阻止、降低或修复由逆境造成的损伤，使植物仍保持正常的生理活动。

2. 环境胁迫影响植物次生代谢产物积累的作用机制　由于适度的环境胁迫能刺激植物次生代

谢产物的积累和释放，所以逆境可能更利于中药道地性的形成。"道地产区"可以认为是某药用植物对某生境具有最大生长适应性的区域。由于决定药材疗效的物质基础是有效成分，有些物质在正常条件下没有或很少，只有在受到外界刺激（如干旱、严寒、伤害等）时才会产生。如道地药材茅苍术的道地产区位于茅山地区的东南边缘，土壤酸化严重，养分状况不理想，有缺钾胁迫，区域气候因子是所有分布区的最高值，不是茅苍术生长的适宜生境，但却促进了次生代谢物的高积累。

药用植物受环境胁迫响应的应激过程是：环境因素变化刺激细胞外部的信号受体，激活次生代谢信使且发出信号分子，通过信号传递途径转入细胞激活抗氧化酶系统，诱导植物激素及活性物质生成并进行长距离运输，改变植物内源激素水平，诱导逆境应答转录因子转录或发挥作用，激活一系列关键基因的表达与调控，使得植物获得系统抗性，产生对环境胁迫的应答。

（四）环境胁迫影响次生代谢产物的假说

植物在长期生长中，已经适应了自然环境。当自然环境发生剧烈改变，植物将发生一系列变化来适应环境，提高自身生存竞争力。有关植物通过次生代谢产物的产生应对环境变化的过程，形成了不同的假说。

1. 生长 / 分化平衡（growth/differentiation balance，GDB）假说　植物的生长发育在细胞水平可分为生长和分化两个过程，前者主要指细胞的分裂和增大，后者主要包括细胞的特化和成熟。在营养充足时，植物以生长为主；而在营养匮乏时，植物以分化为主。当环境因子对植物生长的影响超过了对光合作用的影响，植物体内次生代谢产物明显增多。次生代谢产物是细胞特化和成熟过程中生理活动的产物，其含量随植物生长年龄的增长和老化而增多，如人参、三七、黄连等种植过程需要达到一定的年限，活性成分含量才能达到用药要求。

2. 碳素 / 营养平衡（carbon/nutrient balance，CNB）假说　植物体内以碳为基础的次生代谢产物如酚类、萜烯类等成分的积累，与植物体内的 C/N 值呈正相关；而以氮为基础的次生代谢物质如生物碱等成分的积累，则与植物体内的 C/N 值呈负相关。这一假说在一定程度上解释了植物营养及光照对其次生代谢产物的影响，即在营养胁迫时，植物生长的速度大为减慢，而光合作用的变化不大，植物会积累较多的 C、H 元素，体内 C/N 值增大，以 C 为基础的酚类、萜烯类物质增多；在遮阴条件下，光合作用降低，体内 C/N 值降低，酚类、萜烯类物质减少。如益母草的生物碱成分含量由北向南逐渐减少，而青蒿、苍术等萜类成分含量则由北向南逐渐增多，这与我国光温由北向南的变化趋势具有一定相关性。

3. 最佳防御（optimum defense，OD）假说　由于植物次生代谢产物的产生是以减少植物生长的机会成本为代价的，因此植物产生次生代谢产物的前提是其获得的防御收益大于其生长所获得的收益。环境胁迫条件下，植物生长减慢，产生次生代谢产物的成本较低；植物受损的补偿能力较差，次生代谢产物的防御收益增加。因此，环境胁迫条件下，植物会产生较多的次生代谢产物。

4. 资源获得（resource availability，RA）假说　由于自然选择的结果，在环境恶劣的自然条件下生长的植物，具有生长慢而次生代谢产物多的特点，而在良好自然条件下生长的植物，具有生长较快且次生代谢产物少的特点。即植物潜在的生长速度降低时，植物产生的用于防御的次生代谢产物数量就会增加。这一假说的理论依据是，环境胁迫条件下，植物生长的潜在速度较慢，受到损害时，其损失的相对成本较高。

以上 4 种假说从不同角度提出了一个共同的结论，即环境胁迫条件下，植物次生代谢产物的数量会增加。前两者将植物次生代谢产物的形成和积累视为由于外界环境变化引起植物体内物质积累的一个被动过程，而后两者认为植物次生代谢产物的产生是根据其产生成本的变化而变化的主动过程。

第四节 道地药材采收加工研究

一、采收时间对道地药材质量的影响

（一）中药材采收时间的确定依据

中药材采收时间是指药用部位收获的时期，一般包括采收年限、收获当年的采收季节、采收月份或采收物候期等情况。如"栽培品于种植后第三年9月中旬或第四年4月中旬采挖""夏、秋二季采挖""6月下旬至8月上旬采挖""立冬后至次年清明前采挖""冬季茎叶枯萎后采挖"。而"全年均可采收"，则表明采收时间对药材质量影响不大。

一般情况下，植物在秋、冬季的生长活动减少，地上部分枯萎，大量物质储存在根和根茎部分，故根茎类的植物药材宜在秋季或者早春采挖，茎叶类的药材宜在植物生长最茂盛或者开花季节采摘，花类的药材宜在含苞欲放的晴天早晨采摘，果实类的药材宜在成熟或者初熟的时候采摘，树皮、根皮类的药材宜在春夏间剥取等。正如《用药法象》中所指出："凡诸草木昆虫，产之有地，根叶花实，采之有时，失其地则性味少异，失其时则气味不全。"

中药材品种多，其产地、药用部位不同，从种子萌发、营养生长、生殖生长到衰老死亡，在环境因素的影响下，植物体内激素和基因差异性表达，会使其外观形态和内在生理生化性质发生一定变化，次生代谢物质也会产生转运或转化。因此，确定药材适宜的采收期，需要按照植物的生长发育规律，综合考虑药用植物中有效成分动态积累和生长发育指标，即药用部位有效成分的含量和产量。药材在非采收期不可采收。

一般根与根茎类药材在秋、冬季节植物地上部分即将枯萎到初春发芽前采收为适宜。如玄参药材采收宜在初冬（约11月下旬），采收过晚，根茎上长出的新芽会消耗玄参根中累积的干物质与养分，影响药材产量和质量。北沙参中欧前胡素的含量在9月下旬约是7月上旬的2倍，采收时间以9月中旬至10月中旬为宜。通常，全草类、叶类中药材多在生长最旺盛时期采收；果实一般在完全成熟时采收，少数在近成熟、未成熟或幼果时采收，如木瓜在夏、秋季果实绿时采收，枳壳在7月果皮尚绿时采收，枳实在5～6月收集幼果；种子类药材多在果实成熟期采收；花类药材一般在花蕾含苞待放花苞初放时采收。采收时间过早或推迟均会影响中药材质量，朝鲜淫羊藿 *Epimedium koreanum* 以全草入药，5月份采收时，植株中的总黄酮及黄酮苷类含量最高，7月以后总黄酮含量则降至一半以下，淫羊藿苷含量不及5月时的三分之一。

（二）采收时间对道地药材质量的影响

采收时间是影响道地药材质量和产量的一个重要指标。针对特定产区的某种道地药材，特别是大面积栽培的中药材，首先要了解其药用部位的有效成分在不同时期的含量变化，甚至是在同一天内早、中、晚的变化，掌握有效成分变化规律后，才能明确其最佳采收时间。例如，杭白菊 *Chrysanthemum morifolium* 按照花蕾（包衣完整，花瓣未伸展）、胎菊（花瓣刚冲破包衣，但未伸展）、幼菊（花芯散开10%～30%）及全菊（花芯散开30%～70%）4个花期采收，花蕾期的总黄酮和绿原酸含量最高，胎菊期的含量次之，幼菊与全菊含量最低；但在胎菊期采收的药材中，木犀草苷的含量最高，幼菊期的含量次之，花蕾与全菊的含量最低；而 3,5-O-双咖啡酰基奎宁酸含量在胎菊花蕾期较高，幼菊与全菊最低。可见杭白菊不同成分的含量与采收时间存在显著相关，采收要选择最佳采收时间。

不同生长时期药材有效成分的含量变化是影响最佳采收期的主要因素，而有效成分的含量与关键酶基因的表达密切相关。例如，一年生黄芩 Scutellaria baicalensis 根中黄芩苷含量整体呈下降趋势，表现为花果期黄芩苷含量最高，随后下降较快，约为花果期的 50%；而黄芩素含量在花果期缓慢上升，后呈整体下降的趋势，约为花果期的 15%。由于不同黄酮类化合物含量在一年生黄芩花果期后均呈下降的趋势，因此花果期是黄芩药材的最佳采收时间。

次生代谢物质生物合成相关基因表达水平和酶的活力是影响药用植物有效成分积累的主要内因，黄芩根的黄酮类化合物生物合成关键酶基因表达量在花果期后也呈下降趋势，这与黄芩根中黄酮化合物花果期后下降的趋势相一致。随着生长年限的增加，白芍 Paeonia lactiflora 的芍药苷含量逐年升高，但木质化程度也随之增大，其植物体内 β-葡萄糖苷酶、酯酶与氧化芍药苷和芍药苷等次生代谢产物含量显著相关，而与核苷类化合物、氨基酸类化合物和多糖等初级代谢产物的相关性不显著，且 β-葡萄糖苷酶活性与酯酶呈负相关，导致其在不同生长时期，产生不同的次生代谢产物。

二、产地加工对道地药材质量的影响

（一）产地加工对中药材质量的重要性

中药材采收后，除少数要求鲜用（如生姜、鲜石斛、鲜芦根、鲜地黄等）外，绝大多数需进行产地加工或一般修制处理。凡在产地对药材的初步处理与干燥，称为产地加工（processing in producing area）或初加工（preliminary processing）。产地加工的方法包括拣、洗、漂、去壳、切片、蒸、煮、烫、发汗、干燥等。产地加工是中药材生产的重要环节，也是影响中药材质量的重要因素之一。

不同的产地加工方法对中药材质量影响较大，如金银花 Lonicera japonica 的产地加工采用"鲜品阴干、鲜品晒干、杀青烘干"，检测绿原酸和木犀草苷含量，结果表明，金银花杀青烘干更有利于质量提升，绿原酸比鲜品晒干的高 12.8%、比鲜品阴干的高 24.9%，木犀草苷比鲜品晒干的高 7.8%、比鲜品阴干的高 54.3%。玉竹 Polygonatum odoratum 的传统加工方法为晒至柔软后，反复揉搓、晾晒至无硬心或蒸透后，揉至半透明。采用阴干法、真空干燥法、烘干法和揉糖法进行加工后，比较蔗糖和葡萄糖含量的变化，发现传统揉糖加工可使蔗糖转化为单糖，有助于肺胃阴伤的治疗。

（二）产地加工对道地药材质量的影响研究

产地加工在中药材质量把控环节起到至关重要的作用。每个道地产区对于生产的中药材都有独特的加工方法，如四川江油的附子，采用水火共制的加工方法，利用胆巴碱对淀粉的凝固作用来实现减毒增效。这种产地加工方式最大程度保留了药效成分、减少了毒性成分，进一步提升了药材质量。以"发汗"为例，介绍产地加工对药材质量的影响及其机制。

"发汗"是针对部分根类、皮类、菌核等药材在干燥加工过程的独特处理方法，即在增温条件（或不实施）下，将鲜药材或一定程度失水药材进行密闭堆积放置，促其发热，以使其内部水分向外扩散，形成"发汗"现象。"发汗"后的药材在颜色、性状上多有变化，如厚朴的"紫色多润"、杜仲的"内皮暗紫色"、续断的"断面墨绿色"、玄参的"色黑微有光泽"、秦艽的"色棕黄"等，由颜色、质地俱佳，可判别为上等或道地药材。

"发汗"会影响药材基原植物中酶的活性，酶活性的改变会引起相应化学成分含量的变化，进而使药材颜色发生改变。如续断发汗加工后，药材根断面的颜色会较发汗前加深，这是在过氧化酶（peroxidase，POD）和超氧化物歧化酶（superoxide dismutase，SOD）作用下根中环烯醚萜类成分发生转化所致。在发汗过程中，在胆固醇 7α - 羟化酶（cholesterol 7-alpha hydroxylase，CYP72A）和尿苷二磷酸葡萄糖醛酸基转移酶（UDP glucuronosyhransferase，UGT）作用下川续断皂苷 Ⅵ 等有效成分含量升高，其中 DaCYP72A61 家族蛋白酶发挥重要作用，可将齐墩果酸转化为其他三萜类物质。"发汗"过程还存在非酶促反应，如镰刀菌属真菌具有促进川续断皂苷生成的作用。

一些关键酶可作为发汗加工技术的质量控制指标。如"发汗"加工会使丹参药材变为紫红色，这种颜色的改变与脱氢酶的作用导致菲醌类成分的组成及含量变化密切相关。在堆置"发汗"过程中，在 β- 葡萄糖苷酶的作用下，地黄梓醇会发生酶解或水解；玄参哈巴俄苷的肉桂酰基发生水解，生成哈巴苷和肉桂酸。厚朴经"发汗"加工后，能有效地克服厚朴干燥过程中产生的结壳，使其内外干燥一致，还能促进通过肉桂酸途径生物转化生成木脂素类成分，提高厚朴酚与和厚朴酚的含量。

主要参考文献

1. 胡世林. 中国道地药材［M］. 哈尔滨：黑龙江科学技术出版社，1989.

2. 胡世林. 现代道地论概要［J］. 中国中医药信息杂志，1995，2（7）：7.

3. 胡世林，廖福龙. 中药材道地性与生物多样性［J］. 中国医药学报，1999，14（5）：16.

4. 胡之璧. 中药现代生物技术［M］. 北京：人民卫生出版社，2009.

5. 黄璐琦，陈美兰，肖培根. 中药材道地性研究的现代生物学基础及模式假说［J］. 中国中药杂志，2004，29（6）：494.

6. 黄璐琦，高伟，周洁，等. 系统生物学方法在药用植物次生代谢产物研究中的应用［J］. 中国中药杂志，2010，35（1）：8-10.

7. 黄璐琦，郭兰萍，胡娟，等. 道地药材形成的分子机理及其遗传基础［J］. 中国中药杂志，2008，33（20）：2303-2308.

8. 黄璐琦，郭兰萍，吕冬梅. 道地药材的属性及研究对策［J］. 中华中医药学会四大怀药与地道药材研究论坛暨中药炮制分会第二届第五次学术会议与第三届会员代表大会论文集，2007，6-9.

9. 黄璐琦，刘昌孝. 分子生药学［M］. 3版. 北京：科学出版社，2015.

10. 黄璐琦，王永炎. 药用植物种质资源研究［M］. 上海：上海科学技术出版社，2008.

11. 黄璐琦，张瑞贤. "道地药材"的生物学探讨［J］. 中国药学杂志，1997，9（32）：563.

12. J. 萨姆布鲁克，D.W. 拉塞尔. 分子克隆实验指南［M］. 3版. 北京：科学出版社，2002.

13. 刘吉华. 中药生物技术［M］. 北京：中国医药科技出版社，2015.

14. 马昭，唐承晨，张纯，等. 内生菌与宿主植物关系对中药材道地性研究的启示［J］. 上海中医药大学学报，2015，29（6）：4-11.

15. 彭司华，周洪亮，彭小宁，等. 系统生物学的分析与建模［J］. 信息与控制，2004，33（4）：457-461.

16. Weaver RF. 分子生物学［M］. 5版. 北京：科学出版社，2013.

17. 肖培根，陈士林，张本刚，等. 中国药用植物种质资源迁地保护与利用［J］. 中国现代中药，2010，12（6）：3-5.

18. 杨生超，赵昶灵，文国松，等. 植物药材道地性的分子机制研究与应用［J］. 中草药，2007，38（11）：1738-1741.

19. 杨致荣，毛雪，李润植. 植物次生代谢基因工程研究进展［J］. 植物生理与分子生物学学报，2005，31（1）：11-18.

20. 袁媛，黄璐琦. 中药资源转录组分析操作指南［M］. 上海：上海科学技术出版社，2016.

21. 袁媛，魏渊，于军，等. 表观遗传与药材道地性研究探讨［J］. 中国中药杂志，2008，40（13）：2679-2683.

22. 张景海 . 药学分子生物学［M］.5 版 . 北京：人民卫生出版社，2016.

23. 中国药材公司 . 中国中药资源［M］. 北京：科学出版社，1995.

24. 中国药材公司 . 中国中药区划［M］. 北京：科学出版社，1995.

25. 朱玉贤，李毅，郑晓峰，等 . 现代分子生物学［M］.4 版 . 北京：高等教育出版社，2013.

26. Adams MD, Kelley JM, Gocayne JD, et al. Complementary DNA sequencing: expressed sequence tags and human genome project［J］.Science, 1991, 252 (5013): 1651–1656.

27. Carvin MR, Saitoh K, Charrett AJ.Application of single nucleotide polymorphism to mo–modle species: a technical review［J］.Molecular Ecology Resources, 2010, 10(6): 915–934.

28. Chat J,Jauregui B, Petit R J, et al.Reticulate evolution in kiwifruit (Actinidia, Actinidiaceae) indentified by comparing their maternal and paternal phylogenies［J］.American Journal of Botany, 2004, 91(6): 736–747.

29. Chomczynski P, Sacchi N.Single–step method of RNA isolation by acid guanidinium thiocyanate–phenol–chloroform extraction［J］.Analytical Biochemistry, 1987, 162(1): 156–159.

30. Facchini PJ.Alkaloid biosynthesis in plants: biochemistry, cell biology, molecular regulation, and metabolic engineering applications［J］.Annual Review of Plant Biology, 2001, 52(1): 29–66.

31. Fu XD.Non–coding RNA: a new frontier in regulatory biology［J］.National Science Review, 2014, 1(2):190–204.

32. Han YY, Ming F, Wang W, et al.Molecular evolution and functional specialization of chalcone synthase superfamily from *Phalaenopsis*, Orchid［J］.Genetica, 2006, 128(1): 429–438.

33. Hibi N, Higashiguchi S, Hashimoto T, et al.Gene expression in tobacco low–nicotine mutants［J］.Plant Cell, 1994, 6(5): 723–735.

34. Hu TY, Zhou JW, Tong YR, et al. Engineering chimeric diterpene synthases and isoprenoid biosynthetic pathways enables high–level production of miltiradiene in yeast [J]. Metabolic Engineering, 2020, 60: 87–96.

35. Jeffreys AJ, Wilson V, Thein SL.Individual–specific 'fingerprints' of human DNA［J］.Nature, 1985, 316, 76–79.

36. Jeffreys AJ, Wilson V, Thein SL.Hypervariable 'Minisatellite' regions in human DNA［J］.Nature, 1985, 314, 67–73.

37. Jocelyn E. Krebs 等 . Lewin 基因 [M]. 10 版 . 北京 : 科学出版社 , 2021.

38. Zheng H, Fu XQ, Shao J, et al. Transcriptional regulatory network of high–value active ingredients in medicinal plants [J]. Trends in Plant Science, 2023, doi.org/10.1016/j.tplants.2022.12.007.

39. Kai K, Shimizu BI,Mizutani M, et al.Accumulation of coumarins in *Arabidopsis thaliana*［J］.Phytochemistry, 2006, 67(4): 379–386.

40. Kendall MD.Rank Correlation Methods［M］.3rd ed.London: Charles Griffin, 1970.

41. Lei Yang.Biosynthesis oftanshinone and its regulation in *Salvia miltiorrh*［J］.Botanical Research, 2013, (2):73–78.

42. Li F,Niu B, Huang Y, et al.Application of high–resolution DNA melting for genotyping in lepidopteran non–modle spesis: *Ostrinia furnacalis* (Crambidae)［J］.PLoS One, 2012, 7(1): 29–64.

43. Marques JV, Kim KW, Lee C, et al.Next generation sequencing in predicting gene function inpodophyllotoxin biosynthesis［J］.Journal of Biological Chemistry, 2013, 288(1): 466–479.

44. Martens S, Mithzfer A.Flavones and flavone synthases［J］.Phytochemistry, 2005, 66(20): 2399–2407.

45. Matsuda J, Okabe S, Hashimoto T, et al.Molecular cloning ofhyoscyamine 6 beta–hydroxylase, a 2–oxoglutarate–dependent dioxygenase, from cultured roots of *Hyoscyamus niger*［J］.Journal of Biological Chemistry, 1991, 266(15): 9460–9464.

46. Negishi O, Ozawa T, Imagawa H.Methylation of xanthosine by tea-leaf extracts and caffeine biosynthesis［J］.Agricultural and Biological Chemistry, 1985, 49(3): 887-890.

47. Paddon CJ, Westfall PJ, Pitera DJ, et al.High-level semi-synthetic production of the potent antimalarial artemisinin［J］.Nature, 2013, 496: 528-532.

48. Paré PW, Tumlinson JH.Plant volatiles as a defense against insect herbivores［J］.Plant Physiology, 1999, 121: 325-331.

49. Pati N, Showinsky V, Kokanovic O, et al.A comparison between SNP shot, pyrosequencing, and biplex invader SNP genotying method: accuracy, cost, and throughput［J］.Journal Biochemical Biophysiological Methods, 2004, 60(1): 1-12.

50. Patterson S, O'Hagan D.Biosynthetic studies on thetropane alkaloid hyoscyamine in *Datura stramonium*; hyoscyamine is stable to in vivo oxidation and is not derived from littorine via a vicinal interchange process［J］.Phytochemistry, 2002, 61(3): 323-329.

51. Qu Y, Easson MLAE, Froese J, et al.Completion of the seven-step pathway from tabersonine to the anticancer drug precursor vindoline and its assembly in yeast［J］.Proceedings of the National Academy of Sciences, 2015, 112(19): 6224-6229.

52. Sudha G, Ravishankar GA.Involvement and interaction of various signaling compounds on the plant metabolic events during defense response, resistance to stress factors formation of secondary metabolites and their molecular aspects［J］.Plant Cell, Tissue and Organ Culture, 2002, 71: 181-212.

53. Tavangar K, Hoffman AR, Kraemer FB.A micromethod for the isolation of total RNA from adipose tissue［J］.Analytical Biochemistry, 1990, 186 (1): 60-63.

54. Tuteja JH, Clough SJ, Chan WC, et al.Tissue-specific gene silencing mediated by a naturally occurring chalcone synthase gene cluster in *Glycine max*［J］.Plant Cell, 2004, 16(4): 819-835.

55. Union for the Protection of New Varieties of Plants.Guide lines for molecular marker selection and database construction, BMT Guidelines (Proj.3)［M］.Geneva: UPOV, 2005.

56. Wang SH, Zhang LL, Meyer E, et al.Consruction of a high-resolution genetic linkge map and comparative genome analysis for the reef-building coral *Acropora millepora*［J］.Genome Biolgy, 2009, 10(11): 126.

57. Winkler A,Hartner F, Kutchan TM, et al.Biochemical evidence that berberine bridge enzyme belongs to a novel family of flavoproteins containing a bicovalently attached FAD cofactor［J］.Journal of Biological Chemistry, 2006, 281(30): 21276-21285.

58. Zhou YJ,Gao W, Rong Q, et al.Modular pathway engineering of diterpenoid synthase and the mevalonic acid pathway for miltiradiene production［J］.Journal of the American Chemical Society, 2012, 134: 3234-3241.

59. Ziegler J,Facchini PJ.Alkaloid biosynthesis: metabolism and trafficking［J］.Annual Review of Plant Biology, 2008, 59: 735-769.

60. 王学勇，廖彩丽，刘思琦，等．一种中药精确鉴定方法——中药系统鉴定法［J］.中国中药杂志，2013，38（9）：1451-1454.

61. 黄璐琦，钱丹，邓超．双分子标记法的构建及在中药研究中的应用［J］.中国中药杂志，2015，40（2）：165-168.

62. 谭新宁，吴文如，来慧丽，等．基于中药系统鉴定法进行青葙子药材的鉴别研究［J］.中药材，2020，43（2）：296-302.

63. Duan Lixin, Chen Tianlu, Li Ming, et al. Use of the metabolomics approach to characterize Chinese medicinal

material Huangqi［J］.Mol Plant，2015,5（2）：376–386.

64.陈蓉，吴成丽，邓赟，等.DNA 分子鉴定技术在中成药真伪性鉴别中的应用与研究进展［J］.中药与临床，2016，7（2）：83–86.

65.陶静，丁威，韩蓉，孙万平.基于巢式 PCR 方法联合 Sanger 测序技术对大黄䗪虫丸中水蛭成分真伪的鉴定［J］.中国药学杂志，2022，57（1）：30–37.

66.高梓童.中成药的 DNA 条形码鉴定：从 mini–barcode 到 meta–barcode［D］.北京协和医学院，2019.

67.张伟，孙叶芬，金传山，等.中药配方颗粒研究现状与展望［J］.中草药，2022，53（22）：7221–7233.

68.蒋超，屠李婵，袁媛，等.金银花配方颗粒的位点特异性 PCR 鉴别研究［J］.中国中药杂志，2017，42（13）：2484–2491.

69.孟虎彪，袁媛，刘富艳，等.牛膝及川牛膝配方颗粒位点特异性 PCR 鉴别研究［J］.中国中药杂志，2018，43（5）：945–951.

全国中医药行业高等教育"十四五"规划教材

全国高等中医药院校规划教材（第十一版）

教材目录

注：凡标☆号者为"核心示范教材"。

（一）中医学类专业

序号	书 名	主 编	主编所在单位	
1	中国医学史	郭宏伟 徐江雁	黑龙江中医药大学	河南中医药大学
2	医古文	王育林 李亚军	北京中医药大学	陕西中医药大学
3	大学语文	黄作阵	北京中医药大学	
4	中医基础理论☆	郑洪新 杨 柱	辽宁中医药大学	贵州中医药大学
5	中医诊断学☆	李灿东 方朝义	福建中医药大学	河北中医药大学
6	中药学☆	钟赣生 杨柏灿	北京中医药大学	上海中医药大学
7	方剂学☆	李 冀 左铮云	黑龙江中医药大学	江西中医药大学
8	内经选读☆	翟双庆 黎敬波	北京中医药大学	广州中医药大学
9	伤寒论选读☆	王庆国 周春祥	北京中医药大学	南京中医药大学
10	金匮要略☆	范永升 姜德友	浙江中医药大学	黑龙江中医药大学
11	温病学☆	谷晓红 马 健	北京中医药大学	南京中医药大学
12	中医内科学☆	吴勉华 石 岩	南京中医药大学	辽宁中医药大学
13	中医外科学☆	陈红风	上海中医药大学	
14	中医妇科学☆	冯晓玲 张婷婷	黑龙江中医药大学	上海中医药大学
15	中医儿科学☆	赵 霞 李新民	南京中医药大学	天津中医药大学
16	中医骨伤科学☆	黄桂成 王拥军	南京中医药大学	上海中医药大学
17	中医眼科学	彭清华	湖南中医药大学	
18	中医耳鼻咽喉科学	刘 蓬	广州中医药大学	
19	中医急诊学☆	刘清泉 方邦江	首都医科大学	上海中医药大学
20	中医各家学说☆	尚 力 戴 铭	上海中医药大学	广西中医药大学
21	针灸学☆	梁繁荣 王 华	成都中医药大学	湖北中医药大学
22	推拿学☆	房 敏 王金贵	上海中医药大学	天津中医药大学
23	中医养生学	马烈光 章德林	成都中医药大学	江西中医药大学
24	中医药膳学	谢梦洲 朱天民	湖南中医药大学	成都中医药大学
25	中医食疗学	施洪飞 方 泓	南京中医药大学	上海中医药大学
26	中医气功学	章文春 魏玉龙	江西中医药大学	北京中医药大学
27	细胞生物学	赵宗江 高碧珍	北京中医药大学	福建中医药大学

序号	书　名	主　编		主编所在单位	
28	人体解剖学	邵水金		上海中医药大学	
29	组织学与胚胎学	周忠光	汪　涛	黑龙江中医药大学	天津中医药大学
30	生物化学	唐炳华		北京中医药大学	
31	生理学	赵铁建	朱大诚	广西中医药大学	江西中医药大学
32	病理学	刘春英	高维娟	辽宁中医药大学	河北中医药大学
33	免疫学基础与病原生物学	袁嘉丽	刘永琦	云南中医药大学	甘肃中医药大学
34	预防医学	史周华		山东中医药大学	
35	药理学	张硕峰	方晓艳	北京中医药大学	河南中医药大学
36	诊断学	詹华奎		成都中医药大学	
37	医学影像学	侯　键	许茂盛	成都中医药大学	浙江中医药大学
38	内科学	潘　涛	戴爱国	南京中医药大学	湖南中医药大学
39	外科学	谢建兴		广州中医药大学	
40	中西医文献检索	林丹红	孙　玲	福建中医药大学	湖北中医药大学
41	中医疫病学	张伯礼	吕文亮	天津中医药大学	湖北中医药大学
42	中医文化学	张其成	臧守虎	北京中医药大学	山东中医药大学
43	中医文献学	陈仁寿	宋咏梅	南京中医药大学	山东中医药大学
44	医学伦理学	崔瑞兰	赵　丽	山东中医药大学	北京中医药大学
45	医学生物学	詹秀琴	许　勇	南京中医药大学	成都中医药大学
46	中医全科医学概论	郭　栋	严小军	山东中医药大学	江西中医药大学
47	卫生统计学	魏高文	徐　刚	湖南中医药大学	江西中医药大学
48	中医老年病学	王　飞	张学智	成都中医药大学	北京大学医学部
49	医学遗传学	赵丕文	卫爱武	北京中医药大学	河南中医药大学
50	针刀医学	郭长青		北京中医药大学	
51	腧穴解剖学	邵水金		上海中医药大学	
52	神经解剖学	孙红梅	申国明	北京中医药大学	安徽中医药大学
53	医学免疫学	高永翔	刘永琦	成都中医药大学	甘肃中医药大学
54	神经定位诊断学	王东岩		黑龙江中医药大学	
55	中医运气学	苏　颖		长春中医药大学	
56	实验动物学	苗明三	王春田	河南中医药大学	辽宁中医药大学
57	中医医案学	姜德友	方祝元	黑龙江中医药大学	南京中医药大学
58	分子生物学	唐炳华	郑晓珂	北京中医药大学	河南中医药大学

（二）针灸推拿学专业

序号	书　名	主　编		主编所在单位	
59	局部解剖学	姜国华	李义凯	黑龙江中医药大学	南方医科大学
60	经络腧穴学☆	沈雪勇	刘存志	上海中医药大学	北京中医药大学
61	刺法灸法学☆	王富春	岳增辉	长春中医药大学	湖南中医药大学
62	针灸治疗学☆	高树中	冀来喜	山东中医药大学	山西中医药大学
63	各家针灸学说	高希言	王　威	河南中医药大学	辽宁中医药大学
64	针灸医籍选读	常小荣	张建斌	湖南中医药大学	南京中医药大学
65	实验针灸学	郭　义		天津中医药大学	

序号	书　名	主　编		主编所在单位	
66	推拿手法学☆	周运峰		河南中医药大学	
67	推拿功法学☆	吕立江		浙江中医药大学	
68	推拿治疗学☆	井夫杰	杨永刚	山东中医药大学	长春中医药大学
69	小儿推拿学	刘明军	邰先桃	长春中医药大学	云南中医药大学

（三）中西医临床医学专业

序号	书　名	主　编		主编所在单位	
70	中外医学史	王振国	徐建云	山东中医药大学	南京中医药大学
71	中西医结合内科学	陈志强	杨文明	河北中医药大学	安徽中医药大学
72	中西医结合外科学	何清湖		湖南中医药大学	
73	中西医结合妇产科学	杜惠兰		河北中医药大学	
74	中西医结合儿科学	王雪峰	郑　健	辽宁中医药大学	福建中医药大学
75	中西医结合骨伤科学	詹红生	刘　军	上海中医药大学	广州中医药大学
76	中西医结合眼科学	段俊国	毕宏生	成都中医药大学	山东中医药大学
77	中西医结合耳鼻咽喉科学	张勤修	陈文勇	成都中医药大学	广州中医药大学
78	中西医结合口腔科学	谭　劲		湖南中医药大学	
79	中药学	周祯祥	吴庆光	湖北中医药大学	广州中医药大学
80	中医基础理论	战丽彬	章文春	辽宁中医药大学	江西中医药大学
81	针灸推拿学	梁繁荣	刘明军	成都中医药大学	长春中医药大学
82	方剂学	李　冀	季旭明	黑龙江中医药大学	浙江中医药大学
83	医学心理学	李光英	张　斌	长春中医药大学	湖南中医药大学
84	中西医结合皮肤性病学	李　斌	陈达灿	上海中医药大学	广州中医药大学
85	诊断学	詹华奎	刘　潜	成都中医药大学	江西中医药大学
86	系统解剖学	武煜明	李新华	云南中医药大学	湖南中医药大学
87	生物化学	施　红	贾连群	福建中医药大学	辽宁中医药大学
88	中西医结合急救医学	方邦江	刘清泉	上海中医药大学	首都医科大学
89	中西医结合肛肠病学	何永恒		湖南中医药大学	
90	生理学	朱大诚	徐　颖	江西中医药大学	上海中医药大学
91	病理学	刘春英	姜希娟	辽宁中医药大学	天津中医药大学
92	中西医结合肿瘤学	程海波	贾立群	南京中医药大学	北京中医药大学
93	中西医结合传染病学	李素云	孙克伟	河南中医药大学	湖南中医药大学

（四）中药学类专业

序号	书　名	主　编		主编所在单位	
94	中医学基础	陈　晶	程海波	黑龙江中医药大学	南京中医药大学
95	高等数学	李秀昌	邵建华	长春中医药大学	上海中医药大学
96	中医药统计学	何　雁		江西中医药大学	
97	物理学	章新友	侯俊玲	江西中医药大学	北京中医药大学
98	无机化学	杨怀霞	吴培云	河南中医药大学	安徽中医药大学
99	有机化学	林　辉		广州中医药大学	
100	分析化学（上）（化学分析）	张　凌		江西中医药大学	

序号	书　名	主　编		主编所在单位	
101	分析化学（下）（仪器分析）	王淑美		广东药科大学	
102	物理化学	刘　雄	王颖莉	甘肃中医药大学	山西中医药大学
103	临床中药学☆	周祯祥	唐德才	湖北中医药大学	南京中医药大学
104	方剂学	贾　波	许二平	成都中医药大学	河南中医药大学
105	中药药剂学☆	杨　明		江西中医药大学	
106	中药鉴定学☆	康廷国	闫永红	辽宁中医药大学	北京中医药大学
107	中药药理学☆	彭　成		成都中医药大学	
108	中药拉丁语	李　峰	马　琳	山东中医药大学	天津中医药大学
109	药用植物学☆	刘春生	谷　巍	北京中医药大学	南京中医药大学
110	中药炮制学☆	钟凌云		江西中医药大学	
111	中药分析学☆	梁生旺	张　彤	广东药科大学	上海中医药大学
112	中药化学☆	匡海学	冯卫生	黑龙江中医药大学	河南中医药大学
113	中药制药工程原理与设备	周长征		山东中医药大学	
114	药事管理学☆	刘红宁		江西中医药大学	
115	本草典籍选读	彭代银	陈仁寿	安徽中医药大学	南京中医药大学
116	中药制药分离工程	朱卫丰		江西中医药大学	
117	中药制药设备与车间设计	李　正		天津中医药大学	
118	药用植物栽培学	张永清		山东中医药大学	
119	中药资源学	马云桐		成都中医药大学	
120	中药产品与开发	孟宪生		辽宁中医药大学	
121	中药加工与炮制学	王秋红		广东药科大学	
122	人体形态学	武煜明	游言文	云南中医药大学	河南中医药大学
123	生理学基础	于远望		陕西中医药大学	
124	病理学基础	王　谦		北京中医药大学	
125	解剖生理学	李新华	于远望	湖南中医药大学	陕西中医药大学
126	微生物学与免疫学	袁嘉丽	刘永琦	云南中医药大学	甘肃中医药大学
127	线性代数	李秀昌		长春中医药大学	
128	中药新药研发学	张永萍	王利胜	贵州中医药大学	广州中医药大学
129	中药安全与合理应用导论	张　冰		北京中医药大学	
130	中药商品学	闫永红	蒋桂华	北京中医药大学	成都中医药大学

（五）药学类专业

序号	书　名	主　编		主编所在单位	
131	药用高分子材料学	刘　文		贵州医科大学	
132	中成药学	张金莲	陈　军	江西中医药大学	南京中医药大学
133	制药工艺学	王　沛	赵　鹏	长春中医药大学	陕西中医药大学
134	生物药剂学与药物动力学	龚慕辛	贺福元	首都医科大学	湖南中医药大学
135	生药学	王喜军	陈随清	黑龙江中医药大学	河南中医药大学
136	药学文献检索	章新友	黄必胜	江西中医药大学	湖北中医药大学
137	天然药物化学	邱　峰	廖尚高	天津中医药大学	贵州医科大学
138	药物合成反应	李念光	方　方	南京中医药大学	安徽中医药大学

序号	书 名	主 编		主编所在单位	
139	分子生药学	刘春生	袁 媛	北京中医药大学	中国中医科学院
140	药用辅料学	王世宇	关志宇	成都中医药大学	江西中医药大学
141	物理药剂学	吴 清		北京中医药大学	
142	药剂学	李范珠	冯年平	浙江中医药大学	上海中医药大学
143	药物分析	俞 捷	姚卫峰	云南中医药大学	南京中医药大学

（六）护理学专业

序号	书 名	主 编		主编所在单位	
144	中医护理学基础	徐桂华	胡 慧	南京中医药大学	湖北中医药大学
145	护理学导论	穆 欣	马小琴	黑龙江中医药大学	浙江中医药大学
146	护理学基础	杨巧菊		河南中医药大学	
147	护理专业英语	刘红霞	刘 娅	北京中医药大学	湖北中医药大学
148	护理美学	余雨枫		成都中医药大学	
149	健康评估	阚丽君	张玉芳	黑龙江中医药大学	山东中医药大学
150	护理心理学	郝玉芳		北京中医药大学	
151	护理伦理学	崔瑞兰		山东中医药大学	
152	内科护理学	陈 燕	孙志岭	湖南中医药大学	南京中医药大学
153	外科护理学	陆静波	蔡恩丽	上海中医药大学	云南中医药大学
154	妇产科护理学	冯 进	王丽芹	湖南中医药大学	黑龙江中医药大学
155	儿科护理学	肖洪玲	陈偶英	安徽中医药大学	湖南中医药大学
156	五官科护理学	喻京生		湖南中医药大学	
157	老年护理学	王 燕	高 静	天津中医药大学	成都中医药大学
158	急救护理学	吕 静	卢根娣	长春中医药大学	上海中医药大学
159	康复护理学	陈锦秀	汤继芹	福建中医药大学	山东中医药大学
160	社区护理学	沈翠珍	王诗源	浙江中医药大学	山东中医药大学
161	中医临床护理学	裘秀月	刘建军	浙江中医药大学	江西中医药大学
162	护理管理学	全小明	柏亚妹	广州中医药大学	南京中医药大学
163	医学营养学	聂 宏	李艳玲	黑龙江中医药大学	天津中医药大学
164	安宁疗护	邸淑珍	陆静波	河北中医药大学	上海中医药大学
165	护理健康教育	王 芳		成都中医药大学	
166	护理教育学	聂 宏	杨巧菊	黑龙江中医药大学	河南中医药大学

（七）公共课

序号	书 名	主 编		主编所在单位	
167	中医学概论	储全根	胡志希	安徽中医药大学	湖南中医药大学
168	传统体育	吴志坤	邵玉萍	上海中医药大学	湖北中医药大学
169	科研思路与方法	刘 涛	商洪才	南京中医药大学	北京中医药大学
170	大学生职业发展规划	石作荣	李 玮	山东中医药大学	北京中医药大学
171	大学计算机基础教程	叶 青		江西中医药大学	
172	大学生就业指导	曹世奎	张光霁	长春中医药大学	浙江中医药大学

序号	书名	主编		主编所在单位	
173	医患沟通技能	王自润	殷越	大同大学	黑龙江中医药大学
174	基础医学概论	刘黎青	朱大诚	山东中医药大学	江西中医药大学
175	国学经典导读	胡真	王明强	湖北中医药大学	南京中医药大学
176	临床医学概论	潘涛	付滨	南京中医药大学	天津中医药大学
177	Visual Basic 程序设计教程	闫朝升	曹慧	黑龙江中医药大学	山东中医药大学
178	SPSS 统计分析教程	刘仁权		北京中医药大学	
179	医学图形图像处理	章新友	孟昭鹏	江西中医药大学	天津中医药大学
180	医药数据库系统原理与应用	杜建强	胡孔法	江西中医药大学	南京中医药大学
181	医药数据管理与可视化分析	马星光		北京中医药大学	
182	中医药统计学与软件应用	史周华	何雁	山东中医药大学	江西中医药大学

（八）中医骨伤科学专业

序号	书名	主编		主编所在单位	
183	中医骨伤科学基础	李楠	李刚	福建中医药大学	山东中医药大学
184	骨伤解剖学	侯德才	姜国华	辽宁中医药大学	黑龙江中医药大学
185	骨伤影像学	栾金红	郭会利	黑龙江中医药大学	河南中医药大学洛阳平乐正骨学院
186	中医正骨学	冷向阳	马勇	长春中医药大学	南京中医药大学
187	中医筋伤学	周红海	于栋	广西中医药大学	北京中医药大学
188	中医骨病学	徐展望	郑福增	山东中医药大学	河南中医药大学
189	创伤急救学	毕荣修	李无阴	山东中医药大学	河南中医药大学洛阳平乐正骨学院
190	骨伤手术学	童培建	曾意荣	浙江中医药大学	广州中医药大学

（九）中医养生学专业

序号	书名	主编		主编所在单位	
191	中医养生文献学	蒋力生	王平	江西中医药大学	湖北中医药大学
192	中医治未病学概论	陈涤平		南京中医药大学	
193	中医饮食养生学	方泓		上海中医药大学	
194	中医养生方法技术学	顾一煌	王金贵	南京中医药大学	天津中医药大学
195	中医养生学导论	马烈光	樊旭	成都中医药大学	辽宁中医药大学
196	中医运动养生学	章文春	邬建卫	江西中医药大学	成都中医药大学

（十）管理学类专业

序号	书名	主编		主编所在单位	
197	卫生法学	田侃	冯秀云	南京中医药大学	山东中医药大学
198	社会医学	王素珍	杨义	江西中医药大学	成都中医药大学
199	管理学基础	徐爱军		南京中医药大学	
200	卫生经济学	陈永成	欧阳静	江西中医药大学	陕西中医药大学
201	医院管理学	王志伟	翟理祥	北京中医药大学	广东药科大学
202	医药人力资源管理	曹世奎		长春中医药大学	
203	公共关系学	关晓光		黑龙江中医药大学	

序号	书 名	主 编	主编所在单位	
204	卫生管理学	乔学斌　王长青	南京中医药大学	南京医科大学
205	管理心理学	刘鲁蓉　曾　智	成都中医药大学	南京中医药大学
206	医药商品学	徐　晶	辽宁中医药大学	

（十一）康复医学类专业

序号	书 名	主 编	主编所在单位	
207	中医康复学	王瑞辉　冯晓东	陕西中医药大学	河南中医药大学
208	康复评定学	张　泓　陶　静	湖南中医药大学	福建中医药大学
209	临床康复学	朱路文　公维军	黑龙江中医药大学	首都医科大学
210	康复医学导论	唐　强　严兴科	黑龙江中医药大学	甘肃中医药大学
211	言语治疗学	汤继芹	山东中医药大学	
212	康复医学	张　宏　苏友新	上海中医药大学	福建中医药大学
213	运动医学	潘华山　王　艳	广东潮州卫生健康职业学院	黑龙江中医药大学
214	作业治疗学	胡　军　艾　坤	上海中医药大学	湖南中医药大学
215	物理治疗学	金荣疆　王　磊	成都中医药大学	南京中医药大学